产后康复治疗学

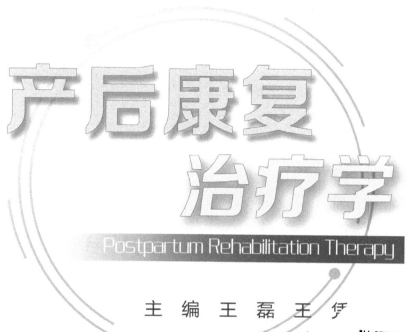

Postpartum Rehabilitation Therapy

主编 王 磊 王 伊

U0384055

江苏凤凰科学技术出版社 · 南京

图书在版编目(CIP)数据

产后康复治疗学 / 王磊,王凭主编. -- 南京 : 江苏凤凰科学技术出版社,2024.1(2024.11重印)

ISBN 978 - 7 - 5713 - 3585 - 4

Ⅰ. ①产… Ⅱ. ①王… ②王… Ⅲ. ①产褥期—妇幼保健 Ⅳ. ①R714.6

中国国家版本馆 CIP 数据核字(2023)第 098725 号

产后康复治疗学

主　　　编	王　磊　王　凭	
责 任 编 辑	赵晶晶	
助 理 编 辑	杨　卿	
责 任 校 对	仲　敏	
责 任 监 制	刘文洋	
责 任 设 计	徐　慧	

出 版 发 行	江苏凤凰科学技术出版社	
出版社地址	南京市湖南路 1 号 A 楼,邮编:210009	
出版社网址	http://www.pspress.cn	
照　　　排	南京新洲印刷有限公司	
印　　　刷	江苏凤凰数码印务有限公司	

开　　　本	889 mm×1 194 mm　1/16	
印　　　张	16.75	
字　　　数	480 000	
版　　　次	2024 年 1 月第 1 版	
印　　　次	2024 年 11 月第 2 次印刷	

标 准 书 号	ISBN 978 - 7 - 5713 - 3585 - 4	
定　　　价	68.00 元	

图书如有印装质量问题,可随时向我社印务部调换。

编委会名单

主　编　王　磊（南京中医药大学）

王　凭（南京中医药大学）

副主编　曹震宇（南京中医药大学）

景　涛（南京体育学院）

邹　颖（江苏护理职业学院）

祝芳芳（钟山职业技术学院）

编　者（按姓氏笔画排序）

田梦晨（南京中医药大学）

刘叶兰（南京中医药大学）

李青峰（南京中医药大学）

杨伟伟（南京中医药大学）

言　枫（江苏卫生健康职业学院）

俞金敏（钟山职业技术学院）

赵丰润（南京中医药大学）

钱佳佳（南京中医药大学）

彭娟娟（南京中医药大学）

路飞扬（钟山职业技术学院）

糜　迅（南京卫生高等职业技术学校）

前　言

　　产后康复学属临床康复学的分支，是以产后盆底功能障碍性疾病康复为核心的涉及因妊娠、分娩、哺乳所导致的女性身心功能障碍的康复预防、康复评定、康复治疗/训练的一个临床康复新兴领域。近年来，国际和国内对女性生殖健康都给予了高度重视，随着女性对孕产健康关注度的提高，产后康复已经全面走进了女性的生活，多种形式、多个领域的产后康复工作在各级各类医院和健身保健机构全面展开，专业技术人才缺口巨大，专业人才培养工作迫在眉睫。尽管一些院校已经陆续开设了产后康复相关的课程，但由于产后康复专科化性质突出，其相关内容在原有的基础医学课程、临床医学课程、专业基础课程、专业临床课程中涉猎较少或无从体现，难以保证初学者能够较为系统地获取知识；特别是产后康复技术涉猎面较广，几乎囊括了各种康复治疗手段且医体结合、中西结合较为紧密，教师与学生亟需一本适用的教材；为此我们组织编写了这本《产后康复治疗学》。本教材根据产后康复专科性质突出的特点，弥补先修课程中专科知识零散或欠缺的不足，以基本中西医康复技术为立足点，对产后康复专用或适用技术加以提炼，融合中西医结合理念，把握产后康复发展动态，对于学生需要系统掌握的知识点重新建立框架形成体系，凸显学习适用性与应用实用性，满足高质量人才培养的需要。

　　本教材的编写秉承"三基""五性"原则，涵盖基础理论与专业理论，涉及功能障碍的评定方法、治疗技术和中西医结合临床应用以及康复预防。全书共分四个部分八个章节：第一部分为解剖与生理，主要介绍女性盆底解剖与功能解剖、女性孕产生理、乳腺解剖与生理；第二部分为产后各类功能障碍的康复治疗，主要介绍盆底功能障碍性疾病的康复评定与治疗、哺乳与母乳喂养相关功能障碍的评定与康复处理、产后形体与结构功能障碍的康复评定与治疗、产后常见疼痛的康复评定与治疗、产后常见心理问题的康复评定与治疗；第三部分为相关康复技术及中医传统康复方法在产后康复中的应用，主要介绍产后康复常用技术、先进技术与中医康复方法、适用于产后身心调理的中医功法；第四部分为产褥期常见问题的中医治疗方法，主要介绍产褥期体质改变、视疲劳等的中医辨证论治与康复。

　　由于时间较紧，编者水平有限，教材之不足在所难免，还请读者和专家批评指正。在新理论、新手段不断涌现的康复医学高速发展的阶段，希望能够教学相长，共同提高。

王　磊　王　凭

目　录

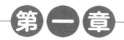

解剖与生理

第一节 女性盆腔与盆底解剖

一、骨盆

女性骨盆(pelvis)是位于躯干和下肢之间的骨性连接,是支持躯干和保护盆腔脏器的重要结构,也是胎儿娩出时必经的骨性产道,其大小和形状直接影响分娩过程。通常,女性骨盆较男性骨盆宽而浅,有利于胎儿娩出。

(一)骨盆的组成

1. 骨盆的骨骼 骨盆由骶骨、尾骨及左右两块髋骨组成。其中,骶骨由5~6块骶椎融合而成,呈楔(三角)形,其上缘明显向前突出的部位称为骶岬,是妇科腹腔镜手术的重要标志之一,及产科骨盆内测量对角径的重要据点。

2. 骨盆的关节 包括耻骨联合、骶髂关节和骶尾关节。耻骨联合是骨盆前方两耻骨之间的纤维软骨连接,在妊娠期间(偶见于月经期间),激素的变化使得耻骨更易活动且两骨之间间距增大,从而加大骨盆的直径。分娩当天,这种活动变得更加重要且将有利于胎儿的娩出。在骨盆后方,两髂骨与骶骨相接,形成骶髂关节。骶尾关节有一定活动度,分娩时尾骨后移可加大出口前后径。

3. 骨盆的韧带 连接骨盆各部之间的韧带中,有两对尤为重要,一对是骶骨、尾骨与坐骨结节之间的骶结节韧带,另一对是骶骨、尾骨与坐骨棘之间的骶棘韧带,骶棘韧带宽度即坐骨切迹宽度,是判断中骨盆是否狭窄的重要指标。妊娠期由于性激素影响,韧带会出现松弛,有利于分娩(图1-1-1)。

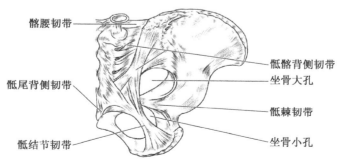

图1-1-1 骨盆的韧带(后面观)

(二) 骨盆口

骨盆内部包括数个界线清晰的区域,这些区域在任何骨盆中都是可以被辨别出来的,由于骨盆内骨骼比例不同,这些区域的大小、形状会稍有差异。这些区域分别称为骨盆上口、骨盆中口和骨盆下口。

确定这些骨盆口的位置能更好地了解盆底肌的附着点及骨盆中内脏的形状及分布。此外,骨盆口的大小以及方向对分娩过程来说都是非常重要的。

1. 骨盆上口 髋骨深层内侧表面上有一条倾斜的、弯曲的、易识别的分界线,称为弓状线。在骶骨的前面,其上部边缘同样构成了一条分界线,称为骶岬。而两条弓状线(左右各一条)与骶岬共同构成一条类似"心形"的界线,称为骨盆上口。骨盆上口在躯干上呈倾斜状。对一个处于垂直站立状态的人来说,骨盆犹如一个圆圈,圆圈的后端略高于前端。

骨盆上口为骨盆内两个部分划定了界线:

(1)假骨盆 假骨盆又称大骨盆,位于骨盆上口上方,为腹腔的一部分,其前方为腹壁下部、两侧为髂骨翼,后方为第5腰椎。假骨盆与产道虽无直接关系,但假骨盆某些径线的长短可作为了解真骨盆大小的参考。

(2)真骨盆 真骨盆又称小骨盆,位于骨盆上口下方,是胎儿娩出的骨性产道,并容纳着下腹部内脏。对于女性来说,膀胱、子宫、直肠被称为小骨盆内脏。这些内脏受到一些肌肉的支撑,这些肌肉称为盆底肌。

分娩时,胎儿在母亲身体中首先要经过的骨质通道就是骨盆上口。骨盆上口的尺寸决定了胎儿是否能顺利通过。骨盆测量法中测量的即是骨盆上口的尺寸。骨盆上口的直径可分为:①入口前后径,即从前向后测量骶骨前端到耻骨后端的距离。②入口横径,即从右向左测量两条弓状线之间的距离,向上1 cm处的一条直径被称为有效直径。这一直径至少应为12 cm,否则胎儿无法进入。骨盆上口的尺寸越大,胎儿就越容易通过。如果这一尺寸较小,分娩时骨盆内的关节可能会出现强制分离,并且可能阻碍胎先露。骨盆的尺寸变化可能发生在妊娠期最后一个月,也可能发生在分娩当天,如果尺寸变化未能满足分娩要求,产妇最终需要进行剖宫产手术。而骨盆上口的尺寸与骨盆的形态并不一定相关:有些骨盆的髂骨翼很大,使骨盆看起来"很大",但其骨盆上口却很小;反之亦然。

小骨盆内骨盆口相继形成的通道称为骨盆腔,这是分娩当天胎儿需要经过的整个骨质通道。这条通道并不是笔直的,而是像一节弯曲的隧道。

2. 骨盆中口 位于骨盆上口和骨盆下口的中间位置。骨盆中口后端由骶骨构成,处于第3骶椎至第4骶椎的位置;两侧由坐骨棘构成;前端由耻骨联合构成,大约处于耻骨联合的中间位置。盆底深层肌,即盆膈,附着在骨盆中口。

分娩时,这一通道十分重要,因为它是胎儿娩出之前进行转动的地方。胎儿的头部在这一位置会接触到盆底深层肌,这些肌肉附着在骨盆中口的外廓上,会对胎位产生影响。

坐骨棘位于真骨盆中部,肛诊或阴道诊时可触及该结构。预估分娩情况时,会测量坐骨棘之间的距离,即坐骨棘间径,这一距离应约为10 cm。坐骨棘有时可能过于向内凸出,甚至可能阻碍自然分娩,此时就需要进行剖宫产手术。

3. 骨盆下口 位于骨盆底端。其前端由耻骨联合的下端边缘构成,两侧由坐骨下端边缘和坐骨耻骨支(自坐骨至耻骨的骨质弓状物)构成,后端由尾骨构成。盆底浅层肌附着在骨盆下口,这些肌肉距离皮肤最近。

预估分娩情况时同样要测量骨盆下口的尺寸,因为这是胎儿分娩的最后一个骨质通道。主要测量以下两个直径:①骨盆下口横径,即两块坐骨之间的距离,一般为11 cm。②尾骨至耻骨下直径,即耻骨至尾骨之间的距离,一般为 9～9.5 cm,分娩时,由于尾骨可能会向后摆动(后倾),这一直径可能会达到 11～12 cm。

(三)骨盆的类型

根据骨盆的形状(按 Callwell 与 Moloy 分类),可分为四种类型(图 1-1-2)。

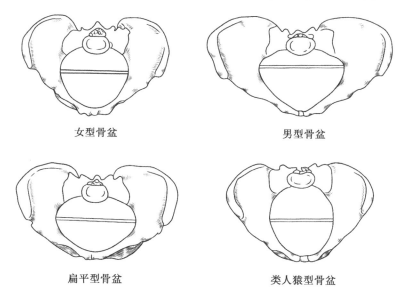

女型骨盆　　　　　　　　　　　　男型骨盆

扁平型骨盆　　　　　　　　　　　类人猿型骨盆

图 1-1-2　骨盆的类型

1. 女型骨盆　骨盆入口呈横椭圆形,入口横径较其前后径稍长。骨盆侧壁直,坐骨棘不突出,尺骨弓较宽,坐骨棘间径≥10 cm。这是最常见的骨盆类型,为女性正常骨盆。我国妇女占 52%～58.9%。

2. 男型骨盆　骨盆入口略呈三角形,两侧壁内聚,坐骨棘突出,耻骨弓较窄,坐骨切迹窄呈高弓状,骶骨较直而前倾,致出口后矢状径较短。骨盆腔呈漏斗形,易造成难产。我国妇女仅占 1%～3.7%。

3. 类人猿型骨盆　骨盆入口呈长椭圆形,入口前后径大于横径。骨盆两侧壁稍内聚,坐骨棘较突出,坐骨切迹较宽,耻骨弓较窄,骶骨向后方倾斜,故骨盆前部窄而后部宽。骨盆的骶骨往往有 6 节,较其他类型深。我国妇女占 14.2%～18%。

4. 扁平型骨盆　骨盆入口呈扁椭圆形,入口横径大于前后径。耻骨弓宽骶骨失去正常弯度,变直向后翘或呈深弧形,故骨盆浅。较常见,我国妇女占 23.2%～29%。

上述四种基本类型只是理论上归类,而临床多见混合型骨盆。骨盆的形态、大小除有种族差异外,其生长发育还受遗传、营养与性激素等因素的影响。

(四)骨盆结构的功能

1. 传递重量　骨盆借两侧骶髂关节及腰骶关节与脊柱相连,通过两侧髋关节与下肢相连。因此,骨盆是连接脊柱与下肢的桥梁,是将头部、躯干和上肢重力传至下肢的主要结构,同时有将下肢的震荡传达至脊柱的承上启下的作用。

2. 支持和保护盆腔内结构　骨盆支持和保护着一些重要的盆腔脏器,如膀胱、子宫、卵巢等,以及神经、血管,使这些脏器组织免受一些外界暴力的直接损伤。

3. 是下肢的一个重要组成部分　骨盆为下肢和躯干肌提供了广泛的附着部位。

4. 与妊娠、分娩有密切关系　小骨盆是胎儿娩出的必经通道,其大小、形状对分娩有直接影响。妇女在妊娠期间,由于内分泌激素的影响,骶结节韧带和骶棘韧带变得松弛,各关节的活动性也有所增加,这样有利于胎儿的娩出。

5. 其他 人们平常穿裤子、跑步等活动也与骨盆有关。

二、外生殖器

(一) 阴阜(mons pubis)

为耻骨联合前方的皮肤隆起,皮下富有脂肪。性成熟期以后,开始生长呈倒三角形分布的阴毛。阴毛的疏密和色泽存在种族及个体差异。

(二) 大阴唇(greater lips of pudendum)

为一对纵长隆起的皮肤皱襞。大阴唇的前端和后端左右相互联合,形成唇前连合和唇后连合。

(三) 小阴唇(leeser lips of pundendum)

位于大阴唇的内侧,为一对较薄的皮肤皱襞,表面光滑无毛。其前端延伸为阴蒂包皮和阴蒂系带,后端两侧互相会合,形成阴唇系带。

(四) 阴蒂(clitoris)

由两个阴蒂海绵体组成,相当于男性的阴茎海绵体,亦分脚、体、头三部。阴蒂脚埋在会阴浅隙内,附于耻骨下支和坐骨支,向前与对侧结合成阴蒂体,表面有阴蒂包皮包绕;阴蒂头露于表面,含丰富的神经末梢。

(五) 阴道前庭(vaginal vestibule)

两侧小阴唇之间的裂隙,前部有尿道口,后部有阴道口。阴道口两侧有前庭大腺导管的开口。前庭大腺又称巴多林腺,该腺相当于男性的尿道球腺,分泌物具有润滑阴道口的作用。如因炎症、损伤等原因致导管阻塞,可形成前庭大腺囊肿。

(六) 前庭球(bulb of vestibule)

相当于男性的尿道海绵体,呈蹄铁形,分为细小的中间部和较大的外侧部。中间部位于尿道外口与阴蒂体之间的皮下,外侧部位于大阴唇的皮下(图 1-1-3)。

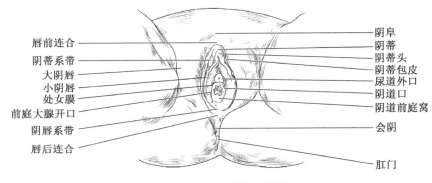

图 1-1-3　女性外生殖器

三、内生殖器

(一) 阴道 (vagina)

阴道为连接子宫和外生殖器的肌性管道,是女性的性交器官,也是排出月经和娩出胎儿的管道,由黏膜、肌层和外膜组成,富于伸展性。阴道有前壁、后壁和侧壁,前、后壁相互贴近。处女的阴道口覆有一层较薄的黏膜,称为处女膜,由结缔组织、血管和神经构成,两面均为鳞状上皮覆盖。膜中央有孔,呈圆形或新月形,少数呈筛状或伞状。孔大小变异很大,小者不能通过一指,甚至闭锁,需手术切开;大者可容纳两指,甚至缺如。初次性交或剧烈运动可使处女膜破裂,受分娩影响会进一步破损,产后残留数个小隆起状的处女膜痕。阴道的上端宽阔,包绕子宫颈阴道部,两者之间的环形凹陷称阴道穹。阴道穹分为互相连通的前部、后部和侧部,以阴道穹后部最深,其后上方即为直肠子宫陷凹,两者间仅隔以阴道后壁和覆盖其上的腹膜。临床上可经阴道后穹穿刺以引流直肠子宫陷凹内的积液或积血,进行诊断或者治疗。

阴道位于小骨盆的中央,前方为膀胱和尿道,后邻直肠。临床上可隔直肠前壁触诊直肠子宫陷凹、子宫颈和子宫口的部位。阴道下部穿过尿生殖膈,尿道阴道括约肌以及肛提肌均对阴道有括约作用。

(二) 子宫 (uterus)

子宫是壁厚腔小的肌性器官,胎儿在此发育成长。

1. 子宫的位置与形态 子宫位于膀胱与直肠之间,其前面隔膀胱子宫陷凹与膀胱上面相邻,子宫颈阴道上部的前方借膀胱阴道隔与膀胱底部相邻,子宫后面借直肠子宫陷凹及直肠阴道隔与直肠相邻。直立时,子宫体几乎与水平面平行,子宫底伏于膀胱的后上方,子宫颈保持在坐骨棘平面以上。成人正常的子宫呈轻度前倾、前屈姿势。子宫与腹膜形成两个凹陷,位于子宫前面的为膀胱子宫陷凹,后方为直肠子宫陷凹。直肠子宫陷凹是女性腹膜腔最低部位,有较大的临床意义。

成人未孕子宫呈前后稍扁,倒置的梨形,长 7~9 cm,最宽径 4~5 cm,厚 2~3 cm。子宫分为底、体、颈三部:①子宫底为输卵管子宫口以上的部分,宽而圆凸。②子宫体位于子宫底与子宫颈之间。子宫与输卵管相接部位称为子宫角。子宫体与子宫颈阴道上部之间较为狭细的部分称为子宫峡部,非孕期子宫峡部长约 1 cm;妊娠期子宫峡部逐渐伸展变长,形成"子宫下段",至妊娠末期,此部可延长至 7~10 cm,峡壁逐渐变薄,产科常在此处进行剖宫术,可避免进入腹膜腔,减少感染的机会。③子宫颈为下端较窄而呈圆柱状的部分,成人长 2.5~3 cm,由突入阴道的子宫颈阴道部及阴道以上的子宫颈阴道上部组成,是肿瘤的好发部位。

2. 子宫壁的结构 子宫壁分为三层:外层为浆膜,为腹膜的脏层;中间为强厚的肌层,由平滑肌组成;内层为黏膜,称子宫内膜。子宫内膜随着月经周期有增生和脱落的变化。脱落的内膜由阴道流出即为月经,一个月经周期约为 28 天。

3. 子宫的固定装置 子宫借韧带、阴道、尿生殖膈和盆腔肌等保持其正常位置。子宫的韧带有(图1-1-4):

(1) 子宫阔韧带 (broad ligament of uterus) 位于子宫两侧,为冠状位的双层腹膜皱襞,可限制子宫向两侧倾斜。子宫阔韧带包裹卵巢、输卵管和子宫圆韧带,韧带内的血管、淋巴管和大量疏松结缔组织,被称为子宫旁组织。依据其附着可分为子宫系膜、输卵管系膜和卵巢系膜三部分。

(2) 子宫圆韧带 (round ligament of uterus) 为一对扁索状韧带,起自子宫角,输卵管附着部的前下方,经由腹环进入腹股沟管,止于阴阜和大阴唇皮下,是维持子宫前倾的主要结构。

（3）子宫主韧带（cardinal ligament of uterus）　又称宫颈横韧带，位于子宫阔韧带基底部，呈扇形连于子宫颈盆侧壁。子宫主韧带由纤维结缔组织和平滑肌纤维构成，较强韧，它是维持子宫颈正常位置，不至于向下脱垂的重要结构。

（4）子宫骶韧带（uterosacral ligament of uterus）　起自于宫颈后外侧，绕直肠止于骶前筋膜，与子宫圆韧带协同维持子宫的前倾位。若子宫固定装置薄弱或损伤，可致子宫位置异常，如子宫脱垂。

（三）输卵管（uterine tube）

输卵管位于子宫的两侧子宫阔韧带上缘内，是输送卵子的肌性管道，长 10～14 cm。输卵管较为弯曲，由内侧向外侧分为四部。①间质部：为输卵管穿过子宫壁的部分，直径最细，以输卵管子宫口与子宫腔相通。②峡部：短直而狭窄，壁较厚，血管丰富，卵细胞通常在此部受精，受精卵经输卵管子宫口进入子宫，植入子宫内膜中发育形成胎儿。③壶腹部：此段管腔膨大，呈壶腹状，行程弯曲，约占输卵管全长的 2/3，血供较为丰富。卵子通常在此部受精，形成受精卵，经输卵管子宫口进入子宫。若受精卵未进入子宫，而在输卵管或腹膜腔内发育，即成为宫外孕。④漏斗部：为输卵管外侧端呈漏斗状膨大的部分，向下弯曲覆盖于卵巢后缘及内侧面。漏斗末端中央通过输卵管腹腔口开口于腹膜腔，卵巢排出的卵即由此进入输卵管（图 1-1-4）。

（四）卵巢（ovary）

卵巢为女性生殖腺，是产生女性生殖细胞——卵子和分泌女性激素的器官。位于髂内、外动脉分叉处的卵巢窝内（相当于髂内、外动脉的夹角处，窝底有腹膜壁层覆盖），窝的前界为脐动脉，后界为髂内动脉和输尿管。卵巢后缘游离，前缘中部有血管神经出入处称为卵巢门，并借卵巢系膜连于子宫阔韧带的后叶。卵巢下端借卵巢悬韧带（即骨盆漏斗韧带）连于骨盆侧壁，此韧带为隆起的腹膜皱襞，内有卵巢血管、淋巴管及卵巢神经丛等。临床上输卵管和卵巢统称子宫附件，附件炎即指输卵管炎和卵巢炎（图 1-1-4）。

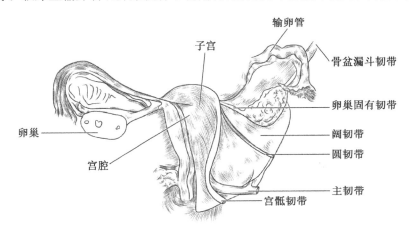

图 1-1-4　女性内生殖器

四、膀胱及尿道

（一）膀胱（urinary bladder）

膀胱是作为泌尿系统储库的一个囊状肌肉器官。在小骨盆中，膀胱是位置最靠前的器官，正位于耻骨之后，子宫之前。

排空的膀胱位于耻骨联合和子宫之间,充盈时可凸向盆腔甚至腹腔。膀胱分为顶、底、体、颈四个部分。前腹壁下部腹膜覆盖膀胱顶部,向后移行达子宫前壁,两者之间形成膀胱子宫陷凹。膀胱的后面朝向后下方,呈三角形,为膀胱底,膀胱底部与子宫颈及阴道前壁相连,其间组织疏松,盆底肌肉及其筋膜受损时,膀胱与尿道可随子宫颈及阴道前壁一并脱出。膀胱顶与底之间为膀胱体。膀胱的最下部称为膀胱颈,与前列腺底(男性)或与盆膈(女性)相接。膀胱壁的肌肉统称逼尿肌,其肌束呈丛状排列,非常适合收缩时从各个方向缩小膀胱内腔。膀胱有两个主要功能:储尿和排尿。

(二)尿道(urethra)

尿道为一肌性管道,长 4～5 cm,平均直径 0.6 cm,始于膀胱三角尖端,穿过泌尿生殖膈,外口终止于阴道开口之上的阴道前庭。由两层组织构成,即外面的肌层和内面的黏膜。肌层又分为两层,两者共同作用维持张力。内层为纵行平滑肌,与膀胱三角区浅层肌肉相连,也称尿道内括约肌或膀胱括约肌,排尿时可缩短并扩大尿道管腔。外层为尿道横纹肌,包括尿道外括约肌、尿道收缩肌和尿道阴道括约肌。尿道外括约肌由围绕近端尿道 2/3 的横形肌束组成,其余两肌由两条带状横纹肌组成,覆盖尿道远端 1/3 腹侧,可持久收缩以保证尿道长时间闭合,但尿道快速闭合需借助尿道周围的肛提肌收缩。肛提肌及盆筋膜对尿道提供支持作用,腹压增加时能产生抵抗而使尿道闭合,若出现损伤可造成压力性尿失禁。黏膜层衬于腔面,与膀胱黏膜相延续(图 1-1-5)。

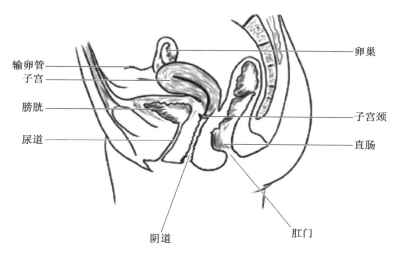

图 1-1-5　女性膀胱及尿道

女性尿道短且直,又接近阴道,所以易引起泌尿系统感染。

膀胱和尿道在小骨盆中的固定得益于一些被动及主动的、具有支撑功能的组成部分。膀胱上部附着且悬挂在子宫阔韧带上;膀胱前部悬挂在脐正中韧带上;下部悬挂在一根附着在耻骨上的韧带——耻骨前胱韧带上;膀胱底部以及尿道后端在 Halban 纤维细胞组织的帮助下依附并附着在阴道上,这层筋膜非常脆弱,当盆底肌力量薄弱时,这一部位可能会发生膀胱膨出;两侧有筋膜带围绕在膀胱的边缘。

膀胱和尿道下方没有与其直接接触的肌肉,因为肛提肌底构成了尿道和阴道下的缺口——盆膈裂孔。这是分娩时盆膈前部扩大过程中最后一个被拉伸的部位。这一部位非常脆弱,所以当分娩困难时,最先损伤的就是这一部位。

五、直肠及肛门括约肌

（一）直肠（rectum）

位于盆腔的后部，上接乙状结肠，下接肛管，前方为子宫和阴道，后方为骶骨，全长 15～20 cm。直肠前面与阴道后壁相连，若盆底肌肉或筋膜受损时常与阴道后壁一起脱出。肛管长 2～3 cm，借会阴体与阴道下段分开，阴道分娩时应注意保护会阴以免损伤肛管。

（二）肛门括约肌（ani sphincter）

肛门括约肌系统包括肛门内括约肌和肛门外括约肌。肛门内括约肌为平滑肌，长 3 cm，位于肛瓣和齿状线附近，受自主神经控制，由肠壁环形肌增厚形成，有协助排便的作用，能提供 85% 的肛门内静息压。

肛门外括约肌由横纹肌组成，围绕于肛门内括约肌的外下方，又分为深部、浅部和皮下部，提供 15% 的肛门内静息压。肛门外括约肌深部是环绕肛门内括约肌上部的一条厚的环形带，其纤维与耻骨直肠肌纤维交织；肛门外括约肌浅部环绕肛门内括约肌的下部，向前连接至会阴体，向后通过肛尾缝连接尾骨，是肛门外括约肌唯一与骨连接的部分；肛门外括约肌的皮下部是环绕下端肛管的扁平条带，在肛门外口和白线以下深入皮肤，肛管的白线标志了肛门内括约肌和肛门外括约肌皮下部的交界。组织学研究证实，肛门外括约肌由 I 型慢抽搐骨骼肌纤维组成，适于长期收缩状态的维持，除排便时，肛门外括约肌总处于强直收缩状态。主动收缩肛门外括约肌可增加肌肉的基础张力。肛门外括约肌与肛提肌的耻骨直肠部分通常作为一个整体来发挥功能。

肛门括约肌的节制机制是通过肛门内外括约肌及耻骨直肠肌来共同完成。耻骨直肠肌在肛门外括约肌深部后方形成了吊带样的结构，它将肛管拉向前方形成肛门直肠角，对于控制排便至关重要。在排便过程中，耻骨直肠肌放松，肛门直肠角变钝，协助内容物排至肛管。在腹内压突然增加（如咳嗽）时，通过脊髓反射使横纹括约肌收缩，而其部分原因是耻骨直肠肌的反射性收缩（图 1-1-6）。

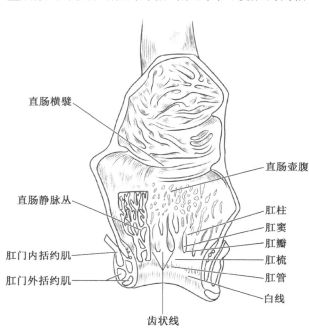

直肠横襞
直肠壶腹
直肠静脉丛
肛柱
肛窦
肛瓣
肛梳
肛门内括约肌
肛管
肛门外括约肌
白线
齿状线

图 1-1-6　直肠和肛管腔面的形态

六、盆腔脏器的位置关系

小骨盆的前部：膀胱通过尿道延伸，终止于尿道口。子宫通过阴道延伸，终止于阴道口，两者开口均指向会阴前部。接近会阴后部处：直肠通过肛门延伸，终止于肛门外括约肌。

这些内脏相互依附，折拢在一起：直肠依附在尾骨以及肛提肌前面；阴道依附在直肠上；子宫依附在膀胱上；膀胱依附在阴道上。这种"嵌套"的分布方式有利于其互相支撑，提高内脏的稳定性，尤其是当人体竖直站立时。然而,当其中一个器官的位置异常(如子宫后倾)时,这种分布方式会发生变化,并且会破坏整体的稳定性。

这些内脏的某些部位像是用"绑蔓"的方法连接在一起,比如,阴道和尿道之间通过纤维细胞组织相互附着在一起。

躯干底部,也就是盆底肌,支撑着这些内脏。小骨盆中的内脏具有很强的活动性,可以进行收缩,或者被弹性地拉伸。

由此可见,许多因素以不同的方式维持着内脏的稳定,同时允许内脏在某些时刻发生体积的巨大变化。如果其中某些因素受到了损害,尤其是在分娩结束时,那么整体的平衡可能会被打破。

七、会阴及盆底结构

(一) 会阴(perineum)

会阴有狭义和广义之分。狭义的会阴指阴道口与肛门之间的楔形软组织,又称为产科会阴。广义的会阴指封闭小骨盆下口的所有软组织,即骨盆底,呈菱形,两侧为耻骨下支、坐骨支、坐骨结节和骶结节韧带,前界为耻骨联合下缘,后界为尾骨尖。以两侧坐骨结节的连线为界,将会阴分为前、后两个三角形区域。前方称尿生殖区,向后下倾斜,有阴道和尿道通过;后方为肛区,向前下倾斜,中央有肛管通过。

(二) 盆底肌

女性骨盆底(pelvic floor)是由封闭骨盆出口的多层肌肉以及筋膜组成,有尿道、阴道和直肠贯穿其中。盆底肌肉群、韧带、筋膜及其神经构成复杂的盆底支持系统,其互相作用和支持,承托并保持子宫、膀胱和直肠等盆腔脏器的正常位置。盆底肌是维持盆底支持结构的主要成分,根据其位置将其分为三层。

1. 浅层肌肉层 包括球海绵体肌、坐骨海绵体肌、会阴浅横肌及肛门外括约肌,该层肌肉主要作用为固定远端尿道、阴道及肛门,具有保护盆腔脏器及开关尿道、阴道和肛门的双重作用。此层的肌肉与肌腱汇合于阴道外口,与肛门间形成会阴中心腱(perineal central tendon),会阴中心腱又称为会阴体(perineal body),是狭义会阴深面的一个腱性结构,矢状位上呈楔形,其尖朝上而底朝下,深3~4 cm,长约1.3 cm,位于肛门与阴道前庭后端之间,此处有许多会阴肌附着,除浅层肌外,还有尿道阴道括约肌、提肛肌等。会阴中心腱有加固盆底承托盆内脏器的作用。女性的会阴中心腱与男性相比较为发达,分娩时伸展扩张较大,而且此处受到较大张力时易破裂,所以在分娩时应注意保护会阴,避免其撕裂。如果认为分娩时会阴撕裂无法避免,应尽早行会阴侧切。一旦发生会阴撕裂,应尽早分层缝合,以免发生会阴变形(图1-1-7)。

2. 中层肌肉 包括会阴深横肌和尿道阴道括约肌。会阴深横肌(deep transverse muscle of perineum)肌束横行于两侧坐骨支之间,其中部分纤维止于会阴中心腱,收缩时可稳定会阴中心腱。此肌中还埋有尿道球腺。尿道阴道括约肌(sphincter of urethra)位于会阴深横肌前方,肌束呈环形围绕在尿道膜部,为随意的尿道外括约肌。此肌在女性还围绕阴道,故称为尿道阴道括约肌,收缩时可缩紧阴道和尿道。会阴深横肌和尿道括约肌不能截然分开,有学者将二者合称为尿生殖三角肌。

3. 深层肌肉 即肛提肌和尾骨肌。盆底肌中发挥主要支持作用的为肛提肌。肛提肌是封闭骨盆出口的一组骨骼肌复合体,为一对四边形的薄片肌,起于耻骨后面与坐骨棘之间的肛提肌腱弓,纤维向下、向后、向内止于会阴中心腱、直肠壁、尾骨和肛尾韧带,左右相联合形成漏斗状。肛提肌由4块起止及

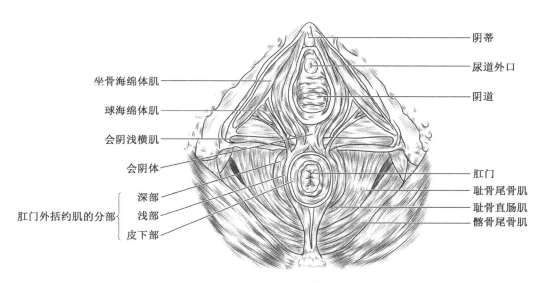

图 1-1-7　盆底浅层肌肉层

排列走行不同的肌肉组成,包括耻骨阴道肌、耻骨直肠肌、耻骨尾骨肌(耻尾肌)和髂骨尾骨肌(髂尾肌)。

　　耻骨阴道肌的纤维起自耻骨体后面和肛提肌腱弓的前部,纤维几乎水平向后夹持尿道及阴道两侧,并与尿道壁及阴道壁的肌纤维交织,在阴道后方两侧肌纤维联合止于会阴中心腱,有固定及收缩阴道的作用。**耻骨直肠肌**起自耻骨,向后环绕阴道、会阴体和直肠并使之牢固地悬吊于耻骨之上,两侧肌纤维连接,构成"U"形袢,类似于一条强而有力的肌性吊带。收缩可将尿道、阴道和直肠拉向耻骨并收缩尿生殖裂孔,从而保证尿生殖裂孔在正常情况下保持关闭,帮助阴道上 2/3 后倾以及维持肛门直肠角。**耻骨尾骨肌**是位于中线部耻骨联合和尾骨之间的长条形肌肉,是肛提肌中距离盆腔脏器最近的部分,其前内侧纤维直接连接于尿道和阴道周围,而后侧方纤维连接于肛门外括约肌深部。**髂骨尾骨肌**呈扁平状,起自中线部的肛尾缝,止于盆壁侧的肛提肌腱弓,形成一个水平面覆盖盆腔后区的开口,与耻骨直肠肌和耻尾肌相比强度较弱,但是可为盆腔提供一个类似"棚架"的支持(图 1-1-8)。

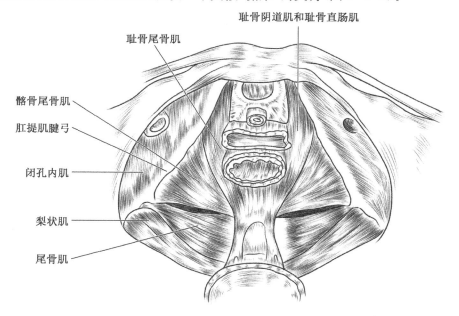

图 1-1-8　盆底肌(内面观)

肛提肌不仅在盆腔脏器支持方面发挥着重要作用,而且能通过主动收缩帮助维持脏器正常功能。肛提肌的肌纤维多为Ⅰ型肌纤维(即慢肌纤维),该类型肌纤维适合于静息状态下维持恒定收缩,即静息张力,可关闭尿道及肛门括约肌,缩小尿生殖裂孔,从而对盆腔脏器提供持久的支持。另一部分少量的Ⅱ型肌纤维(即快肌纤维)主要分布在尿道和肛门周围,当机体活动量增加时,能通过主动收缩提高张力来对抗腹内压的增加。在某些情况下,盆底肌可与腹直肌产生同步收缩,如咳嗽或打喷嚏时,腹肌收缩时耻尾肌也收缩,从而使膀胱颈保持在较高位置,使等同的腹腔内压传导至近端尿道;而肛提肌后部和尾骨肌的同步收缩则维持了正常的阴道轴。

尾骨肌(coccygeus)又名坐骨尾骨肌,位于肛提肌后方,为成对的混杂有腱纤维的薄弱三角形肌,起自坐骨棘盆面和骶棘韧带,肌纤维呈扇形扩展,止于骶尾骨的侧缘。尾骨肌能协助肛提肌封闭骨盆底,承托盆腔内脏器,固定骶骨、尾骨的位置。

(三)盆底结缔组织

盆底结缔组织成分虽被分别阐述,其通常是作为整个盆腔的连续网状结构,在某些部位增厚而发挥特定作用。筋膜部分分为两种:壁层和脏层。壁层筋膜被覆盆腔的骨骼肌,形成肌肉与骨盆的连接;脏层筋膜包绕着盆腔脏器,使其能相互独立地活动,连续性较强,像网状结构一样分布在盆腔。虽然关于盆内筋膜所形成的韧带是富有争议的问题,但迄今仍沿用旧习惯,规定盆腔内分离的脏层称为韧带,如主韧带和宫骶韧带。

附着于骨盆侧壁的结缔组织有两个水平:肌肉腱弓和筋膜腱弓。肛提肌附着在闭孔壁层筋膜的部分称为肛提腱弓或肌肉腱弓,在肛提肌附着处以上,位于闭孔筋膜上部,由闭孔筋膜、肛提肌筋膜及肛提肌起始端退化的纤维共同体组层,呈腱样肥厚,张于耻骨体后面与坐骨棘之间的连线上。脏层筋膜包裹着由纤维肌肉构成的阴道,侧面增厚部分形成盆筋膜弓即筋膜腱弓,盆筋膜腱弓位于肛提肌腱弓的稍下方,它是盆膈上筋膜从耻骨联合弓行向后,走向坐骨棘增厚的筋膜纤维束,其内侧的附着为耻骨膀胱韧带,左右成对,也称为白线(white line),将阴道固定于盆侧壁。

第二节　女性盆底功能解剖

女性盆底解剖,尤其是与控制排尿及器官支持相关的内容,一直以来均被认为是很复杂的问题,也存在许多争议。盆底肌肉、韧带、神经、血管的解剖走行虽已很清晰,但正常盆底功能依赖于完整肌肉、结缔组织和神经分布之间的相互作用,是一个动态平衡系统,其功能并不是各部分简单累加。盆底支持组织因退化、损伤等导致松弛而引发女性盆底功能障碍性疾病,主要表现为压力性尿失禁(stress urinary incontinence,SUI)和盆腔脏器膨出(pelvic organ prolapse,POP)。目前,对盆底解剖的研究已不能仅仅局限于传统解剖学,如何正确理解和评价盆底结构的解剖和功能是治疗盆底缺陷的基础。

一、"三个水平"理论及"吊床假说"

德兰西(Delancey)于1992年提出解释盆底功能的"阴道三个水平支持"(three levels of vaginal support)理论,即把支持阴道的筋膜、韧带等结缔组织在水平方向上分为三个水平。第一水平:顶端支持,由宫骶韧带-主韧带复合体垂直支持子宫、阴道上1/3,是盆底最主要的支持力量;第二水平:水平支持,由耻骨宫颈筋膜附着于两侧腱弓形成白线和直肠阴道筋膜肛提肌中线,水平支持膀胱、阴道上2/3

和直肠;第三水平:远端支持,耻骨宫颈筋膜体和直肠阴道筋膜远端延伸融合于会阴体,支持尿道远端。同时,他又发表了"吊床假说",即认为尿道位于阴道前壁和盆腔内筋膜组成的支持结构("吊床")之上,这层支持结构的稳定性又依赖于通过侧方连接的盆腔筋膜腱弓及肛提肌,随着肛提肌的收缩与放松可使尿道上升或者下降。尿自禁就是通过耻尾肌前部及尿道横纹括约肌的收缩以及"吊床"功能的激活共同致尿道管腔关闭来实现的。如果"吊床"功能缺陷,可导致近端尿道高活动性或阴道前壁膨出(膀胱膨出),从而导致压力性尿失禁。这一理论的提出,将治疗压力性尿失禁的重点由提升尿道变至加强其支持结构。

二、"整体理论"和盆底解剖三腔室的概念

盆底功能障碍主要是由于各种原因所导致的支持盆底组织的结缔组织或韧带损伤造成的解剖结构改变,这是彼得罗斯(Petros)在1990年提出的"整体理论"(integral theory)的核心内容。"整体理论"为盆底支持结构的研究以及盆底功能障碍性疾病手术的治疗带来了飞跃。手术应通过修复受损的韧带完成解剖结构的重建,从而达到恢复盆底功能的目的。

"整体理论"在发展过程中吸纳了Delancey的"三个水平"理论和"吊床假说",建立了定位结缔组织缺陷的"三腔系统"(three compartments system),使关于盆底结构的解剖学描述日趋细致。"三腔系统"理论从垂直方向将盆底结构分为前、中、后三区。前盆腔包括阴道前壁、膀胱及尿道;中盆腔包括阴道顶部和子宫;后盆腔包括阴道后壁及直肠。由此将脱垂具体到各个腔室。前盆腔功能障碍主要指阴道前壁膨出,合并或不合并尿道及膀胱膨出。阴道前壁松弛可发生在阴道下段,即膀胱输尿管间嵴的远端,称为前膀胱膨出,也可发生在阴道上段,即输尿管间嵴的近端,也称为后膀胱膨出。临床上两种类型的膨出常同时存在。前膀胱膨出与压力性尿失禁密切相关,后膀胱膨出为真性膀胱膨出,与压力性尿失禁无关。重度膀胱膨出可出现排尿困难,有时需将膨出的膀胱复位来促进膀胱排空。重度膀胱膨出可以掩盖压力性尿失禁的症状,需将膨出组织复位后明确诊断。选择手术时一定要明确解剖缺陷的具体部位。前盆腔功能障碍表现为下尿道功能障碍性疾病。中盆腔功能障碍表现为盆腔脏器膨出性疾病,主要以子宫或阴道穹隆脱垂以及肠膨出、道格拉斯窝疝形成为特征。后盆腔功能障碍主要表现为直肠膨出和会阴体组织的缺陷。

不同的腔室及水平脱垂之间相对独立,如阴道支持轴的第一水平缺陷可导致子宫脱垂和阴道顶部脱垂,而第二、第三水平缺陷易导致阴道前壁和后壁的膨出。不同腔室和水平之间的脱垂又相互影响,如压力性尿失禁在行耻骨后膀胱颈悬吊术(Burch术)后常伴发阴道后壁膨出,阴道顶部脱垂在行骶棘韧带固定术(sacrospinous ligament fixation)后可发生阴道前壁膨出。以上不同腔室、不同阴道支持轴水平共同构成一个解剖和功能的整体,在现代盆底解剖学中不再被孤立理解。

三、盆底肌与盆底结缔组织的相互作用

盆腔脏器的正常功能和支持依赖于盆底肌肉和结缔组织的动态相互作用。在直立女性中,盆腔内筋膜及其增厚形成的韧带在肛提肌上方悬吊阴道上段、膀胱和直肠,而盆底肌关闭泌尿生殖裂孔并且为盆腔脏器提供一个稳定平台。腹腔内压和重力垂直作用在阴道和盆底,而盆底肌以其持续性的张力产生对抗。若盆底肌张力正常,结缔组织连接的压力将减小。另外,在急性压力下(如咳嗽、打喷嚏等),盆底肌存在反射性收缩来对抗以稳定盆腔脏器。

肛提肌通过与结缔组织的连接控制近端尿道的位置,即压力从盆底肌传向尿道有赖于结缔组织,尤其是胶原。先天性或者获得性的胶原损伤可导致肌肉的起点或止点松弛,从而影响其等长收缩,导致关

闭功能不全。另外,盆腔韧带将器官悬吊在骨盆壁,任一韧带的松弛都将影响相应肌肉的力量,致脏器功能紊乱。Petros 的整体理论用风帆来比喻这一功能,形象地说明了胶原是如何传导肌肉力量的。尿道关闭所需肌肉力量的正常功能,需要足够有力的结缔组织维持。正如只有当固定帆(阴道)的绳索(韧带)很牢固时,风力(肌肉力量)才能传导,从而驱动船前进。如果固定帆的绳索松弛,帆只能在风中摆动,犹如无帆之船,无法前进。同样,如果固定阴道的韧带松弛,阴道就无法在肌肉作用下维持对尿道的支撑,无法关闭尿道(图 1-2-1)。

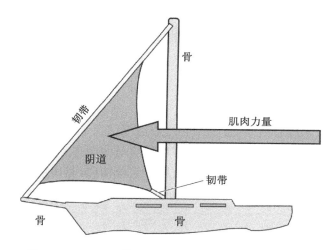

图 1-2-1 Petros 整体理论中韧带绳索作用的风帆比喻

如神经病理性损伤或机械性损伤等致盆底肌薄弱,肛提板将无法维持其水平位置,泌尿生殖裂孔打开,使得支持盆腔脏器的重任都落在盆底结缔组织上。随着时间推移,持续性张力会使筋膜及韧带的连接拉伸、薄弱、断裂,导致器官正常解剖位置丧失。

四、盆底结缔组织生物力学特性

弹性模量是描述物质弹性的物理量,是材料在弹性变形阶段应力和应变的曲线,能反映组织抗变形及抗破坏的能力,即强度和刚度(图 1-2-2)。盆底支持结缔组织主要成分为胶原组织,由胶原纤维、弹性纤维和网织纤维组成。其中,胶原纤维为黏弹性体,具有显著的滞后、应力松弛等特性,较小的应变即可产生较高应力,刚性较强,且韧性大,抗张力强,可提供胶原组织的强度和刚度;弹性纤维为类脆性材料,在低载荷下可呈现较显著的伸长,可在未出现变形时即突然断裂,其承受应力能力为胶原纤维的

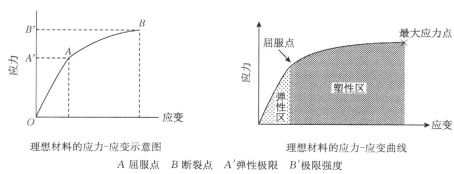

理想材料的应力-应变示意图　　　　理想材料的应力-应变曲线

A 屈服点　B 断裂点　A'弹性极限　B'极限强度

图 1-2-2 理想材料的应力-应变示意图及曲线

1/5,主要提供胶原组织的延展性;网织纤维具有维持组织容积的功能。女性盆底的韧带、筋膜、肌肉以及阴道前后壁主要支持组织的主要成分为胶原组织,故具有应力松弛、延迟弹性变形、蠕变及弹性滞后等生物力学特性。如果长时间承受一个固定的低负荷时会出现慢慢变形或蠕变反应。当肌腱和韧带受力后出现伸长,若这固定的伸长维持一段时间,这些组织结构便会出现应力松弛。孕期盆底长时间承受增大的子宫压迫,可能导致盆底结缔组织出现应力松弛;而当负荷超过其拉伸极限强度时,结缔组织会急速断裂或丧失承受负荷的能力,导致盆底组织出现不可逆性损伤。

第三节 女性乳腺解剖与生理

一、乳腺结构与形态

乳房是人类和哺乳动物特有的结构。女性成年后乳房是两个半球形的性征器官,位于胸大肌和胸肌筋膜的浅面,主要由皮肤、腺体、导管、脂肪组织及纤维组织构成,其内部结构如一颗倒着生长的小树(图 1-3-1)。

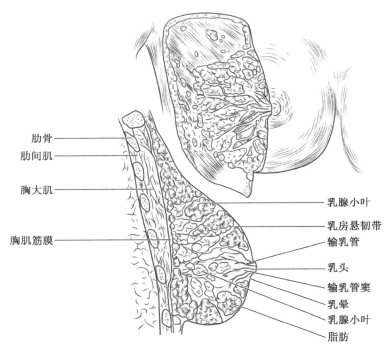

图 1-3-1 女性乳腺结构与形态

乳头位于乳房中央,由大量敏感、勃起的组织构成,周围颜色较深的色素环区域称为乳晕。乳腺是乳房最主要的部分,成年女性乳腺腺体由 15～20 个腺叶组成,每个腺叶又分为若干腺小叶,每个腺小叶又由 10～100 个腺泡组成。腺泡是泌乳的场所,分泌的乳汁存在腺泡腔内。腺泡紧密排列在小乳管周围,腺泡的开口与小乳管相连。多个小乳管汇合成小叶间乳管,多个小叶间乳管进一步汇合成乳腺导管,即输乳管。输乳管有 15～20 个,以乳头为中心呈放射状排列,汇集于乳晕,开口于乳头,形成输乳孔。输乳管在乳头处较狭窄,继之膨大,称为输乳管窦,有储存乳汁的作用。

乳腺组织有时会有部分突向腋窝,进行按摩时应注意。乳腺表面有浅筋膜包绕,筋膜发出许多纤维膈至腺组织间。输乳管及乳腺组织周围的纤维束称为乳房悬韧带（Cooper 韧带），与皮肤及胸肌筋膜相连接。

二、妊娠期乳腺特点

乳腺是许多内分泌腺的靶器官，妊娠后内分泌变化使乳腺组织学特征发生变化。女性青春期乳腺发育主要是受雌激素、孕激素及生长素等协同作用，至妊娠期，雌激素、孕激素、催乳素、人绒毛膜生长素等作用使得乳腺组织进一步发育。

妊娠早期，为了维持孕卵发育，体内雌激素、孕激素、甲状腺激素和垂体激素均不同程度增加。其中，雌激素可促进乳腺导管发育，孕激素可促进腺泡发育；孕 4～12 周，乳腺管远侧端出现芽状突出及上皮增生，形成腺体，至妊娠末期出现大量新生的乳腺管及腺泡；孕 16 周末，腺小叶明显增大，腺泡数量增多，腺腔较孕前扩张，并有少量分泌物，故此时有的孕妇乳房能挤出少量黄色稀薄液体；孕 28～36 周，腺体进一步扩张，上皮细胞变为扁平，含空泡，成为乳汁分泌前的腺泡上皮，从而为乳汁的分泌做好充足准备。

孕期由于性激素抑制催乳素的分泌，使得乳汁不能大量分泌。

三、产后乳汁的产生与分泌

产后乳房的主要变化是泌乳。乳汁的生成、分泌及射乳是一系列复杂的生理反射性活动，但乳母营养物质的摄入以及情绪状态等也会对其产生不同程度的影响。

（一）乳汁生成

哺乳期女性乳汁生成主要取决于婴儿的需要，当乳汁单位热量较低时，婴儿吮吸增加，乳房排空，进而导致泌乳量增加。即使是双胞胎或三胞胎的母亲，通过婴儿频繁地吮吸，也能产生足够多个婴儿需要的泌乳量。然而，如果婴儿除乳汁外还补充了其他食物，吮吸母亲的乳房减少了，泌乳量也会相应减少。

（二）乳汁分泌

1. 乳汁分泌的启动　妊娠期，卵巢和胎盘分泌大量的雌激素及孕酮，抑制腺垂体的分泌功能。妊娠后期，血液中催乳素、肾上腺皮质激素（GCs）浓度均较高，具备了泌乳条件，但由于血液中胎盘生乳素的水平较高，封闭乳腺催乳素受体，使得泌乳无法启动。分娩后胎盘排出使得胎盘生乳素水平下降，封闭作用解除；同时，孕酮水平急剧下降，其对下丘脑和腺垂体的抑制作用解除，导致催乳素的迅速释放，促进乳汁生成，分娩应激和前列腺素的作用进一步促进了催乳素及肾上腺素的分泌，为泌乳的发动创造了条件。

2. 乳汁分泌的调节　催乳素是由脑垂体分泌产生的一种多肽激素，分泌频率呈脉冲式，每天发生7～20 次，最长一次峰值可持续 75 分钟。一天之中有较大变化，睡眠 1 小时内，催乳素分泌的脉冲幅度迅速提高，并且在睡眠中分泌量维持在较高水平，醒后开始下降。凌晨三四点时血清催乳素分泌浓度比中午增加了一倍。在喂哺过程中，婴儿吮吸通常导致催乳素分泌快速增加。吮吸刺激乳头的神经末梢，并将神经冲动传递至腺垂体，使之产生催乳素，这一过程称为泌乳反射。催乳素通过血液循环，运送至乳腺，刺激乳腺开始分泌乳汁。

催乳素的血液浓度随着婴儿吮吸频率和强度的增加而升高，使得乳腺泌乳增多，这是促进泌乳的关键机制。因此,为了使母亲体内产生更多的催乳素,应根据婴儿的需求进行喂哺。另外,婴儿每次吮吸的时间应达 30 分钟以上,以使母亲体内的催乳素达到高峰。

(三)射乳反射

婴儿要得到足够的乳汁,还需有射乳反射建立。婴儿吮吸乳头及乳晕的刺激,由神经反射传递至神经垂体,使之分泌催产素(也叫缩宫素,是引起子宫收缩和乳汁喷射的激素)。催产素经血液输送至乳房,促使乳腺泡周围肌上皮细胞收缩,致使乳腺内的乳汁排入乳腺小管,再经乳腺大管和乳晕下的小囊从乳头乳腺管口排出,这就是射乳反射。如果射乳反射不好,喂哺婴儿时就可能发生困难,看上去像是乳房停止泌乳,实际上是乳汁未能排出。当母亲疲惫、疼痛、紧张、焦虑或忧郁时,都可通过神经反射抑制催产素分泌,从而使乳量减少;当母亲心情放松时,听到或看到婴儿,甚至只是想起婴儿,均可促进催产素的分泌。例如,喂哺前婴儿的哭声即可触发母亲释放催产素,从而引起射乳反射。

妊娠期孕妇体内雌激素、孕激素、胎盘生乳素升高,使乳腺发育并形成初乳。当胎盘剥离娩出后,产妇血中的雌激素、孕激素及胎盘生乳素水平急剧下降,抑制下丘脑分泌的催乳素抑制因子的(prolactin inhibiting factor,PIF)释放,在催乳素的作用下,乳汁开始分泌。婴儿每次吮吸乳头时,来自乳头的感觉信号经传入神经纤维到达下丘脑,通过抑制下丘脑分泌的多巴胺及其他催乳素抑制因子,使腺垂体催乳素呈脉冲式释放,促进乳汁分泌。吮吸是保持乳腺不断泌乳的关键环节,不断排空乳房也是维持乳汁分泌的重要条件。由于乳汁分泌量与产妇营养、睡眠、情绪和健康状况密切相关,保证产妇休息、足够睡眠和可口营养丰富饮食,并避免精神刺激至关重要。

产妇在胎盘娩出后进入哺乳期。母乳喂养对母儿均有益处。哺乳有利于产妇生殖器官及有关器官组织更快恢复。初乳(colostrum)指产后 7 日内分泌的乳汁,因含 β-胡萝卜素而呈淡黄色,含较多有形物质,故质稠。初乳中含蛋白质及矿物质较成熟乳多,还含有多种抗体,尤其是分泌型 IgA(sIgA)。脂肪和乳糖含量较成熟乳少,极易消化,是新生儿早期最理想的天然食物。接下来的 4 周内乳汁逐步转变为成熟乳,蛋白质含量逐渐减少,脂肪和乳糖含量逐渐增多。初乳及成熟乳均含大量免疫抗体,有助于新生儿抵抗疾病的侵袭。母乳中还含有矿物质、维生素和各种酶,对新生儿生长发育有重要作用。由于多数药物可经母血渗入乳汁中,所以产妇在哺乳期间如果需要用药,必须考虑该药物对新生儿是否有不良影响。

四、影响产后泌乳的因素

影响产妇产后泌乳的因素包括分娩方式、新生儿吮吸、产妇心理因素及产后疼痛等。阴道分娩能促进产妇血清泌乳素的提高,从而促进乳汁分泌;吮吸刺激可通过感觉神经经脊髓传导至下丘脑,使垂体后叶释放缩宫素,缩宫素直接作用于肌上皮细胞使之收缩,乳腺管内压增加进而使乳汁排出;乳母是一特殊群体,由妊娠分娩引起的心理、生理应激和压力以及母亲角色的转变,可带来心理和情感的危机,它对泌乳的影响是很大的;产后疼痛时交感神经兴奋、儿茶酚胺增多、血清催乳素分泌受到抑制,从而导致乳汁分泌减少。为保证产后有足够的泌乳,可采用中医治疗、婴儿抚触、吸乳器的使用、心理干预、产后康复治疗仪等方式进行干预。

第四节 妊娠期及正常产褥期母体的变化

一、妊娠期母体的变化

（一）生殖系统的变化

1. 子宫 妊娠期子宫的重要功能是孕育胚胎、胎儿,同时在分娩过程中起重要作用,是妊娠期及分娩后变化最大的器官。

（1）子宫大小、容积、重量及形态变化 宫体逐渐增大变软,子宫大小由非孕时的$(7\sim8)$cm$\times(4\sim5)$cm$\times(2\sim3)$cm 增大至妊娠足月时的 35 cm$\times$25 cm$\times$22 cm。宫腔容量非孕时约为 5 mL,至妊娠足月时约为 5 000 mL。非孕时子宫重量为 $50\sim70$ g,妊娠足月增至约 1 000 g,变化主要是子宫肌细胞肥大所致,从而为分娩时子宫收缩提供物质基础。非孕时子宫肌壁厚度约为 1 cm,至妊娠 16 周时可达 $2\sim2.5$ cm,足月时为 $10\sim15$ cm。子宫增大最初受内分泌激素的影响,后期则因胎儿不断发育,宫腔内压力增加而逐渐增大。妊娠 12 周后子宫增大超出盆腔,可于耻骨联合上方触及,呈对称性增大。

分娩当天子宫收缩会变得越来越规律和频繁,且力度也会增强。子宫收缩一方面扩大子宫颈,另一方面有利于娩出胎儿。分娩后子宫能够逐渐恢复至正常大小,回归至小骨盆中原本的位置。

自妊娠 $12\sim14$ 周起,子宫可出现不规律地无痛性收缩,称为 Braxton Hicks 收缩。宫缩时宫腔内压力通常为 $5\sim25$ mmHg,故无痛感。持续时间不足 30 秒且不伴宫颈扩张,其强度和频率随着妊娠进展而逐渐增加。

（2）子宫内膜 受精卵着床后,在孕激素和雌激素的作用下子宫内膜腺体增大,腺上皮细胞糖原增加,结缔组织细胞肥大,血管充血,此时子宫内膜称为蜕膜。

（3）子宫峡部 位于宫体与宫颈之间最狭窄的组织机构。非孕时长约 1 cm,妊娠后子宫峡部变软,逐渐伸展、拉长、变薄,扩展成为宫腔的一部分,临产后伸展至 $7\sim10$ cm,成为产道的一部分,称为子宫下段,是产科手术学的重要解剖结构。

（4）宫颈 妊娠早期在激素的作用下,宫颈充血水肿,宫颈管内腺体增生肥大,宫颈逐渐肥大、变软,呈紫蓝色。妊娠期宫颈关闭维持至足月,分娩期宫颈扩张以及产褥期宫颈迅速复旧。

（5）子宫血流量 妊娠期子宫血管出现扩张增粗使血流量增加,以适应胎儿-胎盘循环的需要。妊娠足月时子宫血流量为 $450\sim600$ mL/min,较非孕时增加 $4\sim6$ 倍,其中 $80\%\sim85\%$供给胎盘。

2. 卵巢 妊娠期卵巢排卵及新卵泡发育均停止。于妊娠 $6\sim7$ 周前产生大量雌激素及孕激素,以维持早期妊娠。妊娠 10 周后黄体功能由胎盘取代,黄体开始萎缩。

3. 输卵管 妊娠期输卵管伸长,但肌层并不增厚。黏膜层上皮细胞稍扁平,有时在基质中可见蜕膜细胞,黏膜呈蜕膜样改变。

4. 阴道 阴道黏膜变得更加柔韧有弹性,阴道壁皱襞增多,有利于分娩时胎儿通过。分娩当天,黏膜组织上的褶皱消失,因而阴道撕裂是很少见的且是表层的,除非黏膜组织的状态不佳,如感染真菌时。阴道脱落细胞及分泌物增多,呈白色糊状。阴道上皮细胞糖原增加,乳酸增多,使阴道 pH 值降低,从而有利于防止感染。

5. 外阴 妊娠期外阴充血,皮肤增厚,大小阴唇色素沉着,大阴唇内血管增多,同时结缔组织松软,故伸展性增加,有利于分娩时胎儿通过。妊娠时由于受增大的子宫压迫,盆腔及下肢静脉血回流障碍,部分孕妇可有外阴或下肢静脉曲张,产后多自行消失。

（二）乳房的变化

乳房于妊娠早期开始增大，充血明显。孕妇自觉乳房发胀是早孕的常见表现。妊娠期间胎盘分泌大量雌激素刺激乳腺腺管发育，分泌大量孕激素刺激乳腺腺泡发育。乳腺发育完善还与人胎盘生乳素、垂体催乳素以及胰岛素、皮质醇等有关。乳头增大变黑，易勃起。乳晕颜色加深，其外围的皮脂腺肥大形成散在的结节状隆起，称为蒙氏结节（Montgomery's tubercles）。至妊娠末期挤压乳房时，可有少量淡黄色稀薄液体溢出，称为初乳。但因雌激素和孕激素对乳腺分泌的抑制，妊娠期无泌乳。

（三）循环系统的变化

1. 血容量和血压　在整个妊娠进程中血容量逐渐增加 35%～50%（1.5～2 L），并在产后 6～8 周恢复正常。其中，血浆增加大于红细胞增加，进而导致妊娠期"生理性贫血"，血浆量的增加是受到激素刺激，以适应妊娠期的氧气需求。

因受到横膈膜下方的子宫压迫，妊娠后期下腔静脉压力上升，特别是在仰卧姿势。产妇可因静脉回流减少而造成心输出量减少，进而导致症状性仰卧低血压症候群。血压下降早在第一个孕期时即出现，收缩压轻微下降而舒张压大幅下降；大约在妊娠中期时血压到达最低程度；然后至妊娠中期逐渐升高，大约在分娩 6 周后达到妊娠前的血压。虽然心输出量增加，但血压会因静脉膨胀度而降低。

2. 心脏　心脏大小增加，而且心脏会因横膈动作而升高。妊娠期间常出现心脏节律的干扰。足月时心率往往每分钟增加 10～20 次，并在分娩 6 周后恢复正常。心输出量在妊娠期增加 30%～60%，且在左侧卧位下显著增加，因此时子宫对主动脉施予的压力最小。

（四）泌尿系统的变化

1. 肾脏　肾脏的长度增加 1 cm 左右。

2. 输尿管　由于子宫增大，输尿管会以垂直角度进入膀胱，这可能导致尿液回流出膀胱，并重新进入输尿管，因此，在妊娠期间由于尿液淤滞而更易引起尿道感染。

（五）呼吸系统的变化

妊娠早期，激素变化会导致上呼吸道水肿及组织充血，也会刺激上呼吸道过度分泌。激素刺激还会使得肋骨位置变化，并在子宫增大之前发生，肋骨下角度逐步增加，肋骨向上和向外展开。胸廓前后径及横径各增加 2 cm 左右，且不一定能恢复至妊娠前的状态。肋骨位置改变还会导致横膈升高 4 cm 左右。

妊娠期呼吸速率是不变的，但呼吸深度会增加，使得潮气量和每分通气量增加，但总的肺容量保持不变或稍微下降。

妊娠期氧气消耗量增加 15%～20%，所以在整个妊娠期孕妇会存在自然状态下的过度换气现象，以满足妊娠的氧气需求。

（六）消化系统的变化

妊娠期肠蠕动减弱，粪便在大肠内停留时间延长出现便秘，加之直肠静脉压增高，孕妇易发生痔疮或使原有痔疮加重。

（七）内分泌系统的变化

催乳素于妊娠 7 周开始增多，随妊娠进展逐渐增量，妊娠足月分娩前达高峰约 15 μg/L，为非孕妇女的 10 倍。催乳素促进乳腺发育,为产后泌乳做准备。

妊娠期,黄体和胎盘会合成和分泌一种多肽激素,即松弛素(relaxin,RLX)。松弛素在分娩期可使骨盆韧带、耻骨联合松弛和子宫颈扩张,利于胎儿通过。孕期随着黄体的持续存在,RLX 的水平不断提高,孕 10～14 周时达到峰值,是非孕期的 20～50 倍,然后逐渐下降,孕 24～26 周以后基本维持稳定。

(八) 皮肤的变化

妊娠期肾上腺皮质分泌糖皮质激素增多,该激素能使弹力纤维变性,加之子宫增大使孕妇腹壁皮肤张力加大,皮肤弹力纤维断裂,出现紫色或淡红色不规律平行裂纹,称为妊娠纹,见于初产妇。旧妊娠纹呈银色光亮,见于经产妇。

(九) 新陈代谢的变化

1. 基础代谢率　妊娠早期稍下降,于妊娠中期逐渐增高,妊娠晚期可增高 15%～20%。

2. 体重　孕期平均体重增加 12.5 kg。主要由于乳房、子宫及内容物、血容量、组织间液以及少量的母体脂肪和蛋白质储存增加所致。

(十) 骨骼、关节及韧带的变化

1. 腹部肌肉　腹部肌肉,特别是腹直肌两侧及白线,到了妊娠末期均受到生物力学显著变化的影响,且会被牵拉至其弹性极限,因此大大降低了收缩效率。

2. 骨盆底肌肉　骨盆底肌肉处于抗重力位置,必须抵抗重量的总变化。妊娠期骨盆底下降可达 2.5 cm。

3. 结缔组织和关节　激素对韧带有着显著影响,可使韧带整体张力性强度变弱,出现松弛。关节稳定度的变化在产后 4 个月均可发生。因韧带松弛而导致关节活动过度,容易让孕产妇出现损伤,尤其是在背部、骨盆和下肢的承重关节。

(十一) 体温调节系统的变化

在妊娠期间,基础代谢率和产热量均会增加。每天需要额外摄入约 1 256 J 热量,以满足妊娠的基本代谢需求。孕妇的正常空腹血糖均低于非妊娠妇女。

(十二) 姿势和平衡的变化

1. 重心　重心因为子宫和乳房的增大而向上和向前转移,因此需要姿势性代偿来维持平衡与稳定度。通过腰椎和颈椎前凸增加,以代偿重心转移。此外,孕妇会出现乳房增大,肩带及上背部变圆且肩胛前突和上肢内转的姿势倾向,且产后因照顾婴儿,这种异常姿势还将持续。

2. 平衡　因重量增加与身体质量的重新分配,机体为了维持平衡,会出现一些代偿现象。孕妇通常用更大的支撑底面积来行走,并增加髋外旋以提高稳定性。随着胎儿成长,这种姿势的变化使得一些日常活动执行难度增加,如行走、弯腰、爬楼梯、抬举、伸手取物等。

二、正常产褥期母体的变化

(一) 生殖系统的变化

1. 子宫　产褥期子宫变化最大。在胎盘娩出后子宫逐渐恢复至未孕状态的全过程,称为子宫复旧(involution of uterus),一般为6周,其主要变化为宫体肌纤维缩复和子宫内膜的再生,还包括子宫下段和宫颈的复原、子宫血管变化等。

(1)宫体肌纤维缩复　子宫复旧不是肌细胞数目的减少,而是肌浆中蛋白质被分解排出、细胞质减少致肌细胞缩小。产后1周缩小至约妊娠12周大小,在耻骨联合上方可触及。产后10天,子宫降至骨盆腔内,腹部检查触不到宫底。产后6周恢复至妊娠前大小。

(2)子宫内膜再生　胎膜、胎盘从蜕膜海绵层分离并被娩出后,遗留的蜕膜分为两层,表层发生变性、坏死并脱落,随恶露自阴道排出;接近肌层的子宫内膜基底层逐渐再生新的功能层,内膜缓慢修复。

(3)子宫下段及宫颈变化　产后子宫下段肌纤维缩复,逐渐恢复为非孕时的子宫峡部。产后4周宫颈恢复至未孕状态。分娩时,由于宫颈外口3点及9点处常发生轻度裂伤,使初产妇的宫颈外口由产前圆形(未产型)变为产后"一"字形横裂(已产型)。

(4)子宫血管变化　子宫复旧使开放的子宫螺旋动脉和静脉窦压缩变窄,数小时后在血管内形成血栓,出血量逐渐减少直至停止。若在新生内膜修复期,胎盘附着部因复旧不良出现了血栓脱落,可致晚期产后出血。

2. 阴道　分娩后阴道腔扩大,阴道黏膜皱襞因过度伸展而减少甚至消失,阴道壁松弛,肌张力低下。产后阴道腔逐渐缩小,阴道黏膜皱襞约在产后3周重新出现,但阴道紧张度于产褥期结束时仍不能完全恢复至未孕时状态。

3. 外阴　分娩后外阴轻度水肿,于产后2～3天内逐渐消退。会阴部因血液循环丰富,若有轻度撕裂或会阴后侧切开缝合术后均能在产后3～4天内愈合。处女膜在分娩时撕裂,形成处女膜痕。

(二)乳房的变化

产褥期乳房的变化是泌乳,包括乳汁生成与分泌。妊娠期雌激素刺激乳腺管发育,孕激素刺激乳腺腺泡发育。同时,垂体生乳素、甲状腺素、胎盘生乳素及胰岛素参与或促进乳腺的生长发育和乳汁的产生分泌。胎盘排出后,胎盘生乳素、雌激素、孕激素水平急剧下降,体内呈现低雌激素高泌乳素水平,此时乳汁开始分泌。以后的乳汁分泌依赖于哺乳时的吮吸刺激。当婴儿吮吸乳头时,乳头传来的感觉信号传入神经纤维到达下丘脑,通过抑制下丘脑多巴胺及其他催乳素抑制因子,使垂体泌乳激素呈脉冲式释放,促进乳汁分泌。同时,吮吸动作反射性引起脑神经垂体释放缩宫素,使乳腺腺泡周围的肌上皮细胞收缩,喷出乳汁。因此,吮吸是保持乳腺不断泌乳的关键。此外,乳汁分泌还与产妇营养、情绪、睡眠及健康状况密切相关。

(三)循环系统及血液的变化

子宫胎盘血液循环终止且子宫缩复,大量血液从子宫涌入产妇体循环。同时,妊娠期潴留的组织间液回收,使得产后72小时内产妇循环血量增加15%～20%,使心脏负担加重,故应注意预防心力衰竭的发生。循环血量于产后2～3周基本恢复至未孕状态。

(四)泌尿系统的变化

在产褥期,尤其在产后24小时内,由于膀胱肌张力下降,对膀胱内压敏感性降低,加上外阴切口疼痛、区域组织麻醉、器械助产、不习惯卧床排尿等原因均可能导致尿潴留的发生。

(五)消化系统的变化

妊娠期胃液中盐酸分泌量减少,胃肠蠕动及肌张力均减弱,于产后1～2周逐渐恢复。产褥期因活动减少、肠蠕动减弱,加之腹肌及盆底肌松弛,容易导致便秘。

（六）内分泌系统的变化

产后雌激素及孕激素水平急剧下降,至产后 1 周时降至孕前水平。胎盘生乳素于产后 6 小时已不能测出。催乳素水平因产妇是否哺乳而异,哺乳产妇的催乳素于产后下降,但仍较非妊娠时高,当婴儿吮吸乳汁时催乳素明显增高;不哺乳产妇体内催乳素于产后 2 周降至非妊娠时水平。分娩后松弛素急剧下降至孕前水平。

（七）腹壁的变化

妊娠期出现的下腹正中线色素沉着,于产褥期逐渐消退。腹壁紫红色妊娠纹变成银白色陈旧妊娠纹且不能消退。腹壁皮肤因受增大的子宫影响,部分弹力纤维断裂,腹直肌呈不同程度分离,产后腹壁明显松弛,腹壁紧张度在产后 6~8 周恢复。

第五节　妊娠与分娩对女性盆底的影响

盆底在分娩过程中经受很多损伤,这些损伤被认为是今后出现盆腔脏器脱垂和泌尿系统症状的原因。

一、妊娠对盆底的影响

妊娠期随着子宫的重量、体积不断增加,子宫在盆腔中的位置逐渐变垂直,使原本向后向下的合力趋向于向下,从而有更大的力量直接作用于盆底支持结构。同时,由于妊娠晚期子宫轻度右旋,压迫右髂静脉从而引起血液回流障碍,使盆底组织出现缺血、缺氧,最终出现肌张力下降、收缩力下降,甚至撕裂。此外,妊娠期随着子宫的不断增大,胎头会直接压迫、牵拉盆底肌肉和神经肌肉接头部。盆底肌肉过度伸展超出神经纤维牵张极限可失去神经支配。

妊娠期女性体内激素水平改变,如大量孕激素、雌激素及细胞因子水平的改变,造成盆底结缔组织中胶原含量减少,形态结构及代谢发生改变,导致盆底结缔组织松弛,从而对盆腔脏器的支持力减弱。一旦失去平衡,可引发盆底功能障碍性疾病(pelvic floor dysfunction,PFD)。有学者应用盆底三维超声检查发现,妊娠晚期女性肛提肌裂孔(levator hiatus,LH)形态趋圆,位置偏移,耻骨直肠肌走行弯曲,盆底结缔组织疏松,阴道形态异常,盆底器官可发生轻度脱垂,认为妊娠本身也是盆底损伤的独立危险因素,证实了妊娠本身对盆底的损伤。

二、分娩对盆底的影响

（一）对盆底肌肉的影响

肌腱和韧带等组织都是黏弹性组织并且具有黏弹性特质,特征为慢慢变形或蠕变反应,当其长时间承受一固定负荷时便产生这种反应,当其受力后出现伸长,但当这种固定伸长维持一段时间便会出现应力松弛。其应力应变特质如第一章第二节图 1-2-2 所示,在承受负荷断裂前会产生形变,但当超过肌腱拉伸极限时便会急速断裂和丧失承受负荷的能力。

肛提肌作为盆底肌肉的重要组成部分,其在防止盆腔脏器脱垂、维持正常控尿控便方面起着关键作用。阴道分娩过程中,子宫收缩使胎头下降对盆底肌产生机械性压迫,胎头着冠及胎头通过 LH 时的仰伸导致肌肉及周围软组织高度扩张,均可导致直接肌源性损伤。尤其是耻骨尾骨肌的中间部分,在分娩过程中,其伸展率(牵拉后组织长度/组织初长度)可达 3.26,达到非妊娠期妇女骨骼肌最大伸展率(1.5)的 217%。肌肉组织极度伸展,甚至发生断裂,从而造成损伤。在第二产程中,耻骨尾骨肌的中部是肛提肌中最易损伤的部分。

年轻未产妇做 Valsalva 动作时,泌尿生殖孔面积可以从 6 cm² 伸展至 36 cm²。头围 300～350 mm 的胎儿头部最小径线平面的面积为 70～100 cm²。显然,分娩时泌尿生殖孔要极度伸展和变形,MRI 基础上合成的计算机模型显示胎头着冠时,肛提肌复合体的前部和中部的伸展率达到 3.26 倍。可以想象,很多产妇分娩时都会发生肌肉损伤,比较二维和三维 MRI 图像发现,与正常妇女相比,尿失禁和盆腔脏器脱垂妇女肛提肌体积和泌尿生殖孔宽度都有显著差异。一些影像学的研究证实了分娩可造成肛提肌损伤。对阴道分娩的初产妇进行 MRI 扫描发现,无论是否有尿失禁症状,阴道分娩产妇都存在影像学可见的肛提肌缺陷,而未产妇中没有发现肛提肌缺陷。产后第 1 天肛提肌 MRI 密度、泌尿生殖孔的面积与产后 2 周相比均有显著差异,因此,分娩造成的肛提肌变化在产后 2 周时有所恢复。

(二)去神经损伤

盆底骨骼肌的张力在维持盆底支持功能中发挥重要作用,而骨骼肌的活动均受神经支配,阴道分娩过程中对盆底组织的过度牵拉扩张可导致去神经损伤。索思(South)等人采用肌电图对盆底肌肉的研究发现,在阴道分娩后盆底肌肉组织部分出现去神经支配。

(三)结缔组织损伤

结缔组织包括筋膜和韧带,盆内筋膜及韧带是盆底结构静态支持的主要成分,对盆腔脏器起悬吊和固定的作用。胶原是结缔组织的主要组成部分,在妊娠期胶原蛋白含量、比例、结构及代谢异常的基础上,阴道分娩加重了盆底结缔组织的松弛及薄弱。盆底三维超声观察阴道旁组织发现,阴道分娩后盆底结缔组织存在变薄、疏松的改变。此外,多位学者研究显示,分娩后膀胱颈活动度较分娩前明显增加,也提示支持组织存在损伤或薄弱。

第六节　中医视角下妊娠与分娩过程对女性身心的影响

中医认为,妊娠期间整个机体会出现"血感不足,气易偏盛"的生理特点。"脏腑本弱,因妊重虚",妊娠期,由于阴血下注以养胎,而出现阴血聚于下,阳气浮于上,甚者气机逆,阳气偏亢的状态,复因胎儿逐渐长大,气机升降受阻,气血运行不畅,脾肾气化不利,痰湿易生;而阴以致寒,阳以致热,故阴虚易生内热,阳虚则易生寒。这些病机,使得妊娠期易出现多种妊娠病。《灵枢·五音五味篇》中亦有云:"妇人之生,有余于气,不足于血,以其数脱血也。"据此,有学者将孕妇的体质分为平衡状态和偏颇状态两大类,两大类又可细分为平和、实热、虚热、阳气虚、阴血虚和痰湿六型。

(一)平衡状态

平和型　体形匀称健壮,肤色润泽,头发稠密光泽,目光有神,不易疲劳,精力充沛,耐受寒热,适应能力较强,能适应妊娠的整个过程,是理想的适宜妊娠的体质。

(二)偏颇状态

1. 实热型　面红口渴,烦热尿赤,舌红苔黄糙,脉细数或滑数。易患胎动不安、妊娠心烦、妊娠眩晕、乳汁自出、产后痉症等。

2. 虚热型　面色潮红,五心烦热,盗汗少寐,头晕耳鸣,舌绛少津,苔黄少苔,脉细数或滑数。易患胎动不安、妊娠心烦、妊娠眩晕等。

3. 阳气虚型　面白肢冷或少华,气短懒言,头晕眼花,心悸自汗,腰酸背痛,小便清长,大便稀溏。舌淡苔薄白,脉沉紧或迟。易患胎动不安、妊娠水肿、妊娠腹痛、妊娠恶阻、缺乳等。

4. 阴血虚型　面色苍白或萎黄,肌肤不荣,头昏眼花,心悸少寐,四肢麻木。舌淡苔薄白或少苔,脉细弱。易患妊娠心烦、妊娠眩晕、胎动不安、缺乳等。

5. 痰湿型　形体肥胖,头晕且重,口腻无味,胸闷纳呆,大便不爽。易患妊娠恶阻、妊娠心烦、胎气上逆等。

（钱佳佳）

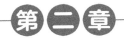

女性盆底功能障碍性疾病的康复

女性盆底具有支持盆腔脏器、参与控便控尿、维持阴道紧致度、形成性高潮,以及支持体位、维护骨盆关节稳定、维持腹压等功能。盆底支持系统在维持盆腔脏器的正常位置与生理功能方面具有重要作用,当其受损不能提供有效支持时,盆腔脏器会不同程度地脱离正常位置并出现功能障碍,患者将逐步出现与生殖道、下尿道、下消化道有关的临床症状。与女性盆底支持结构松弛密切相关的疾病称为女性盆底功能障碍性疾病(female pelvic floor dysfunction,FPFD)。FPFD又称女性盆底缺陷,系指因盆底支持结构损伤、退化等原因而支持薄弱所造成盆腔脏器位置和功能异常的一组疾病,主要包括盆腔脏器脱垂(pelvic organ prolapse,POP)、压力性尿失禁(stress urinary incontinence,SUI)、女性性功能障碍(female sexual dysfunction,FSD)、慢性盆腔疼痛(chronic pelvic pain,CPP)及粪失禁(fecal incontinence,FI)等。

由于男女生殖器官结构不同,女性与男性的盆底存在一定程度上的差异,特别是女性所特有的妊娠和生产过程,使得盆底功能障碍性疾病高发于女性。据部分国内流行病学研究结果显示,50%的经产妇存在不同程度的盆腔脏器脱垂,中国成年女性尿失禁患病率约为30.9%,约22.9%的成年女性患有不同程度的压力性尿失禁。FPFD患者不仅长期伴随无法摆脱的相应症状,还会因此而产生羞耻、自卑、沮丧、抑郁、焦虑、性生活失谐、社交回避等心身障碍,困扰其家庭生活与社会活动,严重影响其生活质量。女性盆底功能障碍性疾病的发生与妊娠和分娩关系密切,常在妊娠及产后妇女中首发,如未经有效干预,迁延数年后,至中老年阶段成为十分常见的疾病。因此,产后是盆底功能障碍性疾病康复防治的最佳时机。通过积极干预可有效促进损伤的盆底组织修复,增强盆底组织支持作用,促进盆底功能恢复,提高女性的健康水平和生活质量。

第一节　概述

一、女性盆底功能障碍性疾病的分类

(一)盆腔脏器脱垂

盆腔脏器脱垂是指盆腔脏器和与其相邻的阴道壁突入阴道内或自阴道口脱出于阴道外。可伴有排尿、排便和性功能障碍。

(二)压力性尿失禁

尿失禁(urinary incontinence,UI)是一种可以得到客观证实、不自主地经尿道口漏尿的现象,并由

此给患者带来社会活动的不便和个人卫生方面的困扰。

压力性尿失禁主要表现为患者在咳嗽、打喷嚏、大笑、跑跳运动等引起腹压增加的情况下出现尿液不自主地从尿道口漏出的症状。SUI 在所有种类的尿失禁中所占比例可达 50%。

压力性尿失禁与盆腔脏器脱垂同属盆底功能障碍性疾病,具有共同的发病基础,故临床上压力性尿失禁与盆腔脏器脱垂常合并存在,60%~80%的压力性尿失禁患者伴有不同程度的盆腔脏器脱垂。

(三)女性性功能障碍

女性性功能障碍指发生在女性性反应周期中一个或几个环节的障碍,或者出现与性交有关的疼痛。女性性功能障碍分为性欲减退障碍、性唤起障碍、性高潮障碍、性交疼痛障碍。女性性功能障碍的发生原因复杂,与多种因素相关。盆底肌肉如肛提肌、球海绵体肌、坐骨海绵体肌、会阴浅横肌等参与女性性反应过程,对维持正常性功能有着重要的意义。因此,盆底肌损伤可以导致女性性功能障碍,特别是性高潮障碍与性交疼痛障碍。

(四)慢性盆腔疼痛

慢性盆腔疼痛指骨盆及骨盆周围组织器官持续 6 个月以上的非周期性疼痛,可导致机体功能紊乱、机体衰弱,需要进行干预的一组综合征。

慢性盆腔疼痛病因复杂,疼痛的产生可以起源于盆腔内或盆腔外的器官及周围组织,涉及多个系统如生殖系统、泌尿系统、消化系统、运动系统、神经内分泌系统甚至牵涉心理因素,是一种涉及多学科、可引起盆腹腔多种器官组织功能异常、影响患者生活质量和社会行为的疾病表现形式。

(五)粪失禁

粪失禁指肛门不自主地排出气体、液体粪便或固体粪便。

粪控能力是人自幼形成的基本生存能力,粪失禁发生于社会不可接受的时间和地点,因此可导致患者自尊丧失、社会退缩,严重影响其身心健康。

女性粪失禁最常见的病因是阴道分娩导致肛门括约肌损伤;除此之外,衰老也是粪失禁发生的重要因素。

二、女性盆底功能障碍性疾病的发病相关因素

女性盆底功能障碍性疾病的发生与多种因素有关,其最终发生常是多种危险因素叠加作用的结果。

遗传、发育差异是女性盆底功能障碍性疾病发生的内在因素。肛提肌存在先天或发育异常,发育良好者肌束粗大、强壮,而发育较差者肌束稀疏、薄弱。因结缔组织先天疲软而关节活动过度的女性相对更容易发生盆底功能障碍性疾病,且有遗传倾向。盆腔脏器脱垂可见于各个年龄段的成年妇女,患病率随产次、年龄而上升,但盆腔脏器脱垂的发生在种族之间的差别并不显著。

妊娠、阴道分娩、绝经状态、衰老、肥胖、长期腹内压增高(慢性便秘、慢性咳嗽)、盆腔手术如子宫全切术,甚至不良生活习惯、不良姿势等外因促成了女性盆底功能障碍性疾病的发生。

(一)妊娠与阴道分娩

盆底组织在妊娠过程中经历了诸多生理变化,妊娠和分娩会使盆底肌肉、结缔组织(筋膜、韧带)与神经受到压迫、牵拉甚至撕裂,尽管这些损伤会在产后数周、数月得到不同程度地自然修复,但妊娠与阴

道分娩仍是女性盆底功能障碍性疾病发病最重要的危险因素。

正常女性腹腔压力平均分布在各内脏器官上,并由于吸气时膈肌下形成的负压区,腹腔脏器被吸附悬吊于膈肌下,平时盆底承受的压力并不大。正常姿势下,腹腔压力指向腹腔的侧方、骶骨窝而不是盆底肌。妊娠后随着妊娠月龄增加,体积与质量逐渐增大且由前倾变垂直的子宫的压力直接作用于盆底支持组织,从而引发盆底支持组织损伤;妊娠中后期形成的代偿性腰椎前凸姿势也会使盆底组织压力增加;妊娠期间大量分泌的黄体酮、松弛素使得韧带松弛,以利骨盆间关节松弛,适应胎儿发育及分娩的需要,但韧带松弛也使得其对盆腔脏器固定支撑作用减弱;妊娠期增大的子宫对血管的压迫会导致盆底肌代谢失衡或缺氧;阴道分娩时,胎头对阴道的极度挤压扩张可直接或间接损伤盆腔筋膜韧带、盆底肌肉与神经,在此过程中盆底肌中的耻骨尾骨肌、耻骨直肠肌最容易受到损伤。除上述因素外,产次增加、妊娠期体重指数(body mass index,BMI)>25、急产或第二产程延长、胎位不正、婴儿体重大于 4 kg、器械助产等,均与盆底功能障碍性疾病直接或间接发生相关。

有研究证实,阴道分娩后可见产妇肛提肌肌源性损害与神经源性损害并存、急性期改变与慢性期改变并存的现象,并推断急性期改变发生在阴道分娩过程中,慢性期改变源于妊娠期神经与肌肉所承受的长时间挤压与牵拉。

(二)年龄及绝经状态

很多研究表明,盆底肌肉、筋膜、韧带中存在雌孕激素受体,说明盆底支持组织是雌孕激素作用的靶器官。随着年龄增加,盆腔脏器脱垂、压力性尿失禁的发生率明显增加,可能与衰老、绝经所致雌激素水平低下造成盆底肌、筋膜、韧带等组织退化进而功能减弱有关。

(三)长期腹内压增高

慢性呼吸道疾病如长期咳嗽、长期便秘、长期负重(长期重体力劳动)、长期过度腹部锻炼等所导致的慢性腹内压增高等,与女性盆底功能障碍性疾病的发生密切相关。

(四)其他

1. 肥胖 肥胖使盆腔内脏的脂肪蓄积而增加盆底负担,内脏脂肪释放的炎性介质妨碍盆底结缔组织损伤后的自我修复,故肥胖也是女性盆底功能障碍性疾病发生的危险因素。

2. 吸烟 吸烟被认为与盆腔脏器脱垂、大便失禁的发生有关,但机制不清,可能是烟草中有害成分作用的结果。

3. 姿势不良 骨盆前倾或后倾、骨盆前移、骨盆倾斜旋转均有可能影响盆底肌,致使盆底肌松弛或张力异常。骨盆前倾、腰椎前凸姿势使腹部压力直接指向盆底肌,从而损伤盆底肌。

4. 呼吸模式异常 呼吸模式异常可以导致躯干肌、腹肌、盆底肌过度紧张。

5. 情绪压力 情绪紧张可以导致某些部位肌肉无意识紧张,在一些人群中也可以导致盆底肌紧张,如耻骨尾骨肌紧张。盆底肌的过度紧张可出现膀胱直肠功能障碍,如尿频或便秘、盆底肌触发痛、性交痛等。

(王　凭)

第二节 盆腔脏器脱垂的康复

盆腔脏器脱垂,特别是阴道前/后壁膨出,在产后女性中较为常见,子宫不同程度的脱垂在产后女性、中老年女性中亦较多见,症状性POP占成年女性的9.6%。但既往人们对此认知程度较低,临床上对于症状不明显但存在轻中度脱垂的人群亦缺乏有效干预措施,当脱垂程度和症状加重后最终往往只能选择手术治疗。随着人口寿命增长及人们对健康与生活品质的更高追求,对盆腔脏器脱垂早期发现、早期干预已成为一种共识。科技的发展、新的检查与治疗技术的不断涌现为实现盆腔脏器脱垂早期发现、早期干预提供了有力保证。通过积极的康复措施及早对盆腔脏器脱垂进行恰当干预,对改善临床症状、预防脱垂加重、避免或延缓手术干预、提高女性的生活质量与身心健康具有重要意义。

盆腔脏器脱垂的非手术治疗包括子宫托、盆底康复治疗和行为疗法。其中,盆底康复治疗是非手术治疗的重要组成部分。子宫托作为一种支持子宫和阴道壁并使其维持在阴道内而不脱出的器具,其适应证的选择与安放由妇产科医生进行操作,故在此不做赘述。

一、盆腔脏器脱垂的分类

盆腔脏器脱垂主要包括子宫脱垂、阴道顶端脱垂、阴道前壁膨出和阴道后壁膨出。

1. 子宫脱垂 指子宫从正常位置沿阴道下降,宫颈外口达坐骨棘水平以下,甚至子宫全部脱出于阴道口以外,属中盆腔组织缺陷。子宫由第一水平的主韧带-宫骶韧带复合体所支持,阴道分娩特别是经阴道手术助产或第二产程延长,盆底肌、筋膜和子宫周围韧带均会受到过度挤压、牵拉,甚至出现撕裂。而产褥期产妇常仰卧,子宫易成后倾位致使子宫轴与阴道轴方向相同,当损伤组织未及修复而产褥期产妇过早参加重体力劳动、劳动姿势不良等致使腹压增加时,未复旧的后倾子宫即沿阴道方向下降而发生脱垂(图2-2-1)。

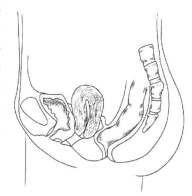

图2-2-1 子宫脱垂示意图

2. 阴道顶端脱垂 即阴道穹隆脱垂,为阴道穹隆向下方阴道内的脱垂,属中盆腔组织缺陷。阴道顶端主要由第一水平支持结构的主韧带、宫骶韧带悬吊固定,若子宫切除时,这些悬吊韧带没有重新固定至阴道顶端,则术后可发生阴道顶端脱垂。阴道后穹隆处支持组织薄弱可形成直肠子宫凹疝,致阴道后穹隆向阴道内脱出,甚至脱出至阴道口外。阴道穹隆脱垂可以合并小肠疝、高位膀胱膨出、高位直肠膨出。

3. 阴道前壁膨出 为阴道前壁向阴道内的膨出,属前盆腔组织缺陷,可伴或不伴有膀胱和尿道的膨出。当支撑阴道前壁的第二、第三水平的支持结构损伤后修复不良,膀胱、尿道失去支持力量而向阴道前壁膨出。阴道前壁膨出包括发生在阴道内2/3段即阴道上段膀胱区域的膀胱膨出,以及发生在阴道前壁下1/3以尿道口为支点向下膨出的尿道膨出(图2-2-2)。

4. 阴道后壁膨出 为阴道后壁向阴道内的膨出,属后盆腔组织缺陷,又称直肠膨出。当支撑阴道后壁的第二、第三水平的支持结构损伤后修复不良,直肠失去支持力量而向阴道中段后壁膨出。阴道后壁膨出可单独存在,常合并阴道前壁膨出(图2-2-3)。

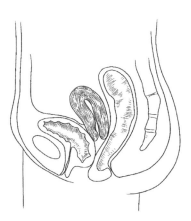 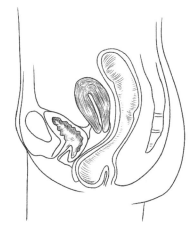

图 2-2-2　阴道前壁膨出示意图　　图 2-2-3　阴道后壁膨出示意图

二、盆腔脏器脱垂的发生机制

　　盆底结构是一个有机整体,盆腔内脏器依靠相互搭叠嵌套的方式建立自身的稳固性(图 2-2-4),子宫主韧带及脏器间筋膜形成的冠状面分隔与自骶骨至耻骨的矢状走行的纤维带,既隔离开盆腔脏器,又在盆腔脏器某些部位以绑蔓的方式将这些脏器连接在一起(图 2-2-5)。盆腔内的韧带将盆腔脏器悬吊于骨盆壁,封闭骨盆出口的多层筋膜、肌肉共同支持承托着尿道膀胱、阴道子宫、直肠,使之保持在正常位置,维持其形状、结构并控制其开口开闭,在盆底肌肉与结缔组织的动态相互作用下,盆腔各脏器功能得以正常发挥。

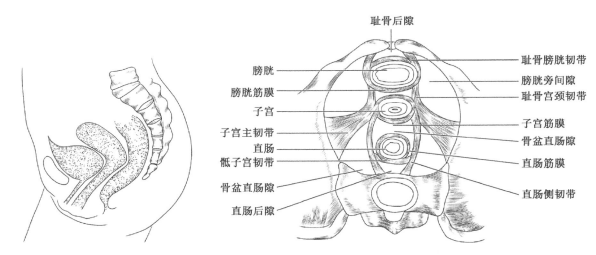

图 2-2-4　搭叠嵌套的盆腔脏器示意图　　　　图 2-2-5　盆腔的结缔组织间隔示意图

　　在正常状态下,深层盆底肌起最为主要的支持作用。耻骨尾骨肌和耻骨直肠肌包含了大量的Ⅰ型横纹肌纤维,静息情况下由脊髓反射主导产生持久基础张力。耻骨阴道肌、直肠肌形成的"U"形吊带将阴道、直肠、会阴体牢固地悬吊在耻骨上,并将尿道、阴道和直肠压向耻骨,维持阴道上 2/3 后倾及肛门直肠角度。肛提肌关闭盆膈裂孔,持久而有力地承托起盆腔脏器,将盆腔脏器保持在肛提板之上;在耻尾肌向前的拉力、肛提板向后的拉力及肛管纵行肌向下的拉力共同作用下,将盆腔脏器拉向后下方压向肛提板,有效避免脏器脱垂。

盆底肌肉功能正常时,结缔组织只需在排便排尿时盆底肌放松的情况下对盆腔脏器提供短暂支持;若发生盆底肌直接或间接机械性损伤和(或)神经病理性损伤、退变萎缩,肌肉力量减低不能产生有效收缩,肛提板则难以保持其水平位置,盆膈裂孔亦无法关闭,这将导致韧带与筋膜承担对盆腔脏器的主要支持作用。结缔组织具有易发生应力松弛的特点,长时间持续存在的张力将使筋膜及韧带被过度拉伸,使其变得薄弱甚至断裂而无法支撑盆腔脏器,最终盆腔脏器脱离正常解剖位置,发生脏器脱垂,出现轻重不等的功能障碍。而作为一个互相搭叠嵌套的整体结构,一旦某一盆腔脏器脱垂,多会伴有其他盆腔脏器的脱垂或功能障碍。

干船坞理论、风帆理论常用来解释盆底韧带筋膜、盆底肌肉与盆腔脏器之间的相互作用关系。

三、盆腔脏器脱垂的临床表现

1. 症状 脱出物顶端尚在阴道内的患者一般无不适。较重的盆腔脏器脱垂者可依脱垂部位不同而有不同症状。盆腔脏器脱垂患者的症状包括特异性症状与非特异性症状。

特异性症状为患者自述阴道口有组织堵塞或有组织物自阴道口脱出,可伴有下坠感。脱出组织物特点为卧床休息时较小,站立过久或负重、劳累、向下用力时则增大,严重时不能还纳,伴有分泌物增多、溃疡、出血等症状。重度脱出患者常因韧带过度牵拉、盆腔充血而腰骶部酸痛。

非特异性症状为与 POP 相关的下尿路功能障碍症状、性功能障碍症状、肛门直肠功能障碍症状。阴道前壁膨出者常合并压力性尿失禁,但随着脱垂程度增加,压力性尿失禁的症状却逐渐缓解,继而表现为排尿困难、残余尿增加、尿潴留。因膀胱内有残余尿存在,易并发尿路感染,因排尿困难需用手将阴道前壁向上抬起方能排尿顺畅。阴道后壁膨出严重者常合并便秘,需用手压迫阴道后壁帮助排便。此外,盆腔脏器脱垂患者患膀胱过度活动症的风险亦增加,可出现尿急、急迫性尿失禁、尿频和夜尿等症状。

2. 体征 可见阴道前壁、阴道后壁组织或子宫颈、子宫体脱离正常位置甚至脱出于阴道口外。脱出于阴道口外的组织物常可见其黏膜增厚角化、溃疡出血甚至感染化脓。阴道前壁膨出时可触及柔软的膀胱,对阴道后壁膨出者行肛门指诊时向前方可触及凸向阴道的直肠,有盲袋感。若阴道后壁有两个球状突出时,位于阴道中段的球形膨出为直肠膨出;而位于后穹隆部的球形突出是肠膨出,指诊可触及疝囊内的小肠。

四、盆腔脏器脱垂的诊断

POP 为临床诊断,诊断主要依据患者的病史、症状、体征,必要时结合辅助检查。鉴别诊断需排除阴道壁肿物、宫颈延长、子宫黏膜下肌瘤等。

疑难病例可根据病情需要合理选择其他辅助检查内容,如盆腔影像学检查(彩超、MRI 等)、内镜检查、下尿路或下消化道动力学检查等进一步诊断与鉴别诊断。

五、盆腔脏器脱垂的康复评定

产后发生的盆腔脏器脱垂一般在产后 6 周左右恶露干净、无阴道出血、无泌尿生殖道急性炎症情况下进行综合评定。特殊情况可以提前评定。综合评定包括病史询问、专科检查及盆腔脏器脱垂康复相关评定等。盆腔脏器脱垂患者康复相关评定涉及项目较多,主要包括以下内容:①确定膨出/脱垂是否存在;②确定膨出/脱垂的程度;③盆底肌力评定;④盆底肌表面肌电评定;⑤必要时应用影像学检查:盆底彩超、MRI;⑥有关问卷调查表;⑦必要时行骨盆关节状态评定与呼吸、体态评定。

(一) 病史询问

病史询问包括胎产次、妊娠期间体重增加情况、胎儿大小、分娩方式、有无认知问题、有无慢性腹内压增高疾病 (长期便秘、长期咳嗽)、有无糖尿病,妊娠期及当前有无尿失禁、粪失禁等排尿排便异常及性功能障碍、既往运动方式与运动类型等。

(二) 专科检查

检查时患者采用截石位,检查前排空膀胱。重点检查目标为盆腔。

1. 外阴与盆腔检查 常规妇科检查一般在妇产科进行。康复科所进行的专科评估包括在截石位下观察外阴形态、阴道黏膜有无溃疡、阴道分泌物性状;分别观察患者放松状态下、屏气用力状态下 (做 Valsalva 动作) 的最大脱垂情况以及尿道口、肛门状态。评估前盆腔缺陷与后盆腔缺陷时用单叶窥器分别抵住阴道后/前壁令患者屏气向下用力,观察窥器叶未抵住侧的阴道壁及顶端有无组织物向阴道壁或阴道口脱出。脱垂程度建议使用盆腔脏器脱垂的定量分度法 (pelvic organ prolaps quantitation, POP-Q) 记录。对同时有尿失禁者,可令其在膀胱充盈时咳嗽,观察有无溢尿情况。

2. 神经肌肉检查 主要检查腰骶神经支配区域的皮肤感觉、球海绵体肌反射、肛门反射等以及盆底肌的基础张力与肌力。

3. 白带常规 一般由妇科取材。检查内容包括阴道清洁度、阴道 pH 值、阴道微生物,以了解是否存在阴道炎及其种类。如果存在阴道炎,先行妇科治疗,痊愈后再进行经阴道的盆底功能电生理检查等进一步检查。

4. 辅助检查 有关下尿路功能与肛门直肠功能的检查,视患者实际情况选择。

(三) 盆腔脏器脱垂程度评定

对盆腔脏器脱垂程度的评定有多种评估方法,如国内沿用的分别适用于子宫脱垂、阴道前壁膨出与阴道后壁膨出的传统分度法、巴邦-沃克 (Baben-Walker) 的 POP 阴道半程系统分级法 (halfway system)、POP-Q、S-POP-Q (simplified POP-Q) 等。建议使用 POP-Q,可以客观、准确、量化地评价盆腔脏器脱垂程度,是目前国际上得到承认并推荐在学术交流中作为科学标准使用的分期系统。评估要点如下。

1. 测量指示点 POP-Q 系统分别利用阴道前壁、阴道顶端、阴道后壁的 6 个解剖指示点与处女膜的关系来界定描述盆腔脏器的脱垂程度。阴道前壁上的 2 个指示点分别为 Aa、Ba 点,反映前盆腔脱垂的情况;阴道顶端的 2 个指示点分别为 C、D 点,反映中盆腔脱垂的情况;阴道后壁上的 2 个指示点分别为 Ap、Bp 点,反映后盆腔脱垂的情况。此外,包括生殖道裂孔 (gh) 的长度、会阴体 (pb) 的长度及阴道的总长度 (TVL)。测量值以厘米表示。指示点与处女膜平行以"0"表示,指示点位于处女膜缘以上记为负数,位于处女膜缘以下则记为正数。除 TVL 外,各指示点均要在向下持续用力屏气的情况下测量,以脱垂完全呈现出来的最远端部位计算 (图 2-2-6 和表 2-2-1)。

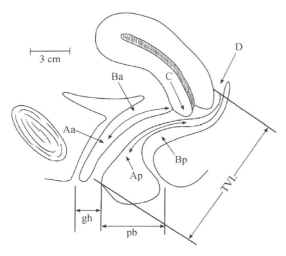

图 2-2-6 POP-Q 指示点示意图

2. 测量体位 POP-Q 检查时需排空膀胱,仰卧位与立位检查会获得不同的评估结果,故有学者建议行

POP-Q 评估时应取站立位以最大显示脱垂程度。但为方便观察常采用膀胱截石位,观察放松状态下和用力向下屏气的 Valsalva 动作下脱垂所能达到的最大程度。

表 2-2-1 盆腔脏器脱垂评估指示点(POP-Q)

指示点	内容描述	范围
Aa	阴道前壁中线距尿道外口 3 cm 处,相当于尿道膀胱沟处	−3 cm 至 +3 cm 之间
Ba	阴道顶端或前穹隆到 Aa 点之间阴道前壁上段中的最远点	在无阴道脱垂时,此点位于 −3 cm;在子宫切除术后阴道完全外翻时,此点将为 +TVL
C	宫颈与子宫切除后阴道顶端所处的最远端	−TVL 至 +TVL 之间
D	有宫颈时的后穹隆的位置,它提示了子宫骶骨韧带附着到近端宫颈后壁的水平	−TVL 至 +TVL 之间或空缺(子宫切除后)
Ap	阴道后壁中线距处女膜 3 cm 处,Ap 与 Aa 点相对应	−3 cm 至 +3 cm 之间
Bp	阴道顶端或后穹隆到 Ap 点之间阴道后壁上段中的最远点,Bp 与 Ap 点相对应	在无阴道脱垂时,此点位于 −3 cm;在子宫切除术后阴道完全外翻时,此点将为 +TVL

注:1. 阴道总长度(TVL):将阴道顶端复位后阴道的深度。
   2. 参考文献:朱兰,郎景和. 女性盆底学[M]. 2 版. 北京:人民卫生出版社,2014.

POP-Q 的评估通过 3×3 格表(表 2-2-2)加以记录,3×3 格表可以直观地反映盆腔脏器脱垂的变化状况,从而进行分度(表 2-2-3),POP-Q 将盆腔脏器脱垂程度分为 5 期。

表 2-2-2 POP-Q 3×3 格表及盆腔脏器位于正常位置时的各项数据值(cm)

阴道前壁指示点	Aa	−3	阴道前壁指示点	Ba	−3	宫颈或穹隆指示点	C	−8
阴裂大小	gh	2	会阴体长度	Pb	3	阴道总长度	TVL	−10
阴道后壁指示点	Ap	−3	阴道后壁指示点	Bp	−3	阴道后穹隆指示点	D	−10

表 2-2-3 盆腔脏器脱垂分度(POP-Q 分类法)

分度	内容
0	无脱垂,Aa、Ap、Ba、Bp 均在 −3 cm 处,C、D 两点在阴道总长度和阴道总长度 −2 cm 之间,即 C 或 D 点量化值 < −(TVL−2)cm
I	脱垂最远端在处女膜平面上 >1 cm,即量化值 < −1 cm
II	脱垂最远端在处女膜平面上 <1 cm,即量化值 > −1 cm,但 < +1 cm
III	脱垂最远端超过处女膜平面 >1 cm,但 < 阴道总长度 −2 cm,即量化值 > +1 cm,但 < (TVL−2)cm
IV	下生殖道呈全长外翻,脱垂最远端即宫颈或阴道残端脱垂超过阴道总长度 −2 cm,即量化值 > (TVL−2)cm

注:1. 因阴道伸展性及内在测量上的误差,在 0 和 IV 期中的 TVL 值上允许有 2 cm 的缓冲区。
   2. 参考文献:朱兰,郎景和. 女性盆底学[M]. 2 版. 北京:人民卫生出版社,2014.

评估时,首先使用 3×3 格表进行量化描述,再进行分期。

POP-Q 应用有一定的局限性:①比较复杂;②不能评估所有的盆腔缺陷,不能判断膨出物的内容;③在 POP-Q 中阴道旁侧缺陷、阴道穹隆缺陷,会阴体脱垂常被忽略;④未提供测量操作细节。

除 POP-Q 外,尚有其他几种评估方法在临床常用,如 Beechan 分度法、Baben-Walker 阴道半程系统分级法、S-POP-Q 等。

（四）盆底肌的徒手肌力评定

盆底肌的徒手肌力评定方法有改良牛津盆底肌肌力测试法（modified Oxford scale，MOS）、PERFECT 盆底肌指检方法、GRRUG 测试法等。在此对前两种方法加以介绍。

1. 盆底肌肌力评定基本要求

（1）受检者需能耐受盆底肌检查，并需排除妊娠、哺乳期、阴道出血、泌尿生殖道炎症急性发作期、认知功能障碍及严重的心肺功能不全。

（2）检查前向受检者说明检查目的、检查步骤及指令含义，并教会其正确收缩和放松盆底肌。盆底肌收缩时可见会阴体向前向上的移动或可见阴蒂下降和肛门上提的相对运动，检查者可据此判断患者是否学会收缩盆底肌。

（3）检查床铺上一次性隔离巾，受检者仰卧于检查床，脱掉内裤，屈髋屈膝双足踏于床面，髋关节适度外展以暴露外阴；亦可在截石位进行，无论采取何种检查体位，注意在前后评估中保持一致性（图 2-2-7）。

（4）检查者一只手轻触受检者腹部以感受其腹部肌肉是否有伴随盆底肌收缩的过度收缩；一只手佩戴无菌手套，视受检者阴道容纳程度将示指和（或）中指指腹向下置于受检者阴道内距处女膜 4～6 cm 处，手指压迫阴道壁时可感知盆底深层肌的紧张度、对称性和收缩强度，两手指略撑开分别置于阴道口钟面 4 点和 8 点位置，嘱受检者以最大力量和最大时长收缩盆底肌，然后放松，共 2 次，中间间隔 10 秒，并嘱其在盆底肌收缩时腹部、臀部、大腿内收肌不要用力。检查中注意肛提肌收缩是否对称，在耻骨两边相当于钟面 11 点和 1 点附近位置触诊感受盆底肌上提时的紧张度。如果一侧或两侧手指下均无紧致感，可能存在肌腱与耻骨分离（图 2-2-8）。

（5）操作过程中，检查者要充分注意检查过程的卫生要求。检查前后右手勿触碰其他部位和物品；操作后反向摘下手套，丢弃于医疗废物箱中后规范洗手。

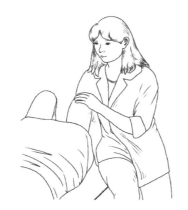
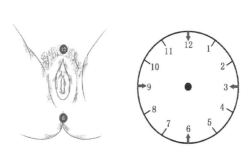

图 2-2-7　盆底肌徒手肌力检查体位　　图 2-2-8　会阴区钟面定位方位示意图

2. 改良牛津盆底肌肌力测试　改良牛津盆底肌肌力测试系统为 6 级（0～5 级）分法，分级标准如下。

0 级：盆底肌肉无可感知的收缩。

1 级：可感知盆底肌肉不稳定的收缩（颤动）。

2 级：可感知盆底肌肉收缩较弱，有张力升高，但无阴道后壁抬举及检查者手指被挤压感。

3 级：盆底肌收缩中度伴轻度上提感，有阴道后壁抬举及检查者手指被挤压感，同时伴随会阴体向前上提举。

4 级：盆底肌较强收缩，阴道后壁抬举及会阴体向前上提举动作可抗中等阻力。

5级:盆底肌强力收缩紧紧挤压并向内牵拉检查者手指,阴道后壁抬举及会阴体向前上提举动作可抗较大阻力。

正常肌力为5级,≤3级为明显异常。

3. PERFECT盆底肌指检方法 同其他部位的横纹肌一样,盆底肌肉纤维按照收缩的特性也可粗分为两种类型:Ⅰ型肌纤维、Ⅱ型肌纤维或称为慢肌纤维(ST)和快肌纤维(FT),两类肌肉收缩速度、收缩力量和耐力水平不同、募集负荷水平不同。Ⅰ型肌纤维轻负荷活动时即可被募集,收缩速度较慢、力量小,但耐疲劳性强,可以通过脊髓反射持续地保持收缩,产生恒定的基础张力,对盆底器官起支撑作用;Ⅱ型肌纤维募集负荷水平高,收缩速度快、力量大,但易疲劳,主要在腹内压增高时做出迅速的反射性收缩,以对抗增高的腹内压并关闭孔道,参与控尿控便。两种类型的肌纤维共存于每块肌肉中,成分比例不同。盆底肌中,有70%～80%甚至更高比例为Ⅰ型肌纤维,20%～30%为Ⅱ型肌纤维(表2-2-4)。

表2-2-4 PERFECT盆底肌指检方法

缩略词	评估内容	结果
P	肌力测试	改良牛津肌力分级0～5级
E	持续性耐力测试	0～10秒
R	重复性收缩测试——慢肌肌力测试	0～10次
F	快肌肌力测试——快速收缩能力	0～10次
E	阴道后壁抬举能力测试	是/否
C	腹横肌-盆底肌协同收缩测试	是/否
T	腹压增加时盆底肌反射性同步收缩能力测试	是/否

乔·莱科克博士(Dr. Jo Laycock)于2001年在改良牛津肌力分级的基础上,推出PERFECT盆底肌指检方法。该方法是全面评估盆底肌功能的方法,序列评估中包括盆底肌的Ⅰ型肌肌力、Ⅱ型肌肌力、肌耐力、协同收缩及反射性收缩的能力。

PERFECT 7个缩略字母分别代表7个方面的检测内容。测试程序同改良牛津盆底肌肌力测试;(1)(2)(3)(4)项测试时,检查者手指位置与改良牛津盆底肌肌力测试相同。

(1) P——Power肌力测试 评估盆底肌肌力。使用改良牛津肌力检查法进行评估,以0～5级进行分级。

(2) E——Endurance持续性耐力测试 评估盆底肌慢肌持续收缩的能力。令受检者做阴道最大力量收缩并保持,计数肌力下降至50%之前所保持的时间,以10秒为限,超过10秒不计。

(3) R——Repetition重复性收缩测试 评估慢肌肌力。令受检者进行阴道最大力量收缩并保持5秒,间隔4秒后做第2次保持5秒的阴道最大力量收缩,重复进行,记录次数。当阴道最大自主收缩肌力下降至50%,或收缩不能保持5秒为中止指标,以10次为限。

(4) F——Fast快肌肌力测试 休息至少1分钟,嘱受检者尽可能快速并强有力地进行快速收缩-放松动作,记录次数,超过10次不计数。

(5) E——Elevation阴道后壁抬举能力测试 检查者将示指/中指置于受检者阴道后壁,令受检者进行阴道最大力量收缩,感受受检者的阴道后壁是否有向上抬举动作。正常情况下,检查者可以感受到受检者阴道后壁明显向上抬举。

(6) C——Co-contraction腹横肌-盆底肌协同收缩测试 在进行盆底肌肌力测试时,检查者将另一只手放在受检者下腹部,感受手下腹部肌肉与盆底肌的适度协同收缩。腹横肌收缩时腹部变扁平,而非腹部鼓起的腹直肌收缩。正常情况下,腹横肌与盆底肌存在协同收缩。

(7) T——Timing 腹压增加时盆底肌反射性同步收缩能力测试　嘱受检者仰卧位下暴露会阴,令受检者咳嗽,观察其咳嗽的同时会阴是否向上抬举,肛门是否向内聚拢。当受检者咳嗽时,其会阴向上抬举,肛门内聚为正常表现。

(五) 盆底肌的电生理评定

1. 盆底表面肌电评定　盆底表面肌电评定是通过阴道插入式电极经阴道黏膜拾取盆底肌表面肌电信号,用于评估盆底肌功能状态的一种客观、量化的电生理检测方法。表面肌电图(surface electromyography,sEMG)属肌电图的一个分支领域,又称动态肌电图、运动肌电图,是将中枢神经系统控制下神经肌肉系统随意或非随意运动时的生物电变化,经表面电极拾取、记录、放大和处理所得到的电压变化的一维时间序列信号图形,其电生理学本质是多个运动单位动作电位的代数和。一般情况下,骨骼肌 sEMG 的振幅在数微伏与数毫伏之间(盆底肌表面肌电振幅以微伏为单位),发放频率多集中在 500 Hz 之内,密度集中区域在 20～150 Hz 之间。表面肌电测量结果的影响因素很多,包括测量性因素如探测电极位置、肌肉长度、肌肉收缩方式甚至皮肤黏膜温度等;生理性因素如肌肉收缩时运动单位的募集状态、发放频率及肌纤维兴奋传导速度等。在控制良好的条件下,表面肌电图能够定量反映肌肉活动与中枢控制特征的变化规律。

盆底肌肌电位值的改变可间接反映盆底肌肌力水平、耐力状态、肌肉激活模式、局部疲劳程度、多肌群协调性等。盆底肌的电生理改变往往在临床症状出现之前即已发生;通过解除诱因和强化盆底肌,电生理指标亦随之改善。因此,盆底肌电生理评定在盆底功能障碍性疾病康复治疗中,无论在筛查、早期评定、中期评定还是疗效判定方面均有重要作用。

盆底肌表面肌电 Glazer 评估方案是评定盆底肌肉功能状态的经典方法,为盆底肌 sEMG 测量提供了一个标准测量模式及数据库。现简介如下。

(1) 检测设备　可选用专用盆底肌表面肌电检测设备或盆底肌表面肌电评估与盆底肌肌电生物反馈治疗一体机。

(2) 测试内容　在一个时间段内(8 分钟左右)令受检者听从指令,按照不同幅度、不同形状、不同收缩与放松时间的模板曲线做对应的盆底肌收缩与放松动作,通过插入式阴道电极采集分析盆底肌群在进行规定的序列收缩、放松动作过程中盆底肌的肌电信号变化,对盆底肌群Ⅰ型、Ⅱ型肌纤维的功能进行评估,并通过测试过程中腹部电极采集的同步信号判断盆腹协调性,从而辅助诊断盆底功能障碍性疾病及评价治疗效果(图 2-2-9 和图 2-2-10)。

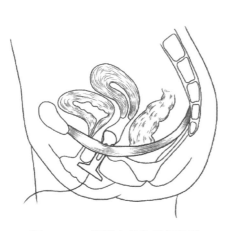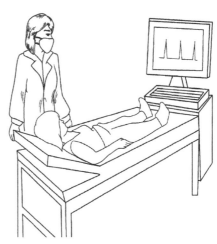

图 2-2-9　阴道电极位置示意图　　　　图 2-2-10　测试场景示意图

（3）测试基本方法 不同设备测试项目、项目名称、正常参考值范围略有差异，但测试原理相同。上述测试中各项正常参考值与所用设备硬件软件类型及信号采集过程有一定关联，故不同设备间正常参考值略有差异。

1）前静息测试 又称基线测试、放松测试，是在受检者安静状态下、盆底肌放松时，对盆底肌sEMG的平均电位振幅及其稳定性所进行的评估。测试时长为60秒。静息电位较参考值明显增高，提示盆底肌过度活跃；静息状态下盆底肌肌张力增高，则受检者可能存在性功能障碍（性交痛）、盆腔痛、急迫性尿失禁、便秘等盆底肌高张力症状。在基线测试中，若变异系数大于参考值，提示盆底肌静息状态下稳定性差，存在间歇性痉挛。

2）快速收缩测试 受检者听从指令，按照模板曲线引导快速收缩5次，两次间放松10秒。快速收缩测试是针对盆底肌中Ⅱ型肌纤维功能的评估，包括肌力与反应速度、稳定性。

快速收缩测试为测量盆底肌快速收缩时的sEMG平均振幅、产生收缩所需的反应时间、快速收缩时的最高峰的平均值及恢复至基线的时间、每次收缩后放松时sEMG平均振幅。快速收缩时肌电平均振幅减低，提示Ⅱ型肌收缩能力差、爆发力不足；收缩开始后达峰值时间超出参考值，提示Ⅱ型肌纤维募集速度慢；从峰值回归至基线时间长，提示Ⅱ型肌纤维放松能力差。变异系数超出参考值，说明盆底肌在快速收缩期间肌肉收缩的稳定性差。

Ⅱ型肌主要在腹压增加时快速收缩以对抗腹压，维持括约状态、在性生活过程中产生紧张性节律收缩形成性高潮。Ⅱ型肌肌力不足者可存在压力性尿失禁、粪失禁、性功能障碍（主要表现为性高潮障碍）等。

3）紧张性收缩测试/连续性收缩测试 按照模板曲线引导受检者连续收缩5次，每次收缩10秒，两次间放松10秒。

此阶段测试盆底肌Ⅰ型肌与Ⅱ型肌协同收缩时的平均振幅和变异性，反映Ⅰ型肌与Ⅱ型肌协同收缩的能力。盆底肌持续10秒收缩时的平均振幅主要反映Ⅰ型肌肌力水平，同时在收缩启动至达到峰值过程也反映Ⅱ型肌的启动反应速度。测试中sEMG信号平均振幅低，说明Ⅰ型肌收缩能力下降；变异系数大提示其收缩稳定性差。

Ⅰ型肌是深层盆底肌的主要组成成分，对盆腔脏器起支持承托作用，Ⅰ型肌肌力不足、稳定性差可引起器官脱垂、阴道松弛等。盆底浅层肌中的Ⅰ型肌肌力下降常表现为阴道口松弛、反复泌尿系感染。

4）慢肌耐力测试 受检者按照模板曲线引导做持续60秒收缩，收缩前后均休息10秒。

此阶段测试Ⅰ型肌持续性收缩60秒期间的平均振幅和变异性，评估Ⅰ型肌的耐力。测试中若sEMG信号振幅低，提示Ⅰ型肌耐力下降；变异系数大于参考值，提示Ⅰ型肌持续性收缩的稳定性差；后10秒/前10秒比值降低，反映Ⅰ型肌耐力差、易疲劳。

5）后静息测试/收缩放松后测试 慢肌耐力测试后休息10秒，开始测量60秒静息状态下盆底肌肌电的平均振幅和变异性，观察经过一系列的收缩试验后放松状态下的盆底肌的肌张力，从而评估盆底肌活动后的恢复状况。正常情况下，收缩后放松测试的sEMG信号峰值及变异性意义同前基线测试；测试数据高于参考值，说明盆底肌在一系列收缩后恢复不良。

前后静息电位低于参考值，说明盆底肌松弛，反之则说明盆底肌紧张度增高。

若快速收缩测试、紧张性收缩测试、慢肌耐力测试肌电值高于参考值，并且前后静息电位增高，提示盆底肌张力高甚至存在痉挛。

若盆底肌收缩时腹肌过度收缩，则可见腹肌肌电值伴随性过度升高，提示盆腹协调不良。

图2-2-11为运用某检测设备为某患者所做的盆底肌表面肌电Glazer评估的检测图形。

盆底肌肉表面肌电图:

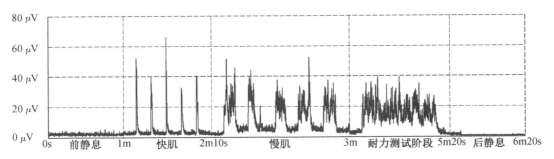

腹肌表面肌电图:

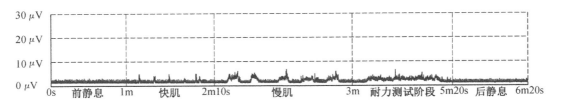

图 2-2-11　盆底肌肉功能评估报告

（4）注意事项　产后女性进行盆底肌表面肌电评估时需置入阴道电极并进行序列盆底肌收缩,故需要在恶露干净、无阴道出血、会阴侧切创口愈合良好、非妊娠期、无泌尿生殖道急性炎症、无局部金属异物、无佩戴心脏起搏器、无控制不良的高血压及严重心肺功能异常的前提下进行,测试前排空大小便。

2. 肌电图评定　对疑有神经损伤的,可以行阴部神经传导速度测定及盆底肌肌电图检查,以进一步明确诊断。

（六）MRI 与超声检查

影像学检查是对 POP-Q 评估系统应用的补充。

1. MRI 检查　对有症状的盆腔脏器脱垂患者,国外多推荐 MRI 检查。MRI 可以描绘解剖异常、确定损伤性质,包括盆腔肌肉连续性破坏(如撕裂与断裂)及相关的支持系统状态。MRI 还与先进的计算机技术结合,建立肛提肌群及其与临床疾病关系的三维影像。MRI 按 HMO(肛提肌裂孔、盆腔肌肉缺陷和盆腔脏器脱垂情况)系统进行评价,利用动态增强 MRI 评分。MRI 对盆腔脏器脱垂的评估与 POP-Q 分期有较好相关性,且量化更细致、直观、客观。但 MRI 检查只能取仰卧位,且费用较高,应用受到一定限制。

2. 超声检查　盆底超声技术因其可动态观察女性盆腔脏器运动变化,成为近年兴起的探查女性盆底的形态及功能的方法,且检查方便,费用较低,已成为评估盆底结构状态的简便有效的检查手段。三维超声可任意角度成像,可多方位、动态获取图像并进行数据后处理,甚至可以进行类似于 CT 与 MRI 的断层成像,为盆底解剖结构及功能障碍性疾病形态学提供了全新视角。

超声检查以"三水平""三腔室"理论为依据,可选择经会阴盆底超声、经阴道盆底超声与经直肠盆底超声三种方式进行评估。以较多采用的经会阴盆底超声检查法为例,检查时患者采取膀胱截石位,髋部屈曲外展,选取静息状态、Valsalva 动作和盆底肌收缩三种状态成像。盆底二维图像可在正中矢状面上自腹侧至背侧顺序显示耻骨联合、尿道、膀胱颈、阴道、直肠和肛管等结构;经会阴三维超声成像以盆底轴平面为基准面,可显示由耻骨联合与耻骨直肠肌内缘围成的肛提肌裂孔以及穿行其中的尿道、阴道、直肠及周围组织,在此平面上可对肛提肌及肛提肌裂孔进行全面的测量与评估;四维超声可对肛提肌收缩及 Valsalva 动作进行动态观察,可评估肛提肌功能、肛提肌腱弓或筋膜损伤程度。

超声检查时以耻骨联合下缘线为参考线,通过测量下移器官与耻骨联合下缘线的距离来定量评估盆腔脏器脱垂的程度,并对前、中、后盆腔脱垂的程度均设定各自测量标志。超声评估直观、客观,与POP-Q分期相关性较好,是一种比较有应用前景的盆底结构形态与功能的检查评估方法。

(七) 呼吸模式、体态评估与骨盆关节状态评定

深、浅层盆底肌分别附着在中骨盆环及骨盆下口,盆底肌还是核心肌的重要组成部分,在呼吸过程中具有与膈肌、腹肌的不同时序的关联响应,同时又是腹内压系统的重要组成部分,故其状态不仅受到妊娠、分娩等的影响,而且呼吸模式、体态与骨盆关节状态对盆底肌功能和盆底肌修复进程均有不可忽视的影响。呼吸模式不良影响产后腹内压的正常建立,进而影响到盆底肌的修复;姿势不良如驼背,会导致腹肌松弛,进而影响盆底肌对腹压增高时的反射性收缩能力;骨盆整体性移位(骨盆前倾、骨盆后倾、骨盆左/右旋转、骨盆左/右侧倾、骨盆前移)均可能直接或间接影响盆底肌,如骨盆前倾时会使得盆底肌压力增大,影响盆底肌修复效果;骨盆关节移位如左/右侧髋(髂)骨前旋、后旋、外旋、尾骨移位、耻骨联合分离等,均可导致附着于骨面的盆底肌肌力、张力不平衡。因此,对于产后盆腔脏器功能障碍的患者,有必要对呼吸模式、体态、骨盆关节状态进行评估。

(八) 问卷评定

盆腔脏器脱垂对患者的影响是多方面的,可选择一些问卷进行治疗前后的对比评定,如评估患者日常活动情况的盆底障碍影响简易问卷7(PFIQ-7)(表2-2-5)。

表2-2-5　盆底障碍影响简易问卷7

说明:有些妇女发现膀胱、肠道或者阴道的一些不适影响了她们的日常生活、人际关系或者个人情绪。下面列出了一些问题,请把最近3个月膀胱、肠道或者阴道影响到你日常生活、人际关系或者个人情绪的最恰当的描述找出来,打一个"×"。你可能是在这三个方面均有不适,但请在每个问题后面的三栏里均勾出一个选项。如果你在某一方面没有出现问题,那么合适的选项应该是"没有影响",请在相应的那一栏里勾出。请确保每一个问题的三栏均要回答。

这些部位的不适→ 是否经常影响你的功能↓	膀胱或者尿道	大小肠或直肠	阴道或盆腔
1. 做家务事,例如做饭、打扫、洗衣服?	□没有影响 □有一点儿影响 □相当影响 □非常影响	□没有影响 □有一点儿影响 □相当影响 □非常影响	□没有影响 □有一点儿影响 □相当影响 □非常影响
2. 体力活动,例如散步、游泳或者其他体育锻炼?	□没有影响 □有一点儿影响 □相当影响 □非常影响	□没有影响 □有一点儿影响 □相当影响 □非常影响	□没有影响 □有一点儿影响 □相当影响 □非常影响
3. 娱乐活动,例如看电影或者去听音乐会之类的?	□没有影响 □有一点儿影响 □相当影响 □非常影响	□没有影响 □有一点儿影响 □相当影响 □非常影响	□没有影响 □有一点儿影响 □相当影响 □非常影响
4. 乘汽车或公交离家30分钟以上?	□没有影响 □有一点儿影响 □相当影响 □非常影响	□没有影响 □有一点儿影响 □相当影响 □非常影响	□没有影响 □有一点儿影响 □相当影响 □非常影响
5. 对家庭以外社交活动的参与程度?	□没有影响 □有一点儿影响 □相当影响 □非常影响	□没有影响 □有一点儿影响 □相当影响 □非常影响	□没有影响 □有一点儿影响 □相当影响 □非常影响

（续表）

这些部位的不适→ 是否经常影响你的功能↓	膀胱或者尿道	大小肠或直肠	阴道或盆腔
6. 情感健康,例如神经紧张或情绪低落之类的?	□没有影响 □有一点儿影响 □相当影响 □非常影响	□没有影响 □有一点儿影响 □相当影响 □非常影响	□没有影响 □有一点儿影响 □相当影响 □非常影响
7. 感到沮丧?	□没有影响 □有一点儿影响 □相当影响 □非常影响	□没有影响 □有一点儿影响 □相当影响 □非常影响	□没有影响 □有一点儿影响 □相当影响 □非常影响

参考文献:朱兰,郎景和.女性盆底学[M].2版.北京:人民卫生出版社,2014.

六、盆腔脏器脱垂的中西医康复治疗方法

重度盆腔脏器脱垂需要手术治疗。对于轻中度盆腔脏器脱垂及不愿接受手术治疗的患者,可以进行非手术治疗。康复治疗是非手术治疗的重要组成部分,通过综合康复干预,可以有效改善盆腔脏器脱垂程度,改善症状,延缓疾病进展,提高生活质量。

(一) 盆腔脏器脱垂现代康复方法

针对盆腔脏器脱垂进行的康复治疗核心是提高盆底肌肌力、耐力及控制能力,以加强薄弱的盆底肌肉力量与协调性,增强盆底支持能力,从而改善盆底功能。目前常用的治疗方法包括盆底肌主动性训练、盆底肌电/磁刺激治疗、盆底肌生物反馈训练及手法治疗、骨盆关节矫正等。对大多数患者而言,电刺激与生物反馈治疗在康复过程中,特别是治疗初期,是不可缺少的,但只能提供阶段性疗效。治疗效果的巩固与维持需要靠患者自身长期甚至终身坚持有效的盆底肌主动性训练,以及对各种危险因素的控制。

1. 盆底肌主动性训练 在治疗师指导下进行的患者盆底肌主动运动练习,以凯格尔(Kegel)运动为基础。Kegel 运动最初由阿诺·凯格尔医师应用,并以其名字命名。Kegel 运动能针对性增强盆底肌肉力量,改善盆底血液循环,能有效预防与治疗盆腔脏器脱垂、尿失禁及增强患者性感受与性快感。近60 年的临床实践证实,Kegel 运动安全、简单、易行、无痛苦且有效,可作为轻中度盆腔脏器脱垂或压力性尿失禁患者初次治疗的首选方案。

盆底肌主动训练内容包括骨盆与盆底肌运动感受练习、盆底感觉输入训练、盆腹协调性训练、盆底肌主动收缩训练、盆底肌放松训练、盆底肌快速反应训练等。

早期妊娠后及产后女性均可在专业人员指导下进行盆底肌训练。对于剖宫产的产妇,需要循序渐进地进行身体适应性训练与盆底肌训练。掌握正确的训练方法后则转为自我训练。

适应证:盆底肌力减弱、盆腔脏器脱垂,压力性尿失禁、阴道松弛、性高潮障碍等。

禁忌证:阴道出血、月经期、阴道炎、泌尿系统急性炎症、下尿路梗阻、恶性盆腔脏器肿瘤、认知障碍、心脏疾患等。

高血压控制不良、重度盆腔脏器脱垂患者慎用盆底肌训练。

(1) 盆底感知训练 对于初期练习者首先进行盆底感知训练,正确感知盆底是获得良好训练效果的前提。

1) 盆底骨骼标识感知 训练前可以使用骨盆模型或解剖图片帮助患者增强感性认知。通过认识与感知盆底骨骼标识而了解盆底肌位于左右两侧坐骨结节与前方的耻骨联合、后方的尾骨构成的菱形

区域内,并且能够感受盆底肌的运动。

A. 坐骨结节及运动感知练习　患者可取前坐位,双脚分开同肩宽,躯干微前倾,用左/右手中指分别触摸到与椅面接触的左/右坐骨结节,并可在躯干向左或向右倾斜的活动中强化对坐骨结节的感觉。随后在坐-站过程中体会两坐骨结节相互靠近的感觉,在站-坐过程中体会两坐骨结节向外打开相互远离的感觉(图 2-2-12)。

B. 耻骨尾骨及运动感知练习　患者可取站立位/坐位进行感知训练。坐位如 A,用左/右手中指自椅面向上活动可以较容易地触到耻骨联合下缘;随后躯干略前倾,用左/右手中指自肛门后缘向上触摸到尾骨尖。站立位体位如图 2-2-13 所示。

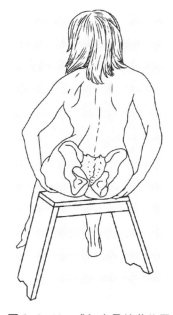
图 2-2-12　感知坐骨结节位置

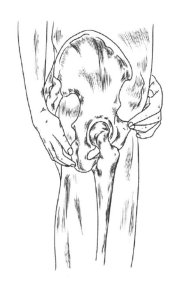
图 2-2-13　感知耻骨尾骨位置

可令患者将注意力放在手指上,感受深呼吸运动时手指下骨的运动,特别是深呼气时尾骨向前方"卷动"的感觉。

2) 盆底肌感知法　训练前利用骨盆-盆底肌模型或深浅层盆底肌解剖图片帮助患者建立深浅层盆底肌位置意识,特别提醒患者了解深层盆底肌在盆腔较深位置,距离阴道口 3～5 cm。

A. 深呼吸感知法　令患者端坐在椅子前 1/2 处,两坐骨结节接触椅面,双腿自然分开,在两坐骨结节间矢状方向放置一个直径约 10 cm 的小毛巾卷,双手置于双腿上,放松腰腹部。令患者练习鼻吸口呼的腹式深呼吸 1～2 次后,令其体会随深呼吸发生的盆底部感觉:吸气-会阴部膨胀-毛巾卷受挤压,呼气-会阴部上提-远离毛巾卷。如果仍不能感知,可令其快速发"te"音,感受毛巾卷上盆底的变化。对于感受较敏感的患者,可令其随着缓慢深呼气紧缩并轻轻上提阴道壁,仿佛阴道在慢慢向上吸起一枚卫生棉条,同时关闭尿道阴道口。随呼气动作感到盆底处收紧的肌肉即为盆底肌。深呼吸感知可以帮助患者"找到"盆底肌位置。

训练中需提示患者在收紧上提阴道过程中,避免腹部、臀部、大腿内侧肌肉同时用力收缩。

B. 尿流中断法　对于仍不能正确感知盆底肌的患者,可以指导其在排尿时在排尿初期试图减慢尿流或中止排尿,此时患者多能感受到尿道及直肠周围肌肉的紧缩感。由于盆底肌与逼尿肌在排尿过程中具有相反作用,故此种方法不要过多采用。

C. 阴道感知法　可由指导者进行,也可令患者自行进行。一般用于上述方法仍不能感知盆底肌的患者,亦可用于训练前与训练中判断患者是否学会正确收缩盆底肌,患者体位及操作程序要求同盆底肌徒手肌力检查法。①指导者佩戴隔离手套,涂润滑剂,将示指和中指并拢,指腹向下放入患者阴道3~5 cm处,置于阴道口钟面4点和8点位置,视阴道松紧程度向两侧撑开直至挤压阴道壁,帮助患者感知盆底肌位置。②令患者向指导者手指方向做收缩阴道动作,即令患者收缩阴道裹紧并向内牵拉手指,体会盆底肌收缩的感觉,但要注意肌力较为低下者可能仅有盆底肌颤动。指导者可以通过患者随指令动作中的阴道、会阴体是否有收缩动作判断患者是否"找到"盆底肌。

国际尿控学会将盆底肌功能状态分为4种类型:正常盆底肌、过度活跃型盆底肌(亢进)、活动不足型盆底肌(减弱)以及无功能型盆底肌(缺失)。有部分处于盆底肌无功能状态的患者可能应用上述各类感知法仍无法感知盆底肌,或不能收缩盆底肌,这部分患者将在随后的治疗性经阴道电刺激治疗中,通过电刺激引发的盆底肌收缩而逐步体会到盆底肌收缩的感觉。

(2)盆底感觉输入训练 主要训练患者盆底部的压觉、轻触觉、振动觉等。为方便患者定位,训练可分区进行:可假设平尿道口后缘、阴道口后缘各画一条水平线,以两侧大阴唇内缘中点各画一条垂线,将会阴区分为9个分区,运用棉棒、冷热试管、棉签细丝、音叉进行压觉、温度觉、轻触觉、振动觉训练,输入深、浅感觉刺激,以促进神经调控及神经、肌肉功能恢复。如存在阴部神经损伤,其感觉恢复顺序为深压痛觉-皮表痛觉-温度觉-轻压及触觉。轻压及触觉的恢复可能需要几个月的时间。

(3)盆底肌主动收缩训练 盆腔脏器脱垂主要为深层盆底肌受损失去支撑盆底能力所致,故深层盆底肌针对性训练是主要训练内容。练习时取坐、站、卧体位均可。初期训练宜采用卧位,卧位时患者容易感受盆底肌收缩及避免盆腔脏器重力的影响,当动作正确、熟练掌握后可随时随地、任意体位进行练习。

1)仰卧位练习 训练前排空膀胱(各类盆底肌训练均需在训练前排空膀胱)。治疗师用手将脱垂物尽量还纳。患者仰卧,屈髋屈膝,双膝并拢,双足踏于床面,与肩同宽,可一只手/双手置于腹部感受腹部动作,自然呼吸,确保训练中不屏气,腹部、臀部、大腿不过度收缩(图2-2-14)。

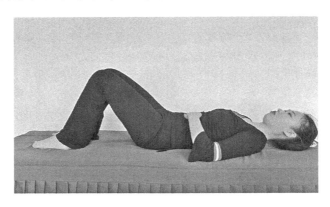

图 2-2-14 仰卧位练习

深层盆底肌的附着点距阴道口3~5 cm。深层肌的收缩是附着于骨盆出口的整片区域的肌层整体上移和收缩,收缩时会牵动会阴体、阴道、尿道上升。刚开始接受训练的患者可能不会正确收缩深层盆底肌,可提示患者将注意力集中在由前方的耻骨联合、后方的尾骨与两侧的坐骨结节围拢的菱形区域,予以特定指向的指令可帮助患者建立运动感觉,如指令为"上提阴道-放松""上提尿道-放松""上提肛门-放松",而不是缩紧阴道口/尿道口/肛门,最终帮助患者能够建立起深层盆底肌整体收缩和上提的运动感觉。

A. 针对Ⅰ型肌纤维的训练——以力量为主的训练 初期练习收缩3秒、放松3~6秒为1次;每组3~5次,每天1~2组,逐步增加练习时间,在1~2周后过渡至收缩5秒、放松5~10秒为1次,10次为

1组,组间休息60秒,每天2组的训练。当能进行收缩10秒、放松10秒为1次的练习时,则作为长期训练方法,每天练习2～3次,每次1组。

对于盆腔脏器脱垂的患者,当其能够正确收缩盆底肌后,可尝试在臀桥位做盆底肌收缩练习,有助于脱垂脏器在重力影响下回位(图2-2-15)。

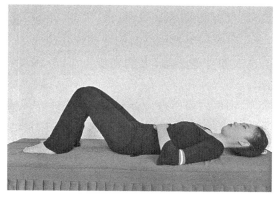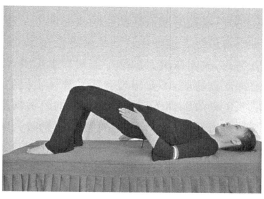

图2-2-15　臀桥位盆底肌收缩练习

对臀桥位训练不适应者,也可在仰卧位练习前用折叠多层的瑜伽垫将骨盆垫高,再进行盆底肌主动收缩训练。

B. 针对Ⅰ型肌纤维的训练——以耐力为主的训练　深层盆底肌对盆腔脏器的支撑不仅需要足够的肌力,而且需要有持久耐力。耐力训练初期可取卧位,以后可取坐位或站位,坐/站时保持躯干挺直,腰部放松,躯干挺直有利于深层核心肌自动激活。保持腹式呼吸,呼气时以中等力量收缩上提盆底肌,保持上提动作10～30秒,休息10～30秒为1次,其间自然呼吸。初期每天练习3次,逐渐递增至每天练习5～10次。肌力和耐力训练还可视患者具体情况改良为配合呼吸的训练或离心训练,如呼气时整体提升盆底,盆底整体分阶段上提后再分阶段缓慢降回原位。离心训练对提升盆底肌肌力、耐力及控制能力均有益。

C. 针对Ⅱ型肌纤维的训练——快速收缩训练　体位如前。训练深层盆底肌从初始状态迅速最大用力收缩,保持2秒,立即完全放松,休息5秒,从3～5～8次逐步提升至能够无疲劳收缩8～10次,每天1组。快速收缩训练将在后续练习中扩展为在咳嗽、打喷嚏、提重物、跳跃等腹压突然增高场景下的快速提升盆底肌练习,最终形成场景反射,有利于在腹压突然增高时能快速关闭盆膈裂孔,稳定盆腔脏器。

盆底肌主动收缩训练每天的练习时间因人而异,尽量融入患者的日常生活活动中。凯格尔医师曾提出Kegel运动每天分6个时段进行300次练习,但一些患者对集中时间、大量练习的依从性较差,且有人提出大量练习并无额外益处,每组10次,每天3组的练习患者较为接受。

2) 坐位练习　患者斜坐在椅子一角,双腿自然分开,会阴区域与椅子一角相对。注意力集中在会阴区。指令同仰卧位练习,在盆底肌收缩过程中感受会阴区整体向上提起,两坐骨结节、耻骨联合与尾骨向中心区域靠近,视情况保持3～5～10秒,慢慢回至起始位,收缩-放松时间可为1:1或1:2。每天练习组数同仰卧位练习。

3) 站立位练习　患者取站立位,双脚分开同肩宽。在站立过程中做盆底肌整体收缩上提动作,视情况保持3～5～10秒,慢慢回至起始位,收缩-放松时间可为1:1或1:2。每天练习组数同仰卧位练习。

坚持练习4～6周后会呈现效果,12周时效果明显。维持练习可为每天1～2次,每次1～2组。

对于盆腔脏器脱垂合并压力性尿失禁的患者,还应该增加浅层盆底肌的练习,以促进尿道括约肌功能恢复。基本的浅层肌训练可以视为沿"十字"进行的训练,包括纵向的尾骨与耻骨间尿道括约肌、尿道阴道括约肌、肛门括约肌即盆底三个开口的整体收缩与独立收缩训练;横向的两坐骨结节间会阴浅横肌的收缩训练。训练可尝试通过尾骨靠向耻骨、两坐骨结节相互靠近完成。与深层盆底肌训练相似,包括针对 I 型肌纤维的保持收缩 3~5~10 秒递增的训练、针对 II 型肌纤维的强烈快速收缩保持 2 秒的训练、在腹压突然增高时尿道括约肌的收缩训练及迁移与生活场景如咳嗽、打喷嚏、大笑、跑跳、提重物时的快反应反射训练。这种场景训练最终会在深、浅层盆底肌腹压突然增高时形成整体快速收缩反射,以关闭盆膈裂孔、关闭尿道。训练中需要提示患者,浅层盆底肌位置表浅,大约在皮下 1 cm 深度,训练时不要收缩深层盆底肌,不要出现会阴区整体上提的动作。

盆底肌主动收缩训练遵循肌力练习的超量恢复原理,训练后略感疲劳,若 30 分钟左右疲劳感消失,则第 2 天训练可照常进行;若疲劳感明显,则改为隔天或隔 2 天进行。训练中数次收缩后出现腹肌、内收肌或臀肌代偿往往也提示疲劳,需要休息。若患者训练后腹痛、腰痛、臀腿痛,说明用力错误,需要指导患者仔细体会感知盆底肌的正确收缩方式。

4) 盆底肌放松练习　每次进行盆底肌练习后,都要进行充分的盆底肌放松及全身放松训练。对伴有慢性盆腔疼痛、性交痛、便秘、急迫性尿失禁等的患者,在盆底肌练习前也要进行盆底肌放松或全身放松训练。可以利用呼吸进行深吸气时盆底肌放松,亦可将弹力球置于椅面,会阴区坐于弹力球上,躯干带动缓慢各向滚动进行盆底肌放松。还可以运用体位放松,如下蹲位/仰卧深度屈髋位保持练习,这两种体位下髋骨后倾,坐骨前移,骨盆下口打开,盆底肌得以拉伸。盆底肌拉伸可防止盆底肌训练后出现肌肉痉挛。腰骶臀部肌群、内收肌群、肛门三角区域的盆底肌后部皆可用筋膜枪轻微振动放松或治疗师运用手法牵张放松。此外,音乐放松法、冥想等均有益于全身放松。

盆底肌练习贵在正确收缩、长期坚持。若能坚持不懈,轻中度盆腔脏器脱垂患者多能获益。但与其他肌力练习一样,健化过程需要时间积累,停训数周就会再次出现盆底肌失健,故盆底肌练习对多数女性而言应是坚持终身的运动。

(4) 盆腹协调训练　通过练习盆底肌与腹肌独立收缩、同步收缩帮助患者建立盆腹协调能力,为日常生活活动中保护盆底肌及进一步的盆底肌强化训练打基础。若患者盆腹协调性较差,此项训练可安排在 Kegel 训练之前,以建立良好的可控的盆底肌单独收缩的协调收缩能力,保证 Kegel 训练效果。

1) 腹肌收缩盆底肌放松训练　患者取仰卧位,屈髋屈膝,双足分开同肩宽平放于床面。在盆底肌完全放松的状态下令患者深呼吸,在腰部与脐部开始充分深呼气,同时发出"嘶-嘶-嘶……"的声音,此时患者腹横肌启动,腹部变平,腰围缩小,指导者能够在患者两侧髂前上棘内下方触到处于收缩状态的腹横肌。过程中一旦出现盆底肌协同收缩即停止呼气,开始吸气。反复练习后,患者可以在盆底肌放松状态下做出腹肌单独收缩动作(图 2-2-16)。

如果患者盆底肌肌力在 3 级以下,此项运动建议进行意念想象练习。

2) 盆底肌收缩腹肌放松训练　练习体位同上。患者此时腹肌处于放松状态。令患者深呼吸,从盆底开始深呼气,并同时发出"嘶-嘶-嘶……"的声音,此时感觉盆底肌收缩并整体向头端提升。过程中一旦出现腹肌收缩即停止呼气,开始吸气。经过十数次的反复练习后,多数患者会独立收缩盆底肌并建立呼气从盆底开始的意识(图 2-2-17)。

3) 盆底肌与腹肌同步收缩训练　能够完全掌握腹肌与盆底肌独立收缩后,可以进行盆底肌与腹肌同步收缩训练。训练体位如上。令患者深呼吸,从盆底开始深呼气,并同时发出"嘶-嘶-嘶……"的声音,随着呼气的幅度逐渐加深,腹肌启动收缩逐渐参与其中。训练中注意保持下腹部的肌肉参与活动,并始终保持盆底肌收缩。

每次收缩后都应充分深吸气,充分放松盆底肌与腹肌。

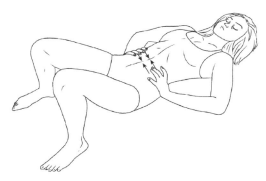
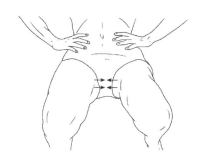

图 2-2-16　腹肌收缩盆底肌放松训练　　　图 2-2-17　盆底肌收缩腹肌放松训练

每组 10 次,每天早晚可各练习 1 组,直至形成呼气从盆底肌收缩开始的习惯并最终应用于日常生活活动中,如坐-站过程、提重物等。

2. 盆底肌生物反馈治疗　常用的方式有压力生物反馈和肌电生物反馈,前者应用较少。

盆底肌肌电生物反馈是一种利用表面肌电进行的生物反馈治疗方法。反馈治疗过程中通过阴道探头上的肌电传感器拾取患者盆底肌肌电信号加以放大加工,用声音信号或图像信号的形式将患者盆底肌收缩状态呈现出来,以帮助患者感知生理活动,并可在预定的声像信号引导下通过主动调整盆底肌收缩速度、收缩力度、持续时间及降低过高的肌张力、调整盆腹协调性来改善盆底肌功能。

盆底肌肌电生物反馈治疗系统一般包括电刺激部分与肌电生物反馈部分。电刺激部分为能引发Ⅰ型、Ⅱ型肌纤维收缩的不同波形的低频脉冲电流,模拟中枢神经系统发放不同频率的神经冲动引发盆底肌收缩,增强盆底肌本体觉、增强肌力或降低肌张力、改善盆底肌血液循环;TENS 电流主要用于镇痛。生物反馈部分包括针对Ⅰ型、Ⅱ型肌力增强反馈及耐力增强反馈、场景反馈、快反应反馈(控尿反射)、盆腹协调性训练、盆底肌放松训练等内容。

使用时结合徒手肌力评估结果及电生理评估结果选择盆底肌生物反馈训练处方,机内既定治疗处方是基于不同盆底肌状态拟定的序列组合,包括 TENS、神经肌肉电刺激等低频电治疗、肌电信触发电刺激、模拟不同振幅及收缩形式的肌电生物反馈波形曲线及多媒体影像等。不同治疗处方各有针对性及适用性,并渐次提升训练水平,以帮助患者由易到难、由被动接受电刺激到能够运用自身微弱肌电完成助力式触发电刺激,再到完全主动跟随波形曲线或多媒体影像训练盆底肌;从简单类型肌(Ⅰ型或Ⅱ型肌纤维)肌力训练、耐力训练及肌力耐力增强训练到两类肌型组合训练及各种精细控制训练、协调性训练、放松训练、建立各种场景反射性收缩训练,最终通过训练改善盆底肌功能状态,改善局部血供与营养状态,促进神经功能恢复。

患者通过在反馈过程中的学习和反复实践,在治疗获益后最终将脱机完成协调的盆底肌增强肌力、增强耐力、降低肌张力及建立巩固快反应反射的自我训练,形成和保持身体特定部位、特定状态下的自我控制能力,从而减轻盆腔脏器脱垂程度与症状、增强阴道紧致度与性感受、改善尿失禁。一般正常产后 42 天后及其他需要接受治疗的各年龄段的成年女性,无盆底肌训练禁忌证、无经阴道放置电极禁忌证、无认知障碍、无癫痫即可进行盆底肌生物反馈治疗。

目前能够进行盆底肌生物反馈治疗的设备很多。一部分为独立训练用设备,一部分与盆底肌表面肌电评估系统整合为一体机,方便临床使用。部分盆底肌肌电生物反馈设备具备自编治疗处方功能,可以进行更具个性化的治疗。

图 2-2-18～图 2-2-20 为某设备的部分盆底肌表面肌电反馈训练模板及患者实时跟随训练的表面肌电曲线图。

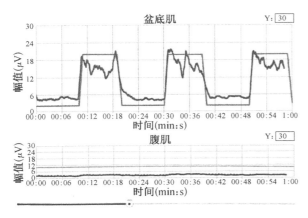

图 2-2-18　慢肌训练　　　　　　　　　　图 2-2-19　快肌与慢肌训练

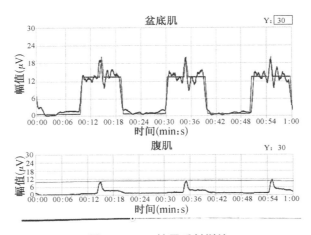

图 2-2-20　控尿反射训练

　　一般每次治疗 15～30 分钟，每天或隔天治疗 1 次，10～15 次为一个疗程。疗程中及疗程结束后指导患者将生物反馈训练内容迁移至日常活动中，视患者具体情况需要 1～3 个疗程的治疗。

　　盆底肌电生物反馈训练过程需要评估阶段性治疗目标是否达到，达到治疗目标方可进行下一个阶段或方式的治疗。

　　3. 阴道哑铃训练　阴道哑铃也称缩阴哑铃，是盆底肌训练的辅助练习器材，适用于所有需要进行盆底肌训练的已婚女性家庭练习，有提升训练效果的作用。

　　阴道哑铃的样式众多，如单头或双头的椭球形、球形、圆锥形，一般有尾线。主要原理为通过具有一定重量的适宜形状的重物，置入阴道特定位置，刺激本体觉，激发盆底肌抗阻收缩，从而增强盆底肌肌力与耐力。

　　常见的成套哑铃一般是 5 只，有两种规格，一种为重量依次递进增加（20～70 g）而形状和体积相同，见图 2-2-21；另一种为体积由大渐小、重量由小渐大，见图 2-2-22。利用成套哑铃进行训练类似于递增抗阻，有助于循序渐进地锻炼盆底肌。肌力较低时，置入阴道哑铃有助于刺激本体觉，盆底肌肌力达到 3 级后，可以使用阴道哑铃辅助抗阻训练。因其需要置于阴道内，故使用适应证与禁忌证同盆底肌肌电生物反馈。使用方法如下：洗净双手，将选择好的阴道哑铃冲洗干净并涂布少量润滑剂，在半蹲体位下将阴道哑铃尾端置入阴道内 3 cm 左右深处（约一个指节深度），尾线留在阴道外。

　　阴道哑铃可用于辅助盆底肌主动收缩，训练方式与训练时间可参照前述深层盆底肌主动收缩训练。为防止负荷过大损伤盆底肌，首次使用阴道哑铃宜选用成套哑铃中的最轻者，肌力较弱者从卧位开始训练。

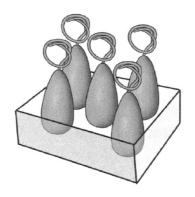

图 2-2-21　重量递增、形状和
体积相同的成套阴道哑铃

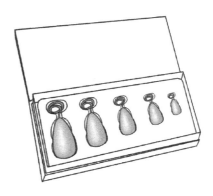

图 2-2-22　体积渐小、重量渐大的
成套阴道哑铃

阴道哑铃更多用来进行盆底肌耐力训练及场景训练,亦从重量最轻的哑铃开始,置入哑铃后阴道适度收缩(一般为 50% 最大用力),保持哑铃不脱落,开始逐级做运动:站立→走路→上下楼梯→提重物→咳嗽→下蹲→跳跃、跑步,每天训练 1~2 次,每次训练 15~20 分钟,与盆底肌其他训练一样,也要在每次收缩训练后进行充分的放松训练。训练 1~2 周后,在上述运动中能够保持哑铃不脱出阴道即可增加哑铃的重量,依次类推更替哑铃直至使用最重的哑铃维持训练。

4. 盆底功能磁刺激　盆底功能磁刺激治疗仪是一种新型高强度磁疗类设备,通过强脉冲磁场在体内发生的磁电转换,刺激神经肌肉,在盆底肌中引发动作电位,从而实现设备不侵入人体的盆底肌收缩。

盆底功能磁刺激治疗仪产生的磁场强度约为 4.0 Tesla,为高强度低频脉冲磁场。体外磁治疗头所发出的强脉冲磁场可以无衰减地穿透治疗区域内的衣物、皮肤及浅筋膜、深筋膜、肌肉、骨骼,作用于盆底肌。

禁忌证:妊娠期、佩戴金属节育环、治疗区域急性损伤或出血、阴道出血、治疗区域及附近有植入性金属物、癫痫、佩戴心脏起搏器或电子耳蜗、肿瘤等。

盆底功能磁刺激治疗仪的磁治疗头一般位于治疗椅椅面下。患者排空膀胱后坐于治疗椅上即可接受治疗。治疗时刺激强度为患者所能耐受最大强度的 75%~100%,治疗频率一般为 5~50 Hz。治疗常分两个阶段进行:先选择较低频率治疗,通断比为 5 s:5 s 治疗 10 分钟,休息 2 分钟;再选择较高频率治疗,通断比为 5 s:5 s 治疗 10 分钟。每次治疗 20 分钟,一周 2 次,6 周为一个疗程。

治疗时无需褪去衣物是盆底肌磁刺激的优势,治疗过程舒适、便捷,患者易于接受,依从性强。很多资料表明,盆底功能磁刺激治疗对盆底肌力增强有显著效果,但同时也表明治疗后 3~12 个月随访有较高复发率。说明针对盆底肌肌力增强训练无论哪一种方式都不会一蹴而就。

5. 经皮电刺激　部分女性不适应或不能坚持或不会做 Kegel 运动,可进行经皮盆底肌电刺激神经肌肉引发盆底肌肉收缩。

禁忌证:妊娠期、阴道出血、局部感觉障碍、认知障碍、佩戴心脏起搏器等。

盆底肌电刺激采用低频电流或低频调制中频电流。电流波形多用方波,脉宽 200~300 μs,30~40 Hz,脉冲串通断比为 5 s:10 s。可以使用单路电流通道电极或双路电流通道电极,电极位置为尾骨底端两侧,治疗强度为运动阈及运动阈上。

阴部神经电刺激有助于受损的神经肌肉功能恢复。阴部神经发自 S2~S4 神经根,自发出后与阴部内动脉及阴部内静脉伴行经梨状肌下孔出盆腔,斜向外下,绕过坐骨棘后经坐骨小孔入坐骨肛门窝;在坐骨棘处,阴部神经在阴部管内分为三支,即肛(直肠下)神经、会阴神经(支配盆底肌)、阴茎(阴蒂)背神经。阴部神经的体表投影区域在髂后上棘与坐骨结节连线下 1/3 内侧 1.2 cm,故电极亦可循阴部神经走行在患者侧卧屈髋位放置在坐骨棘、坐骨结节、骶棘韧带、骶结节韧带之间阴部神经近体表区,电流可选择低频或低频调制中频电,可选用方波,如有神经损伤可选择不同频率、不同 T 髋、不同 T 止的三角波、锯齿波或指数曲线波,每天 1 次,每次治疗 10～15 分钟,运动阈或运动阈上,以治疗后无明显肌肉疲劳为度,10 次为一个疗程。以掌握 Kegel 运动为目的时,则待患者能够自行收缩盆底肌后停止电刺激。

6. 盆底肌的手法激活与强化训练 盆底肌手法激活,特别是经阴道的手法激活,因患者接受度较低而在临床应用较少。但对于盆底肌本体觉较差的患者,盆底肌的手法激活不失为一种较为直接的方法。可仿照 PERFECT 盆底肌指检方法设计经阴道盆底肌手法激活与强化训练,包括肌力训练、耐力训练、盆腹协调性训练和快反应反射训练。手法激活方式主要为治疗师对盆底肌的多部位挤压,诱导盆底肌做不同方式的挤压治疗师手指,治疗师施加阻力牵张不同部位的盆底肌诱发盆底肌抗阻收缩等。

7. 尾骨矫正 尾骨是耻骨尾骨肌、髂骨尾骨肌、坐骨尾骨肌、肛尾韧带、骶尾韧带等多条盆底肌及韧带的附着点,尾骨位置异常直接影响盆底肌的紧张度,进而影响盆底肌的肌力与张力。因此,对于盆底肌功能异常的患者,尾骨矫正很有必要。矫正尾骨的方法很多,比较直接的方法是经肛门体内评估矫正法,体内评估尾骨移位方向与程度比较准确,矫正方向比较容易掌握。方法如下:患者接受治疗前排空大小便,治疗师告知患者治疗中正常的感觉。

(1)患者体位 屈髋屈膝侧卧位,背部朝向床边。

(2)治疗师体位 坐于床边,面部朝向患者头端。

(3)操作手法 近患者侧手为操作手,佩戴手套,先按摩肛门周围,消除紧张,中指或示指涂润滑剂后深入肛门,指腹朝向尾骨,远侧手置于肛门外配合操作。先评估尾骨状态,确定矫正方向,一般多为尾骨尖过度朝前。

先用手指在尾骨两侧及周围肌肉、韧带按摩松解,然后松动骶尾关节,沿尾骨纵轴向后向下缓慢牵拉 10 秒。重复 5 次。调整盆底肌紧张度。

尾骨较小,关节较脆弱,矫正切忌暴力,以免造成骨折。一般经 3～5 次调整会见到效果。

除尾骨错位外,骨盆其他关节的错位或半脱位也会影响盆底肌的修复,如耻骨联合分离、骶髂关节半脱位等。

8. 盆底筋膜治疗 盆底肌肉与筋膜韧带共同完成对盆腔脏器的悬吊承托支持,孕产过程韧带与筋膜同样受到超负荷的牵拉与挤压,并因此受到不同程度的损伤。因此,针对韧带筋膜的修复手法及通过浅筋膜影响深筋膜的处理手法的运用也很有必要,因筋膜的手法处理需要较为系统地学习,在此不做深入介绍。

9. 振动治疗 阴道内振动治疗及特定站立位垂直律动训练治疗可能有助于提升盆底肌肌力,在耻骨与会阴肛门三角区域振动可放松盆底肌。

10. 核心训练、呼吸训练与姿势纠正 妊娠过程随子宫增大,膈肌、腹横肌、盆底肌、多裂肌各自发生不同的适应性改变。膈肌、腹横肌、盆底肌、多裂肌同属深层核心肌,在结构与功能上深层核心肌之间均有紧密联结。盆底肌收紧上提时与其他核心肌一起共同稳定骨盆和腰椎关节。核心肌间是否协调运动对人体呼吸运动、运动模式均有相互影响。异常的呼吸模式又影响盆底肌与膈肌、腹横肌的协调性。因此,进行核心训练、呼吸训练与纠正不良姿势是保证盆底肌训练效果的重要环节,也是必要手段。保持上身挺直有助于激活盆底肌与其他核心肌,因此,指导患者日常生活中保持坐、站立位时上身直立有助于维持盆底肌运动训练效果。

(二)盆腔脏器脱垂中医康复方法

中医在盆腔脏器脱垂的治疗中有独特的理论体系与治疗方法,对Ⅰ度、Ⅱ度盆腔脏器脱垂有一定治疗效果。针对患者的接受程度可采用针、灸、穴位埋线、穴位物理因子疗法等,也可配合盆底肌训练及盆底肌生物反馈训练。

盆腔脏器脱垂,尤其是其中的子宫脱垂,与中医所称"阴挺"含义相近。中医认为,妇女子宫下脱、阴道前后壁膨出,可统称为"阴挺"。根据突出形态的不同而有"阴菌""阴痔"等名称,因认为"阴挺"多由分娩损伤所致,故又称"产肠不收"。"阴挺"或因胞络伤损,或因分娩过劳,或因气虚下脱,或因肾虚不固;禀赋虚弱、孕育过多可损伤胞络失于固摄;分娩过度用力,产后体力劳动过早可致脾气虚弱、中气下陷,最终导致"阴挺"发生。

1. 中药治疗

(1)"阴挺"辨证要点 主要病因为气虚、肾虚,并可兼有湿热之证。病机为气虚下陷与肾虚不固致胞络受损,带脉提摄无力故而发生下脱。

(2)治则 "虚者补之,陷者举之,脱者固之",治法以益气升提,补肾固脱为主,兼湿热者,佐以清热利湿。

气虚者补中益气,升阳举陷;方宜补中益气汤加味。肾虚者补肾固脱,益气提升;方宜大补元煎加味。

2. 针刺 可依照辨证取穴。多选用任脉穴、膀胱经穴、经外奇穴:百会、上髎、脾俞、气海、关元、维胞、子宫、合谷、三阴交。一般气海、关元加灸。合谷三阴交左右交叉刺。可用温针法。

上髎升提约胞,补益虚损;百会升阳固脱,有"下病上取""陷者举之"之意;气海益气固摄,关元固本培元;维胞、子宫均为经外奇穴,可固摄子宫;合谷三阴交健脾益气。诸穴合用有补中益气、升阳固脱之功。

亦可采用八髎穴针刺。

3. 艾灸 取穴可选百会、气海、关元、提托、足三里、维道、脾俞、肾俞,以扶助阳气,举陷固脱。可用悬灸法或电子灸。每次 20～30 分钟,每天 1 次,10 次为一个疗程。

神阙穴隔盐灸、神阙穴隔药灸亦可采用。

4. 中药熏蒸 可采用固涩收敛、升提辛散的中药熏蒸,"阴挺"外洗组方常取乌梅、蛇床子、白矾、五倍子、狗脊、荆芥、枳壳等。"阴挺"兼有湿热可用熟石灰与芒硝。每次 20～30 分钟,每天 1 次,10 次为一个疗程。

5. 穴位理疗 常用的物理因子有半导体激光、He－Ne 激光、红外偏振光、超声波等。对于不愿接受针刺的患者,可以酌情采用,取穴同针刺。一般采用中等剂量,每次取五六个穴位,每穴 5 分钟,每天 1 次,10 次为一个疗程。

6. 穴位埋线 可取上髎、气海、关元、提托、脾俞、肝俞、足三里。使用专用埋线针及 1 cm 去蛋白羊肠线进行穴位斜刺埋藏,间隔 20 天可重复埋线。亦可取肾俞透气海俞;曲骨透横骨;关元透中极;带脉透维道;每次取两组穴,埋入羊肠线 2～3 cm,间隔 20 天可重复埋线。

七、盆腔脏器脱垂的康复预防

盆腔脏器脱垂的发生与多种因素有关,因此其康复预防也要针对多种可控制的危险因素进行。

1. 减轻体重、积极解除引发慢性腹压增加的疾病(如便秘、咳嗽等),养成咳嗽与打喷嚏等突然增加腹压活动时先行收紧盆底肌的习惯。

2. 积极纠正坐、站、行走时头前引、骨盆前倾腰椎前凸姿势;尽量避免长时间穿高跟鞋;减少会造成骨盆偏歪的习惯动作,如翘"二郎腿";避免过度后倾坐位与下滑坐位。

3. 生活与工作中尽量减少过度负重。

4. 提举重物时确保姿势正确并收紧盆底肌。

5. 规律排空膀胱,避免憋尿和久蹲马桶。

6. 妊娠与分娩过程的预防措施:①育龄妇女可以在指导下于妊娠前进行盆底肌训练;②妊娠期可进行规律的盆底肌训练;③妊娠过程中合理控制胎儿重量;④妊娠后期可酌情使用托腹带,胸腹背部可穿戴支具;⑤产后可早期进行床上凯格尔运动;⑥产后 42 天及时筛查,发现问题及时干预。

(王　凭　曹震宇)

第三节　女性压力性尿失禁的康复

尿失禁是女性最常见的慢性病之一,一般将尿失禁分为压力性尿失禁、急迫性尿失禁及二者并存的混合性尿失禁。压力性尿失禁是指因腹压突然增加导致尿液不自主流出,而非由逼尿肌收缩或膀胱壁对尿液的压力所引起,又称真性压力性尿失禁、应力性尿失禁。其特点是在正常状态下无漏尿,而腹压突然增高时尿液会自动流出。急迫性尿失禁是指伴随尿急或由尿急引发的非自主漏尿,表现为排尿期间出现频发少量漏尿或不能自控的膀胱完全排空。混合型尿失禁是指在腹压突然增高和尿急之后的非自主性漏尿,大部分女性患者对于自身存在的尿失禁感到难堪而羞于启齿,部分女性认为是正常现象,这两种认知都导致女性尿失禁就医率低下,往往导致病情的延误,耽误了治疗,严重影响女性患者的正常生活和工作。

流行病学方面,女性压力性尿失禁的发病率报告数据不一。中国成年女性 SUI 患病率高达 18.9%;在 50~59 岁年龄段 SUI 患病率最高,为 28%。

一、女性压力性尿失禁的发生机制

(一) 病因

压力性尿失禁可分为两大类:尿道高活动型 SUI 占 90%以上,既往称为解剖型 SUI,通常由盆底组织松弛引起;尿道固有括约肌缺陷型 SUI 约占 10%,为先天性缺陷所致。压力性尿失禁常见原因如下。

1. 妊娠和分娩　包括多产、阴道分娩和会阴侧切,妊娠期女性膀胱尿道连接部位移动增加,尿路解剖结构发生缺陷,因此妊娠是导致产后压力性尿失禁的主要因素。分娩过程中,使用胎头吸引器和臀位牵引等,胎先露对盆底肌肉、神经、筋膜过度压迫,产后腹压增高等均可造成盆底组织松弛。研究发现,压力性尿失禁与初产年龄、胎儿出生体重、产次、会阴麻醉及产钳助娩明显相关。

2. 尿道和阴道手术　阴道前后壁修补术、宫颈癌根治术等均可破坏尿道膀胱正常解剖支持,造成压力性尿失禁。

3. 神经肌肉功能障碍　青年女性及未产妇的 SUI 通常是由于先天性膀胱尿道周围组织支持不足或神经支配不健全导致。一部分产后女性的 SUI 与阴部神经受损关系密切,神经损伤后盆底肌失神经支配,不仅导致肌力下降甚至出现肌肉萎缩,而且会因神经传导速度变慢,腹压增加时造成盆底肌快反应能力下降。绝经前妇女往往由于体质虚弱、营养不良,致尿道膀胱颈部肌肉及筋膜组织萎缩。绝经后妇女的病因通常为雌激素减退,相关静脉血液供应减少,黏膜上皮退化,尿道和膀胱的浅层上皮组织张力减退,尿道及周围盆底肌肉功能下降。

4. 盆腔肿物　当盆腔内有巨大肿物,如卵巢囊肿、子宫肌瘤时致腹压增加,膀胱尿道交接处位置降低而导致尿失禁的发生。

5. 体重过大 压力性尿失禁的发生与患者的体重指数过大及腹型肥胖有关。

6. 周期性压力性尿失禁 通常在月经后半期的压力性尿失禁症状更明显,可能与体内黄体酮水平变化导致尿道松弛有关。

(二)尿控的生理机制

正常女性的尿控机制(mechanism of continence)是由膀胱、尿道、盆底肌肉群、结缔组织和神经系统之间通过复杂的相互作用来完成的,其中任何环节异常均会导致整个系统的功能变化。正常的尿道内压对于尿控意义重大,不论静息状态还是腹压增加时,尿道内压必须超过膀胱内压才能保持尿液不流出。正常尿控机制主要由以下几个方面维持。

1. 尿道黏膜的闭合作用 此作用在尿控中起重要作用。正常情况下,丰富的尿道黏膜及黏膜下血管使尿道呈褶皱状,可保持尿道体积,封闭尿道。

2. 尿道括约肌复合体的控制作用 女性尿道通常为一条长 3~5 cm 的管状结构,直径 0.6 cm。它开始于膀胱的内口,在耻骨联合后向前下方行走,包埋在阴道前壁,最后开口于尿道外口。女性尿道具有短、宽、直的特点,其典型组织学结构包括:外层的横纹肌、其下方薄层的环行平滑肌,然后是厚的纵行平滑肌层,再是厚的固有膜层。固有膜层又可分为黏膜下层和黏膜层。一般认为,所有这些结构均参与尿液控制。横纹肌括约肌以快收缩纤维为主,在腹压增加时能够快速收缩,使尿道压力迅速升高,不仅在幅度上超过腹压的升高幅度,在时间上也超前于腹压升高。这是尿道实现尿液控制,特别是应力期控制漏尿的主要机制。两层尿道平滑肌的作用尚未充分认识,可以肯定的一点是它产生了基础尿道压力,对于静息状态下的控尿有作用,特别是在尿道内口处环行增厚的尿道内括约肌可能有助于直立状态下的控尿。尿道壁内有大量的致密结缔组织,这些致密结缔组织一方面具有类似肌腱的作用,为肌肉提供附着点;另一方面构成了尿道的基本框架。尿道黏膜的作用是封闭尿道,使尿道腔的关闭更为严密。此外,膀胱颈和盆底结构也被认为对控制尿液有一定程度的关系。尿道横纹肌括约肌覆盖尿道全长的80%,形成尿道的最外层。

(三)压力性尿失禁的发病机制

压力性尿失禁的发生是因为尿道尿控机制异常,在储尿期当腹压增加时膀胱内压超过尿道内压,导致尿液失控漏出。压力性尿失禁的发病机制目前尚不清楚,但可能的机制包括以下几种。

1. 压力传导理论 保持有效的尿控机制需要两个因素:完整的尿道内部结构和足够的解剖支持,尿道黏膜对合和尿道闭合压两者所产生的阻力保证了尿道内部结构的完整性。盆底组织的松弛损伤可导致尿道阻力减低,有研究发现神经肌肉的传导障碍使得腹压增高时不能反射性地引起尿道内压的升高。这类压力性尿失禁为尿道内括约肌障碍型。尿控机制良好者,其近侧尿道压力等于或高于膀胱内压,在腹压增加时,由于腹压平均传递至膀胱及 2/3 近侧尿道(位于腹腔内),使尿道压力仍保持与膀胱内压相等或较高,因此不发生尿失禁。而压力性尿失禁患者由于盆底松弛导致 2/3 近侧尿道移位于腹腔之外,在静止时尿道压力有所减低,但仍高于膀胱内压,当腹内压增加时,由于只能传向膀胱而不能传递给尿道,此时的尿道阻力不足以对抗膀胱的压力,引起尿液外溢。正常尿道与膀胱底部的后角应为90°~100°,上尿道轴与站立位垂直线所成的尿道倾斜角约为30°。压力性尿失禁患者,由于盆底组织松弛,膀胱底部向下向后移位,尿道轴从正常的30°增加至大于90°,尿道膀胱后角消失,同时尿道缩短。这种情况下,一旦腹内压增加,即可诱发不自主排尿(图 2-3-1)。

2. 吊床理论 吊床理论(hammock theory)由 Petros 提出,发生机制来源于正常尿道和膀胱颈关闭机制假说,即尿道的关闭是由耻尾肌的前部分收缩形成所谓吊床所致。膀胱颈的关闭,称之为扣结,是以耻骨尿道后的部分阴道为媒介,由直肠的横向肌和肛门周围的纵向肌形成的"提举支托结构"共同

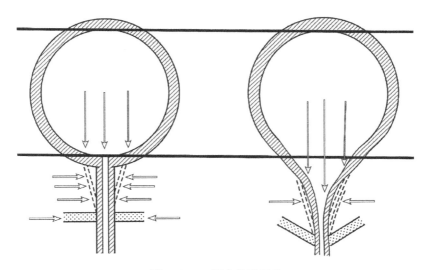

图 2-3-1　压力传导理论

收缩完成。阴道后穹隆肌电图测定无尿失禁的妇女时发现,耻尾肌收缩向前拉阴道形成吊床,当关闭尿道腔隙,如出现阴道壁松弛时,则尿道不能关闭从而产生尿失禁。

二、女性压力性尿失禁的诊断与鉴别诊断

女性压力性尿失禁主要表现为主诉喷嚏、咳嗽或劳动、运动时不自主漏尿。体征是在增加腹压的同时,能观察到尿液不自主地从尿道口漏出。因治疗方法的不同,以下各类尿失禁需与压力性尿失禁进行鉴别。

1. 急迫性尿失禁(urge urinary incontinence,UUI)　由于逼尿肌过度兴奋或反射亢进,在膀胱充盈时逼尿肌发生自发性收缩而导致尿液漏出。主要表现为尿急、尿频、不能自主控制排尿和夜尿,在正常饮水下排尿间隔少于 2 小时。UUI 又包括动力性急迫性尿失禁和感觉性急迫性尿失禁。动力性急迫性尿失禁(motor urge urinary incontinence,MUUI)在儿童及老年人中常见,约占急迫性尿失禁的 90%,发生于逼尿肌无抑制性收缩,有不稳定膀胱。感觉性急迫性尿失禁(sensory urge urinary incontinence,SUUI)由于尿道或膀胱过度敏感,而无逼尿肌无抑制性收缩和不稳定膀胱,只在尿道松弛时出现。

2. 充盈性尿失禁(overflow urinary incontinence)　常见于糖尿病、脊髓下部损伤等患者,指膀胱过度胀满,膀胱内压升高,超过了最大尿道压时出现的不自主尿液流出。临床表现为尿频、尿淋漓不尽、残余尿等。

3. 精神性尿失禁(psychological urinary incontinence)　因情感而非躯体疾病造成的尿失禁。偶见于儿童,也可见于有情感障碍的成人。

三、女性压力性尿失禁的康复评定

(一)压力性尿失禁的一般检查

一般检查是通过对有尿失禁症状的患者进行初步检查以明确诊断,包括病史和体格检查,辅以排尿日记和简单的门诊检查。

1. 病史　包括症状、一般病史、既往手术史和目前的治疗情况等。

（1）症状　确定患者漏尿量,漏尿频率,漏尿发生场景,是否呈持续尿失禁现象,改善或加重原因,是否有排尿困难表现。其中一部分患者在性交过程中有尿失禁现象,医师应评估患者包括性功能在内的所有盆底功能紊乱情况。从康复方面来讲,医师应询问尿失禁对患者生活的特殊影响、引起烦恼的严重程度,以便制订合适的康复治疗方案。

（2）全身疾病　详细的病史可以发现对尿失禁有直接影响的全身疾病,如慢性肺疾病、糖尿病、血管功能障碍等。慢性咳嗽引起压力性尿失禁,血糖控制不好会引起渗透利尿,周围水肿组织的液体夜间进入血管,引起利尿增加,造成尿失禁。

（3）其他　了解患者产科及妇科病史,如有无产程延长、产伤、巨大儿分娩史,肠道功能的变化等,以及既往对尿失禁的治疗方法。

2. 体格检查

（1）全身检查　包括与尿失禁相关及可能影响下尿路功能的全身疾病的检查,如心血管功能不全、肺部疾患、神经疾病、腹部包块、运动能力、体重及体态等。神经系统检查应重视加强,如阴蒂肛门反射明显减弱或肛门括约肌张力减弱,提示盆腔神经损害,可能会明显影响膀胱逼尿肌的收缩功能。

（2）盆腔检查　明确患者有无盆腔包块、盆底肌萎缩;明确阴道前后壁有无膨出及膨出程度,有无子宫脱垂、穹隆膨出及程度;是否存在阴道萎缩松弛、小肠疝、会阴体薄弱等。阴道检查和直肠检查时还要用手指触摸盆底肌肉,感受肌肉是否对称和有力。

3. 特殊检查　需要与患者的病史相结合来做出正确判断。

（1）压力试验(stress test)　包括排空后的压力试验和充盈膀胱的压力试验两类。

排空后的压力试验患者自然排尿,在膀胱空虚的情况下取仰卧位,连续用力咳嗽数次或做 Valsalva 动作,如尿道口出现漏尿现象,则该试验阳性。排空后的压力试验阳性多由尿道内括约肌功能障碍造成。

充盈膀胱的压力试验首先通过导尿管向患者膀胱灌注 300 mL 生理盐水,或在患者主观感觉膀胱充盈的情况下进行检查。取膀胱截石位,嘱患者连续用力咳嗽数次,观察尿道口有无漏尿现象,有则压力试验阳性。加强试验可要求患者两脚分开,与肩同宽站立,反复咳嗽几次,观察有无漏尿。

以上两种压力试验是压力性尿失禁的筛查试验,虽然简单易行,但不能鉴别压力性尿失禁与急迫性尿失禁。临床上有一些压力性尿失禁患者咳嗽时不见漏尿,原因可能是尿道括约肌张力异常增高,故压力性尿失禁压力试验阴性时不能排除可能性,需进一步检查判断。压力试验阳性时,必须分清压力性尿失禁与急迫性尿失禁的区别,运动性急迫性尿失禁的漏尿往往延迟,在咳嗽几秒钟后发生,停止咳嗽后漏尿也不停止。

（2）指压试验(Marshall-Bonney test)　在压力试验阳性时,应行指压试验。试验时用示指和中指伸入阴道,两指分别置于后尿道两侧,注意勿将两指压在尿道上将膀胱颈向前上推顶,尿道旁组织同时被托起,尿道随之上升,从而恢复尿道与膀胱的正常角度。该检查主要了解患者压力性尿失禁的发生是否与膀胱颈后尿道过度下移有关,对尿道固有括约肌缺失型压力性尿失禁无诊断意义,有时会因检查者手法错误,直接压迫尿道而导致假阳性。注意试验前嘱患者用力咳嗽,观察尿道口是否溢尿;试验时,嘱患者连续用力咳嗽,观察尿道口是否溢尿。如试验前咳嗽时溢尿,试验时咳嗽不再溢尿,则指压试验阳性(图 2-3-2)。

（3）残余尿测定　残余尿可通过导尿或超声测定。一般认为,残余尿小于 50 mL 正常、大于 200 mL 不正常。大量残余尿导致膀胱过度充盈,通过两种方式引起尿失禁:一方面,增加的腹压迫使尿液通过尿道括约肌,引起压力性尿失禁;另一方面,膀胱过度充盈引起逼尿肌不可抑制地收缩,引起尿失禁。

（4）尿常规分析　尿常规分析是为了排除感染、血尿和代谢异常。有时单纯的尿路感染会引起或

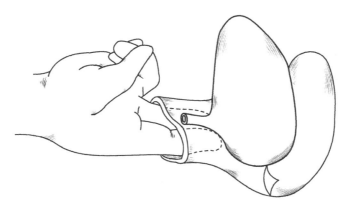

图 2-3-2　指压试验

加重尿失禁,如果显微镜检查和培养证实存在尿路感染,需要观察尿失禁症状是否因尿路感染的治愈而得以改善。

(5)尿垫试验(pad test)　在咳嗽-漏尿试验无遗尿时需进行尿垫试验。尿垫试验即嘱患者在一定时间内做一系列规定的动作,测量患者活动前后尿垫的重量,计算漏尿量,从而评估尿失禁的严重程度。由于不同动作引起的漏尿程度不同,国际尿控学会制定了尿垫试验规范,以便对世界范围内的研究资料进行比较。尿垫试验有两类:短期试验和长期试验。在医院门诊做为短期试验,在家里做持续 24~48 小时为长期试验。前者包括 20 分钟尿垫试验、1 小时尿垫试验、2 小时尿垫试验;后者包括 24 小时尿垫试验和 48 小时尿垫试验。常用的是 1 小时尿垫试验和 24 小时尿垫试验。

1 小时尿垫试验步骤如下:①试验前患者正常饮水,试验前 1 小时及试验中患者不再排尿。②预先放置经称重的尿垫(如卫生巾)。③试验开始 15 分钟内患者喝 500 mL 白开水,卧床休息。④之后的 30 分钟患者行走,上下一层楼台阶。⑤最后 15 分钟患者坐立 10 次,用力咳嗽 10 次,跑步 1 分钟,拾起地面 5 个物体,再用自来水洗手 1 分钟。⑥试验结束时精确称重尿垫,要求患者排尿并测尿量。

尿垫试验结束后应询问患者测试期间有无尿急和急迫性尿失禁现象,如果发生急迫性尿失禁,该结果不应作为压力性尿失禁严重程度的评估参数,应重新进行尿垫试验。1 小时尿垫试验尿垫重量增加为阳性(目前标准多为 0 g 以上,也有 2 g 以上的提法)。24 小时尿垫试验尿垫重量增加 4 g 以上为阳性,亦有学者认为增加 8 g 以上方为阳性。尿垫试验可定量反映漏尿程度,较主观评价(如压力试验)更准确。但目前尿垫增重数值与尿失禁程度的对应关系尚存在争议,而且尿垫重量增加可以由漏尿及阴道分泌物、汗液等引起,对怀疑由非漏尿因素引起的尿垫增重,需辅助其他检查予以鉴别。此外,液体蒸发可导致重量减轻,应将试验限制在 72 小时内以保证结果的准确性。

目前 1 小时尿垫的诊断标准并未统一,目前常用的标准如下。①轻度:0 g<1 h 漏尿量<2 g;②中度:2 g≤1 h 漏尿量<10 g;③重度:10 g≤1 h 漏尿量<50 g;④极重度:50 g≤1 h 漏尿量。

Ryhammer 等人认为,短期尿垫试验优点在于简便、易行,能迅速地提供信息。试验在医院现场进行,能保证患者按照要求操作,依从性好,并且测试时间短,能最大限度地减少液体蒸发造成的误差。缺点是不能确切地反映患者每天的漏尿情况,其可重复性有待进一步证实。而长期尿垫试验的优点在于能反映患者每天的漏尿情况,与漏尿程度的相关性好,在家庭实施可避免陌生环境带来的紧张及不适。缺点是试验时间长,临床操作依从性差。

(6)棉签试验　可用于测定尿道的轴向及活动度。患者取膀胱截石位,将尿道外口周围消毒后,用 1 枚蘸有局部麻醉药的细棉签轻轻插入患者尿道内约 4 cm。让患者向下屏气用腹压,仔细观察露于尿道外的棉签游离端上升时与水平线的角度。分别测量患者在静息和屏气时棉签棒与水平线之间的夹角。如该角度<15°,说明有良好的解剖学支持;>30°或上行 2~3 cm,说明解剖学支持薄弱;15°~30°时,说明不能确定解剖学支持的程度。对<30°而有压力性尿失禁者,应进一步做尿动力学试验。棉签试验可受合并生殖道脱垂及膀胱充盈情况的影响,如棉签角度变化不大但仍然存在尿失禁,表明膀胱颈和尿道具有良好的支撑结构,要考虑内括约肌功能缺陷。棉签试验在临床中使用较少。

（7）排尿日记　是评估尿失禁患者状况的重要工具。患者保存数天的排尿记录,一般为 3 天。患者在指导下将每次排尿时间和尿量,尿失禁时间及与漏尿相关的特殊活动记录下来。还可以指导患者记录液体摄入量。排尿日记用于诊断是否存在尿失禁的意义有限,主要用于鉴别压力性或急迫性尿失禁。

4. 尿流动力学测定　对疑似压力性尿失禁者,一般情况下不需要常规进行尿流动力学测定,对于较为复杂的病例可以进行尿流动力学测定以进一步诊断。

5. 盆底超声检查　是目前辅助诊断压力性尿失禁的影像学检查方法之一,检查基本方法见本章第二节"盆腔脏器脱垂的康复评定"部分。压力性尿失禁的超声表现包括膀胱膨出以及 Valsalva 动作时膀胱颈移动度增大,尿道内口可见漏斗形成,膀胱后角开放及尿道旋转角度增大(图 2-3-3)。

6. 盆底肌电生理检查　包括盆底肌表面肌电评估、肌电图及神经传导速度的测定。详见本章第二节。

7. 盆底肌肌力及肌肉功能评定　包括改良牛津盆底肌肌力测试法与 PERFECT 盆底肌指检方法。详见本章第二节。

8. 问卷评估　尿失禁对女性的影响表现为多个方面,对生活质量的影响可选择一些问卷进行评估,如尿失禁生活质量问卷(I-QOL)(表 2-3-1)。

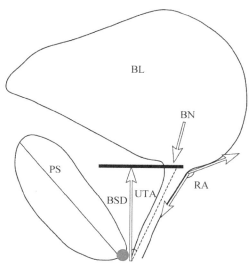

图 2-3-3　盆底超声检查

BL(bladder):膀胱
BN(bladder neck):膀胱颈-尿道内口关闭
RA(retrovesical angle):膀胱后角(膀胱后壁与近端尿道之间的夹角)
BSD(bladder neck-symphyseal distance):膀胱颈至耻骨联合下缘的垂直间距
UTA(urethral tilt angle):尿道倾斜角(上段尿道轴与人体纵轴线所组成的夹角)
PS(pubis symphysis):耻骨联合

表 2-3-1　尿失禁生活质量问卷

尿失禁使您有如下困扰吗?	量化评分				
	完全如此	常常如此	有时这样	很少这样	从未如此
1. 我害怕不能及时赶到厕所	☐ 1	☐ 2	☐ 3	☐ 4	☐ 5
2. 我担心咳嗽、打喷嚏时会尿失禁	☐ 1	☐ 2	☐ 3	☐ 4	☐ 5
3. 担心会有尿失禁,我从座位上起立时会分外小心	☐ 1	☐ 2	☐ 3	☐ 4	☐ 5
4. 在新环境中,我特别注意厕所的位置	☐ 1	☐ 2	☐ 3	☐ 4	☐ 5
5. 尿失禁等问题使我觉得很沮丧	☐ 1	☐ 2	☐ 3	☐ 4	☐ 5
6. 尿失禁等问题使我不能外出过久	☐ 1	☐ 2	☐ 3	☐ 4	☐ 5
7. 尿失禁等问题使我放弃了很多想做的事情,感觉沮丧	☐ 1	☐ 2	☐ 3	☐ 4	☐ 5

尿失禁使您有如下困扰吗?	量化评分				
	完全如此	常常如此	有时这样	很少这样	从未如此
8. 我担心旁边的人会闻到我身上的尿味	□ 1	□ 2	□ 3	□ 4	□ 5
9. 我总担心会发生尿失禁等问题	□ 1	□ 2	□ 3	□ 4	□ 5
10. 我经常去厕所小便	□ 1	□ 2	□ 3	□ 4	□ 5
11. 每次做事前我都得考虑周到,避免尿失禁带来麻烦	□ 1	□ 2	□ 3	□ 4	□ 5
12. 我担心随着年龄增长,尿失禁等问题会严重	□ 1	□ 2	□ 3	□ 4	□ 5
13. 因为尿失禁等问题,夜间我几乎没有正常睡眠	□ 1	□ 2	□ 3	□ 4	□ 5
14. 我担心因尿失禁等问题出现尴尬场面或受到羞辱	□ 1	□ 2	□ 3	□ 4	□ 5
15. 尿失禁等问题使我觉得自己不是一个正常人	□ 1	□ 2	□ 3	□ 4	□ 5
16. 尿失禁等问题让我觉得很无助	□ 1	□ 2	□ 3	□ 4	□ 5
17. 尿失禁等问题使我觉得生活乐趣变少了	□ 1	□ 2	□ 3	□ 4	□ 5
18. 我担心尿失禁时弄湿衣物	□ 1	□ 2	□ 3	□ 4	□ 5
19. 我觉得我没法控制膀胱了	□ 1	□ 2	□ 3	□ 4	□ 5
20. 我很注意喝什么和喝多少,避免发生尿失禁等问题	□ 1	□ 2	□ 3	□ 4	□ 5
21. 尿失禁等问题限制了我挑选衣物	□ 1	□ 2	□ 3	□ 4	□ 5
22. 尿失禁等问题使我对性生活有顾虑	□ 1	□ 2	□ 3	□ 4	□ 5
合计分值:	最后评分＝(合计分值－22)/88×100(范围 0～100)				

参考文献:朱兰,郎景和. 女性盆底学[M].2 版. 北京:人民卫生出版社,2014.

（二）压力性尿失禁的分度

1. 主观分度

（1）Ingelman-Sundberg 分度法

轻度:尿失禁发生在咳嗽和打喷嚏时,不需要使用尿垫。

中度:尿失禁发生在跑跳、快走等日常活动时,需要使用尿垫。

重度:轻微活动、平卧体位改变时等发生尿失禁。

（2）Sandvik 严重程度指数

漏尿频率和漏尿量的乘积代表严重程度指数。

漏尿频率:①每月少于一次为 1 分;②每月几次为 2 分;③每周几次为 3 分;④每天/每夜均有为 4 分。

漏尿量：①几滴为 1 分；②少量为 2 分；③量多为 3 分。

严重程度指数：①1～2 分为轻度；②3～6 分为中度；③8～9 分为重度；④12 分为极重度。

2. 客观分度　采用尿垫试验，一般使用 1 小时尿垫试验。常用的标准如下：

轻度：0 g＜1 h 漏尿量＜2 g。

中度：2 g≤1 h 漏尿量＜10 g。

重度：10 g≤1 h 漏尿量＜50 g。

极重度：50 g≤1 h 漏尿量。

四、女性压力性尿失禁的中西医康复治疗方法

在压力性尿失禁的治疗中，保守治疗是重要的组成部分。保守治疗是轻中度压力性尿失禁的首选治疗方法。对于年龄较大或者合并其他慢性疾病的患者，由于无法耐受手术，保守治疗可在一定程度上减轻症状。保守治疗的优点是并发症少、风险较小，即使不能完全治愈，也能不同程度地减轻尿失禁和其他泌尿道症状，患者有较好的依从性。

SUI 的保守治疗方法主要包括西医康复治疗和中医康复治疗。西医康复治疗方法有：运动疗法包含膀胱训练和盆底肌肉锻炼；物理因子治疗包含盆底电磁刺激和生物反馈；康复辅助用具包含佩戴子宫托和止尿器等。中医康复治疗方法有：针灸治疗、艾灸治疗、耳穴疗法、中药等。

（一）压力性尿失禁的西医康复治疗

1. 膀胱训练　关键是针对混合性尿失禁制订排尿计划，通过指导患者记录每天的饮水和排尿情况，填写膀胱功能训练表，通过有意识延长排尿间隔，使患者学会通过抑制尿急而延迟排尿。实施时首先回顾患者的排尿日记后，选择适当的最长排尿间隔，指导患者醒来后排空膀胱，白天排尿时间从每30～60 分钟排尿间隔逐渐延长，直至每 2～3 小时排尿 1 次，通常每周 1 次。患者记录每次排尿时间，保持每周与医护人员电话或当面沟通。膀胱训练对有压力性尿失禁和逼尿肌不稳定的混合性尿失禁有一定疗效。

膀胱训练主要改善自主控尿能力，当患者在排尿间隔期间感到尿急，可指导采用控制尿急的方法，如分散注意力或放松。有效分散注意力的方法包括思维锻炼、深呼吸、哼唱歌曲等。避免在严重尿急时快速跑向洗手间，另外快速收缩盆底肌肉数次，这样通常能减轻尿急感。

2. 盆底肌肉锻炼　盆底肌训练的目的是锻炼和强化支撑膀胱、阴道、子宫、直肠等脏器的肌肉伸张和收缩，防止失禁、器官脱垂和阴道松弛。由于女性盆底结构的特殊性而容易受到损伤，导致盆底功能障碍性疾病，如尿失禁等，进行收缩锻炼能促使肌力尽快恢复。盆底肌训练需要循序渐进的练习和持之以恒的坚持，正确和定期的锻炼能达到防治盆底疾病、停止漏尿的效果。详细的训练方法见本章第二节。

3. 盆底电磁刺激　可刺激盆底神经末梢和运动终板，诱发肌肉被动的收缩，增强盆底肌的强度和耐力，减少尿失禁的发生。

4. 生物反馈　指将电子生物反馈治疗仪置于阴道内检测盆底肌肉活动，通过视听信号使患者了解盆底肌收缩情况。相关研究表明，盆底肌训练联合生物反馈能够有效治疗女性产后 SUI。电刺激是通过放置于阴道、直肠或皮肤表面的电极产生低频电流对盆底肌肉和阴部神经刺激，从而增加盆底肌肌力，恢复受损软组织张力，加强尿控能力。

5. 快速反应能力训练　快速反应能力是指盆底肌肉对任何突发、意外的负重情况迅速反应的能力，例如打喷嚏或跳跃的时候，是盆底肌对抗腹压的一种反射。为了提高盆底快速反应能力，可以让患者坐在座位的前端，快速大力地收缩盆底肌提升盆底，保持 2～3 秒，然后完全放松。做 8～10 次，肌肉疲劳后放松。反复快速提升盆底，是为了训练盆底肌对突然增加的腹压尽快做出反应。可以试着模拟

在咳嗽的情况下快速提起盆底肌,先坐着训练,再站着训练,并迁移至生活场景中训练,在咳嗽、大笑、打喷嚏、跳跃、提重物前首先快速收缩盆底肌,最终形成新的条件反射。

压力性尿失禁的康复治疗不仅要强化盆底肌的力量、耐力与快速反应能力,还应促进盆底与腹壁筋膜的修复,可以运用特定内脏筋膜手法进行此项治疗操作。

(二) 压力性尿失禁的中医康复治疗

中医认为分娩时气血过度消耗,导致中气受损,脾肾亏虚,膀胱无法掌控尿道,从而出现小便失禁。中医康复疗法以益气固涩,补肺健脾温肾为主。

1. 针灸治疗 针灸治疗 SUI 的常见穴位有中极、关元、三阴交、次髎、肾俞、骶四穴。中极为膀胱募穴,足三阴、任脉之会,有补肾气、利膀胱之功。关元属任脉,为补阳补气之要穴。三阴交为三阴经交会之穴,可滋阴补气,广泛应用于泌尿生殖系统疾病。次髎深处有骶神经通过,深刺该穴可调节神经组织的功能。肾俞为肾的背俞穴,与中极配伍为"俞募配穴"。骶四穴是经外奇穴,其针刺点在 S3、S4 神经传出点上,可激活盆底神经,促进盆底肌收缩。

2. 艾灸治疗 艾灸具有温阳益气、升阳举陷之效,灸之可补益肾气,提高膀胱固摄功能。艾灸温热效应可改善局部毛细血管内部的血流灌注,加速受损组织的修复,使盆底肌肉力量与尿道括约肌的尿控能力得到一定程度的提升。

相关研究表明,采用雀啄灸、附子饼灸、热敏灸等艾灸方法,联合凯格尔训练或联合盆底康复治疗仪治疗 SUI,效果确切,可有效促进盆底功能恢复,提升盆底肌力,改善尿失禁症状。

3. 耳穴疗法 相关研究表明,中医耳穴疗法联合盆底康复治疗措施对压力性尿失禁的预防效果良好,可显著改善产妇的盆底功能。

具体治疗方式为操作者一只手轻扶患者的耳背,另外一只手持探针,以 50～100 g 的压力对各耳穴进行按压,操作过程中注意观察患者的疼痛反应。操作确保每次按压的压力均匀,按压时间基本相等。在探查到产妇的压痛敏感点后,将消毒完成的王不留行籽贴或磁珠附在 5 mm×5 mm 的脱敏医用胶带中间部分。用镊子夹取,贴敷在产妇的耳穴上(取穴:膀胱、肾、肺、脾、腰骶椎、三焦、神经系统皮质下)。嘱患者之后每天采用轻柔刺激法,自行按压 3 次,3 天治疗 1 次。

4. 中药 女性产后 SUI 是由于脾气虚弱,无法固摄膀胱造成的,因此中药治疗应从行气活血、补脾固涩入手。常用的中药方剂有补脾固活汤、补中益气汤等。

补脾固活汤组方为炙甘草、川芎、柴胡、升麻、丹参、芡实、煅牡蛎、桑螵蛸、煅龙骨、党参、当归、茯苓、炒白术、炙黄芪等中草药,诸药共用具有活血、固涩、补脾、行滞之功效。

补中益气汤有升阳举陷、补中益气的作用,汤中的人参、黄芪补气;白术、甘草益脾;当归养血;陈皮理气;升麻、柴胡升清阳。

中药汤剂配合盆底生物反馈治疗或盆底肌功能训练,可明显改善尿失禁症状。

五、女性压力性尿失禁的康复预防

女性尿失禁的预防主要是生活方式的干预,包括:生活起居规律、戒烟、减轻体重、避免提拎和搬动重物、避免饮用含咖啡因饮料、避免强体力劳动、避免参加增加腹压的体育活动等。对很多女性来说,干预生活方式可以降低压力性尿失禁的发生。重度和中度肥胖的妇女可以通过减肥来减少压力性尿失禁和急迫性尿失禁的发生。纠正不良体态,如纠正骨盆前倾姿势有助于盆底肌功能恢复正常,从而有助于缓解压力性尿失禁的症状。

(曹霞宇 祝芳芳)

第四节　慢性盆腔疼痛的康复

一、慢性盆腔疼痛的概述

（一）定义

慢性盆腔疼痛（chronic pelvic pain，CPP）的定义为：持续 6 个月或以上的非周期性疼痛，疼痛局限于盆腔、前腹部、腰骶部或臀部，严重时可导致功能障碍或需就医诊治。一般认为，慢性盆腔疼痛是由各种功能性和（或）器质性原因引起，具有长期性及持续性，且疼痛被感知于解剖学特定骨盆区域及其相关区域，严重时可导致机体功能紊乱或衰弱，需药物或手术治疗的一组综合征。

广义的 CPP 可进一步被分类定义为"特定疾病关联的盆腔疼痛"以及不能明确病因的"慢性盆腔疼痛综合征"（chronic pelvic pain syndrome，CPPS），盆底肌肌筋膜疼痛综合征为 CPPS 的重要组成部分。

（二）流行病学

据国外文献报道，CPP 常见于年轻女性。18～50 岁的女性人群发病率为 15％，妇科门诊就诊的患者中 10％～40％为慢性盆腔疼痛患者，35％的患者因慢性盆腔疼痛进行腹腔镜检查，15％进行了全子宫切除术。

（三）临床表现

CPP 的疼痛症状通常局限于盆腔、腹部或脐下，腰骶背部或臀部，持续时间至少 6 个月。慢性盆腔疼痛常导致一个及多个脏器功能紊乱，患者可出现相关躯体症状，甚至伴有抑郁表现，如食欲减退、反应迟钝、失眠健忘、性欲减退、消化不良、便秘等，体力活动日益受限，逐渐脱离职业、家庭和人际交往。慢性盆腔疼痛还与心理异常（抑郁、焦虑）、性虐待及身体虐待引起的一系列躯体症状相关，这些复合因素的同时存在导致对慢性盆腔疼痛患者的评估、诊断和治疗非常困难。

二、引起慢性盆腔疼痛的疾病分类

引发慢性盆腔疼痛的原因很复杂，患者疼痛的产生有 20％～30％来源于妇科疾病。此外，可来源于泌尿系统、消化系统、神经系统、肌骨系统疾病等，并与焦虑、抑郁等精神心理因素有关。

1. 妇科疾病　主要有子宫内膜异位症和子宫腺肌病，盆腔炎性疾病与盆腔粘连，盆腔静脉淤血综合征，残余卵巢综合征，输卵管结核等。

2. 泌尿系统疾病　主要有间质性膀胱炎（膀胱疼痛综合征）、放射性膀胱炎、尿道综合征等。

3. 消化系统疾病　主要有感染性肠道疾病、肠易激综合征等。

4. 神经系统疾病　主要有阴部神经痛、髂腹下神经痛、髂腹股沟神经痛、生殖股神经痛、闭孔神经痛等。

5. 肌骨系统疾病　主要有围产期盆腔疼痛综合征，妊娠相关性盆腔疼痛（妊娠期激素水平变化导致的关节松弛、妊娠期躯体轴向变化引起的张力增加以及骨盆骨量的丢失，均可出现盆腔疼痛）、盆底肌肌筋膜疼痛综合征、梨状肌综合征、骶髂关节功能紊乱等。此外,还包括尾骨疼痛及下背部疼痛,腹壁肌筋膜疼痛等。骨盆骨折是引起持续性盆腔疼痛的另一种常见原因。

6. 其他疾病 主要有腹壁手术伤疤内神经压迫性疼痛、心源性躯体功能异常等。

三、慢性盆腔疼痛的康复评定

对于慢性盆腔疼痛,应通过病史、体格检查和影像学检查后进行初步分类并筛选出其中适宜康复干预的问题。针对这些问题干预的最终目的是缓解疼痛,从而提高患者的生活质量。因此,治疗前、中、后对疼痛的评估是最主要的内容。由于慢性盆腔疼痛涉及多学科多系统问题,可用国际盆腔疼痛学会(International Pelvic Pain Society,IPPS)的相关问卷作为询问病史及查体的参照,以免遗漏问题。IPPS内容全面,包括患者的主观回忆如导致疼痛的事件;疼痛部位、发作时间及频率、疼痛性质;疼痛与月经、体位及排尿排便的关系;创伤史、手术史;既往针对疼痛的治疗情况及治疗效果等。

(一) 病史

询问患者的病史非常重要,其中包括既往史、检查结果、手术记录、病理报告等,以避免多余的检查和治疗。

1. 既往史 采集病史过程中要详细地询问泌尿生殖道、胃肠道、肌肉骨骼和神经心理问题。了解患者过去的疾病及手术史、孕产史。特别是有无盆腔感染、盆腔手术、阑尾炎、子宫内膜异位症等。

2. 现病史 询问病史中要详细了解疼痛的强度、部位、特点、性质、持续时间、有无它处放射;与性生活、月经、排便、近/远期手术、放疗或腹盆感染等的关系;有无头痛、恶心、膀胱症状、胃肠道症状、腰背痛;了解引起疼痛加重、缓解的因素。

3. 其他 应探究是否有可能的躯体、性虐待或童年受虐经历。全面的精神健康史和抑郁筛查很有效,情绪和人格缺陷常可加重CPP。

(二) 体格检查

1. 一般情况 包括外观年龄、衣着、仪态、步态、营养状况和疼痛特点等。评价姿态(坐姿和站姿)和步态(臀部高低和腿长的差异)。

2. 腹部检查 注意瘢痕和疝,轻柔地触诊皮肤、筋膜、肌肉有无触痛。尤其应注意任何可重复的疼痛。治疗师应让患者指出疼痛的精确位置,如果可以,应用一根手指而不是整个手掌大范围地滑动,以便于检查出独立的病灶。

3. 妇科检查 在膀胱截石位进行。基本检查步骤可按以下顺序进行。

(1) 检查外阴外观,注意外阴皮肤、前庭部位有无疼痛和压痛。

(2) 检查盆底肌的肌力和张力,一般行单指阴道检查,通过肌肉的舒缩所产生的对手指的压力来感知盆底肌的肌力和张力。盆底肌张力增高者往往容易并发盆底肌肌筋膜疼痛。

(3) 检查触摸阴道前壁,若尿道和膀胱基底部有压痛和憋尿感,考虑间质性膀胱炎可能;按压阴部神经管走行区域,若能复制出疼痛,考虑患者可能存在阴部神经痛。

(4) 窥器检查及双合诊盆腔检查,注意阴道壁状态、有无宫颈举痛及盆腔各脏器的活动度,附件区有无增厚条索、宫骶韧带是否增粗,子宫后壁阴道后穹隆有无触痛结节,有无肿物。

(5) 盆底肌牵涉痛区域检查,对于怀疑盆底肌及筋膜疼痛的患者要重点进行此项检查。

4. 特殊检查

（1）Carnett 征　是典型腹壁肌肉痛体征，查体时，检查者进行腹部触诊找到患者疼痛症状最明显处，将手指停留在疼痛点，让患者仰卧时抬头、抬肩，腹部触痛加重，提示腹壁病变而非腹腔内病变。

（2）闭孔内肌试验　患者仰卧，检查者站于患侧，身体斜向患者头端。一只手握持患者患侧小腿下端，抬起小腿，另一只手扶持其患侧膝部，使患者患膝关节屈曲约 90°。检查者一只手维持不动作为拮抗，另一只手向内下方推动膝部，使患者患髋关节快速内旋，引起患侧下腹痛，为患侧闭孔肌征阳性，提示盆腔上部腹膜炎（图 2-4-1）。

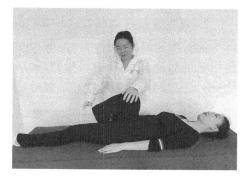

图 2-4-1　闭孔内肌试验

（3）梨状肌综合征　检查者抗阻力使患者患髋外展外旋可诱发疼痛，并感到活动无力，被动屈髋、内收、内旋时疼痛加重。臀部疼痛和感觉异常，并向大腿后侧放射，检查可发现梨状肌部位深压痛。

（4）直腿抬高试验　患者仰卧、两腿伸直，检查者一只手压住其膝关节伸侧，另一只手托住其足跟部，使腿徐徐抬起，正常时该侧髋关节可成角 90°以上，亦无腰部和腿部疼痛。若抬高至 70°以下即出现疼痛，同时检查者亦有一定阻力感，则为直腿抬高试验阳性，提示神经根病变和椎间盘病变（图 2-4-2）。

（5）Faber 试验　检查者让患者同侧髋关节屈曲、外展和外旋，导致骶髂关节关节区域或臀部疼痛，用于筛查骶髂关节、臀部病变（图 2-4-3）。

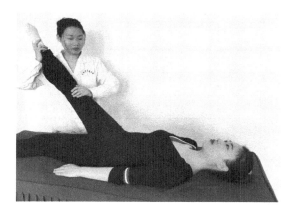

图 2-4-2　直腿抬高试验

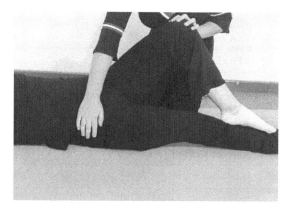

图 2-4-3　Faber 试验

（三）影像学检查

可根据病史、体征及体格检查决定相应的辅助检查。实验室检查包括阴道分泌物检查、血尿常规、相关肿瘤标记物及组织病理学检查等。影像学检查包括 B 超、X 线、CT、MRI。骨盆骨折是引起持续性盆腔疼痛的另一种常见原因。传统的 X 线检查诊断骨损伤的敏感性和特异性均较低，对于怀疑有骨盆骨折的患者，可行 MRI 检查。此外，MRI 对于可疑腺肌症等部分病例可能有帮助。怀疑腔静脉淤血综合征可行盆腔静脉造影。内镜检查包括膀胱镜、肠镜、腹腔镜等。影像学检查，如彩超、MRI、CT，也可酌情用于盆底肌肌筋膜疼痛综合征的排除诊断。

（四）疼痛评定

疼痛评定的主要目的是了解疼痛的性质、部位、程度、发作情况、时间进程、诱发原因和伴随症状等，临床常用的疼痛评定方法如下：

1. 数字疼痛评分法(numeric pain rating scale，NPRS) 此方法要求患者用 0~10 这 11 个点来描述疼痛强度。0 表示无痛，10 表示最痛，被测者根据个人疼痛感觉在其中一个数做记号。此方法容易被患者理解和接受，结果较为可靠。

2. 莫克吉尔疼痛问卷(McGill pain questionnaire) 从感觉、情感、评价和其他相关类四个方面因素以及现时疼痛强度(present pain intensity，PPI)，比较全面地评定疼痛性质、程度及影响因素。此问卷包括三个部分：①疼痛分级指数(pain rating index，PRI)评定；②视觉疼痛评分(visual analogue scale，VAS)；③现时疼痛强度评定。具体内容见表 2-4-1。

表 2-4-1　McGill 疼痛问卷简表(SF-MPQ)

患者姓名：		日期：	

Ⅰ. 疼痛分级指数评定

	A. 感觉项			
	无痛	轻度	中度	重度
1. 跳痛(THROBBING)	0)	1)	2)	3)
2. 刺痛(SHOOTING)	0)	1)	2)	3)
3. 刀割痛(STABBING)	0)	1)	2)	3)
4. 锐痛(SHARP)	0)	1)	2)	3)
5. 痉挛痛(CARMPING)	0)	1)	2)	3)
6. 咬痛(GNAWING)	0)	1)	2)	3)
7. 烧灼痛(HOT-BURNING)	0)	1)	2)	3)
8. 酸痛(ACHING)	0)	1)	2)	3)
9. 坠胀痛(HEAVY)	0)	1)	2)	3)
10. 触痛(TENDER)	0)	1)	2)	3)
11. 劈裂痛(SPLITTING)	0)	1)	2)	3)

感觉项总分：

	B. 情感项			
	无痛	轻度	中度	重度
12. 疲惫耗竭感(TIRING-EXHAUSTING)	0)	1)	2)	3)
13. 病恹样(SICKENING)	0)	1)	2)	3)
14. 恐惧感(FEARFUL)	0)	1)	2)	3)
15. 受惩罚感(PUNISHING-CRUEL)	0)	1)	2)	3)

情感项总分：

疼痛总分＝感觉项总分＋情感项总分

Ⅱ. 视觉疼痛评分

无痛　　　　　　　中度疼痛　　　　　　极度疼痛
0 1 2 3 4 5 6 7 8 9 10

Ⅲ. 现时疼痛强度评定

0　无痛（NO PAIN）
1　轻痛（MILD）
2　难受（DISCOMFORTING）
3　痛苦烦燥（DISTRESSING）
4　可怕（HORRIBLE）
5　极度疼痛（EXCRUCIATING）

McGill 疼痛问卷简表，1～11 项对疼痛感觉程度进行评估，12～15 项对疼痛情感状况进行评估。每个描述程度分为 0＝无痛、1＝轻度、2＝中度、3＝重度。同时，标准 McGill 疼痛问卷里的视觉疼痛评分和现时疼痛强度评定也用于对总体疼痛状况进行评估。

（五）心理评定

一些研究认为，某些类型的慢性盆腔疼痛与焦虑、抑郁情绪有一定的关联性，特别是焦虑情绪与盆底肌肌筋膜疼痛综合征有较强的关联性，因此，心理评定很有必要。一般可采用汉密尔顿焦虑/抑郁评定量表进行评定。

四、慢性盆腔疼痛相关疾患的康复治疗

慢性盆腔疼痛是一种涉及多个学科，可引起盆腹腔多种器官功能异常，影响患者生活质量和社会行为的常见的疾病表现形式。可以根据检查评定结果对导致疼痛的问题进行梳理，对盆腔炎性疾病（包括盆腔粘连）、盆底肌肌筋膜疼痛综合征及其他引发慢性盆腔疼痛的肌骨系统疾病等适于康复治疗的疾病进行积极的康复干预，以减轻疼痛，改善症状，提高患者的生活质量。

（一）盆腔炎性疾病后遗症的康复治疗

盆腔炎性疾病（pelvic inflammatory disease，PID）指病原微生物侵入女性上生殖道所引起的一组感染性疾病，主要包括子宫内膜炎、子宫肌炎、输卵管炎、输卵管卵巢脓肿、盆腔腹膜炎、急性盆腔结缔组织炎等。炎症可局限于一个部位，也可同时累及几个部位，其中以输卵管炎、输卵管卵巢炎最常见，又称为附件炎。若盆腔炎性疾病未得到及时正确的诊断或治疗，可发生盆腔炎性疾病后遗症（sequelae of PID），既往称此为慢性盆腔炎。其主要病理改变为组织破坏、广泛粘连、增生及瘢痕形成，致使输卵管阻塞、输卵管增粗、输卵管伞端闭锁、输卵管卵巢粘连、输卵管积水等。盆腔炎性疾病后遗症可导致不孕、输卵管妊娠、慢性盆腔疼痛等。炎症可反复发作，大于等于 2 次盆腔炎性疾病病史的患者更容易出现慢性盆腔疼痛。

1. 临床表现

（1）不孕　盆腔炎性疾病后不孕发生率为 20%～30%。

（2）异位妊娠　盆腔炎性疾病后异位妊娠发生率是正常女性的 8～10 倍。

（3）慢性盆腔疼痛　炎症所致粘连、瘢痕以及盆腔充血，常致下腹部坠胀、疼痛及腰骶部酸痛，并在劳累、性交后和月经前后加剧。约 20% 的急性盆腔炎患者会在急性发作后的 4～8 周开始出现盆腔疼痛。

（4）盆腔炎性疾病反复发作　有盆腔炎性疾病病史者，约 25% 将会再次发作。

2. 妇科检查

（1）输卵管病变　可在子宫一侧或两侧触到呈索条状增粗的输卵管，并有轻度压痛。

(2) 输卵管积水或输卵管卵巢囊肿　可在盆腔一侧或两侧触及囊性肿物,活动多受限。

(3) 盆腔结缔组织病变　子宫常呈后倾后屈,活动受限或粘连固定,子宫一侧或两侧可触及片状增厚、压痛,可触及宫骶韧带增粗、变硬,有触痛。

3. 诊断　根据病史、症状、体征及实验室检查、影像学检查等,可对盆腔炎性疾病后遗症做出初步诊断。

4. 康复治疗　盆腔炎性疾病后遗症主要病理改变为组织破坏、广泛粘连、增生及瘢痕形成,炎症所致粘连、瘢痕以及盆腔充血是其导致慢性盆腔疼痛的主要原因。因此,对无须手术的患者,可选择具有松解粘连、软化瘢痕、改善盆腔血液循环作用的物理因子进行治疗,必要时可配合中药灌肠治疗。

盆腔粘连多由于盆腔炎性疾病所致,为盆腔炎性疾病后遗症的病理改变;除此之外,盆腔手术亦可导致盆腔粘连。阑尾穿孔史、子宫内膜异位症和感染性肠道疾病、细菌性腹膜炎、放射治疗、化学性腹膜炎、长期腹膜透析等均可造成盆腔粘连。粘连为位于非连接部位的组织、器官及腹膜浆膜面间或浆膜面间形成的连接,连接可以为含或不含血管,疏松透明或致密非透明的条带状孤立连接,也可为片状的多发连接。排除物理因子治疗禁忌的盆腔粘连治疗与盆腔炎性疾病后遗症相同,在此一并叙述。

(1) 等幅正弦中频电和(或)碘离子导入　等幅正弦中频电疗法又称音频电疗法,常用频率为 2 000～5 000 Hz,波形为正弦波,此频率范围内正弦电流导入人体形成的微细震颤具有独特的松解粘连、软化瘢痕的作用,能促进慢性增殖性炎症的消散,改善局部血液循环,因此适用于盆腔炎性疾病后遗症及排除禁忌证后的其他原因所致的盆腔粘连的治疗,临床应用中坚持足够疗程,多能取得良好疗效。碘离子亦具有松解粘连、软化瘢痕的作用,同样有助于促进慢性炎症吸收。音频电具有促进生物膜通透性的作用,因此在治疗中音频电可单独应用,还可视患者具体情况结合碘离子导入一并应用。

治疗技术:①单纯音频电疗法,即选择电脑中频治疗仪中的音频电处方。频率一般选择 2 000 Hz 或 4 000 Hz,为避免机体对连续波的适应性,可选择断续波。治疗用硅胶电极 18 cm×10 cm×2,覆盖双层清水浸湿的比电极面积稍大的滤纸后对置于患侧下腹部与骶部,保证电极与皮肤的均匀接触。患者若取仰卧位,则在腹部电极上面放置沙袋固定。调节电流输出,缓慢调节至感觉阈,再调节至耐受限。每次治疗 20 分钟,10 次为一个疗程。可治疗 2～3 个疗程甚至更多疗程,疗程间休息 5～7 天。月经期停止治疗。②音频电并碘离子导入法,设备及电极选择同①,用 10% 碘化钾溶液浸湿比电极稍大的双层滤纸,覆盖于电极上,治疗部位与治疗剂量调节、治疗时间、疗程与间隔均同①。

注意事项:①患者治疗部位的金属物品应予去除,体内有金属异物的部位(骨科金属固定物、金属节育环等),应严格掌控电流强度,小于 0.3 mA/cm²,避免组织损伤。②尽量使病灶位于两电极中间,并使其与皮肤均匀接触。③治疗前告知患者应有的感觉,如有任何不适,特别是有电极下点状刺痛感时,应及时调低电流强度或停止治疗。

(2) 调制中频电疗法　调制中频电的载波频率也在音频范围内,并针对机体适应进行了低频电流调制,有较好的舒适度,除可以明显改善和促进局部血液循环及消炎镇痛作用外,亦可以松解粘连、软化瘢痕,因此同样可以用于盆腔炎性疾病后遗症的治疗。

治疗技术:①选用间调波,中频电 1 000～5 000 Hz 波形优选组合,电极选择及放置方法、剂量调整等均同音频电。每天 1 次,每次 20 分钟,10 次为一个疗程。②特定处方治疗,可选择电脑中频中的特定治疗处方,如"盆腔炎""附件炎""瘢痕与粘连"等。电极选择及放置方法、剂量调整等均同音频电。每天 1 次,每次 20 分钟,10 次为一个疗程。

注意事项:同音频电。

(3) 超短波疗法　超短波属于高频电疗法,具有穿透力深和加热均匀的特点,可作用至盆腔的深部,使血管扩张,血液流动加速,改善血液循环,加强静脉回流,促进渗出液吸收。超短波能增强单核-巨噬细胞功能,并有一定抑菌作用,因此对于感染性炎症与无菌性炎症均有良好的消炎作用。超短波的温热作用还能降低感觉神经的兴奋性,使平滑肌张力下降,镇痛并缓解痉挛。

治疗技术:采用超短波电疗机,频率 40.68 MHz,波长 7.37 m,最大输出功率 200 W,电极 14 cm× 20 cm×2,于下腹部、腰骶部对置,间隙 2～3 cm,微热量。每天 1 次,每次 20 分钟,10 次为一个疗程。

注意事项:①患者治疗部位的金属物品应予去除,体内有金属异物的部位不宜治疗。②慢性炎症、慢性伤口及粘连患者不宜进行过长疗程的超短波治疗,以免引起结缔组织增生过度而使局部组织变硬、粘连加重。③月经期停止治疗。

(4) 中药灌肠配合超短波疗法　中药灌肠配合超短波疗法治疗盆腔炎是一种中西医结合的治疗方法。尽管没有循证医学证据支持,但在临床中多有采用,有较多的临床观察认为具有一定应用价值。一般认为,盆腔脏器间有密切的血液循环交通,灌入肠道的药液经吸收后可以以比全身用药后更高的浓度分布于同位于盆腔的内生殖器官及筋膜韧带,从而发挥作用。

操作准备:①中药药液,将中药灌肠方浓煎剂(以清热利湿、活血化瘀、软坚散结、通经活络的药物为主,如红藤煎)150 mL 左右置于清洁容器中备用。温度保持在 40 ℃左右。②一次性灌肠器 1 套,清洁润滑油适量,输液架 1 副。③灌肠前排空大小便。

灌肠操作:①治疗床铺一次性垫单,患者脱掉一侧裤腿后取右侧卧位,使臀部尽量靠近床沿。②将药液灌入灌肠器中并关闭导管滑轮开关,悬吊于输液架上,灌肠器底部距患者肛门位置在 30 cm 左右。排出导管气体后再次关闭滑轮开关,末端涂上少量润滑油,轻柔地从肛门插入直肠 15 cm 左右,慢慢打开滑轮开关,将药液缓慢滴入。灌肠完毕,卧床休息 30 分钟。③灌肠后超短波治疗,令患者排空肠道后仰卧于超短波治疗床上,电极选择与放置方法、治疗方法、注意事项等均同超短波疗法。

(5) 激光疗法　激光具有能量密度高,光斑可控的特点,适合用于穴位照射及痛点治疗。多采用红外线激光或红色光激光。激光局部皮肤投影区照射与局部穴位配合远隔穴位照射能促进盆腔血液循环,以利于炎症吸收和消退,并有镇痛作用。

治疗技术:①可采用氦氖激光局部照射治疗,波长 632.8 nm,输出功率 25 mW。照射前患者膀胱保持空虚,暴露下腹部,激光束垂直照射患部,调整照射距离使光斑直径保持 5 cm,光斑中心对准病灶区,每次照射病灶区 2～3 个部位,每个部位 8 分钟,15 天为一个疗程。②采用半导体激光穴位照射方法,激光波长 810 nm,单激光辐射器输出功率为 0～500 mW 连续可调,一般选择 400～500 mW。主穴选择任脉穴关元、气海;足太阳膀胱经穴上髎、次髎;经外穴子宫;配穴选择肾俞、归来、阴陵泉、三阴交。每次选择主穴 4～5 个,配穴 1～2 个,每个穴位照射 5 分钟。每天 1 次,10 次为一个疗程。

注意事项:①光导纤维不得挤压、弯曲,以防折断。②激光管有激光输出时不得直接照向任何人眼部或经反射物反射至人眼部,操作者及患者均应戴激光防护眼镜保护眼睛。③治疗过程中,患者不得随意变换体位或移动激光管。

(6) 经皮穴位电刺激(TENS)　根据疼痛的闸门控制学说,TENS 能使痛觉神经纤维的传导发生阻滞,使疼痛刺激引起的感觉和反应受到抑制,从而减轻或抑制刺激引发的疼痛反应。尤其适合于慢性疼痛。TENS 穴位治疗可改善盆腔微循环,加速组织再生和修复,促进炎性渗出物排出。穴位选择任脉经穴气海、关元,足阳明胃经穴位水道,足太阳膀胱经穴位次髎。

治疗技术:①选用多通道 TENS 治疗仪。②选用粘贴式电极,可用直径 4 cm 的圆形电极,或 4 cm×4 cm 的方形电极;2 对电极片粘贴于患者双侧次髎与上髎穴,1 对电极片粘贴于患者双侧维胞穴,1 对电极片粘贴于患者气海和关元穴处。电刺激强度调整至患者感受到刺激部位舒适、麻颤为宜。每次 30 分钟,每天 1～2 次,15 次为一个疗程。

注意事项:①治疗部位应保持清洁,电极与皮肤应充分接触,使电流均匀作用于皮肤。皮肤有瘢痕、溃疡或皮疹时,电极应避开这些部位。②综合治疗时,最好先采用温热治疗法,再进行 TENS 镇痛,可以增加局部血流,降低皮肤电阻,增强治疗作用。

(7)超声波疗法　超声波具有细胞按摩作用、温热作用及理化作用,可松解粘连、软化瘢痕、改善血液循环、促进炎症吸收、镇痛,并可降低挛缩肌肉的张力。

治疗技术:采用频率 0.8～1 MHz,连续式输出,输出剂量为 1～1.25 W/cm^2。接触移动法,于会阴区治疗 5～10 分钟,连续 15～30 天。

注意事项:①治疗中使用耦合剂使声头紧贴皮肤,声头和皮肤之间不得留有任何细微空隙。②移动法治疗时勿停止不动,以免引起疼痛反应。治疗部位过热或疼痛时,应暂停治疗,找出原因,予以处理,避免发生灼伤。③治疗结束时,将超声输出调回"0"位,关闭电源后方可将声头移开。

(二)盆底肌肌筋膜疼痛综合征的康复治疗

近年来,随着对慢性盆腔疼痛的关注度增高,有越来越多的研究证实,盆底肌肉功能障碍可能与慢性盆腔疼痛发生发展密切相关。盆底肌肌筋膜疼痛综合征是慢性盆腔疼痛综合征的一个重要构成部分,占有相当的比例。

1. 肌筋膜疼痛综合征的概述　肌筋膜疼痛综合征(myofascial pain syndrome,MPS)是以慢性肌肉疼痛且伴有一个或多个局部肌肉筋膜触发点和紧张带为特征的局部疼痛综合征,是原发于肌肉、筋膜等结缔组织且以疼痛为主要表现的症候群。MPS 属骨骼肌、肌筋膜的无菌性炎症,由一个或多个触发点引发,以局部疼痛及牵涉痛为主要表现,同时会伴有感觉、运动、自主神经等多个方面的异常表现。

2. 肌筋膜触发点的概念和分类

(1)肌筋膜触发点的概念　又称激痛点(myofascial trigger point,MTrP),MTrP 为受累骨骼肌上可触及的紧张带中所包含的高度敏感的局部压痛点。紧张带由一组紧张的肌纤维构成,触诊时很敏感且持续性发硬。MTrP 为肌紧张带中最敏感的压力敏感区,持续压迫触发点(10 秒)或针刺 MTrP 可激发特征性的整块肌肉痛、扩散至周围或远隔特定部位的感传痛,这种感传痛常被称为"牵涉痛"。其特点表现为单块肌肉上是固定不变的区域性的皮下痛,具有模糊的边界;一块受累的肌肉常有几个不同的MTrP,每个 MTrP 都有一个各自对应的牵涉痛分布区域。

MTrP 的本质是骨骼肌梭外肌肌纤维上运动终板功能异常,引发肌纤维自发收缩形成的收缩性结节,应称为肌疼痛触发点。因 MTrP 形成后会累及肌筋膜,导致肌筋膜挛缩和无菌性炎症及肌筋膜织炎,故又称为肌筋膜触发点。MTrP 重要特征:①是骨骼肌上的痛性条束状结节;②对结节进行针刺或机械触压刺激可产生远处的牵涉痛和局部肌肉颤搐;③当一个触发点非常活跃时,可以有自发性牵涉痛的形成。

(2)肌筋膜触发点的分类　以 MTrP 发生时序可分为原发触发点、关联触发点和继发触发点。最先出现 MTrP 为原发触发点;由原发触发点所触发的另一个或多个邻近的 MTrP,称为关联触发点;由一个 MTrP 所触发出更远处或拮抗肌上的 MTrP,称为继发触发点。

以 MTrP 所处位置可分为中心性触发点和附着处触发点。前者一般位于肌腹肌纤维的中央,运动神经进入肌肉之处,即运动点处。后者主要位于肌-腱结合处,或腱-骨附着处。

根据是否伴有自发性疼痛,MTrP 又可分为活性触发点及隐形或潜在触发点。活性触发点为具有自发性疼痛或对运动有反应性疼痛的敏感点,隐形触发点仅在按压时有疼痛或不舒服。活性触发点能引发出症状,隐形触发点一般只导致肌肉张力增加,以及关节活动受限。正常情况下,人体的任何一块骨骼肌都可以因某些既往的陈旧性损伤造成一个或多个隐形触发点,被某些因素激活后变为活性触发点,引发一系列症状。

(3)肌筋膜触发点的发生机制　MTrP 形成的致病因素包括结构性因素与非结构性因素。结构性因素指运动系统各部位的急慢性、直接和间接性损伤导致骨骼肌张力异常与明显或细微损伤。非结构性因素常为一些间接导致 MTrP 形成的因素,如维生素、微量元素等营养因子的缺乏,反复感冒等慢性感染,过劳后休息不足,紧张、焦虑等。这些因素均可导致 MTrP 形成或被反复激活,并引起以肌肉疼痛为主的肌肉功能失调和运动系统功能失调。迄今为止仍难以解释 MTrP 确切的发生原因和机制。较为公认的发病机制有西蒙斯(Simons)提出的"能量代谢危机"学说、贝梦思(Bames)等人提出的"肌梭异常电位"学说及"中枢致敏"学说等。

MTrP 形成后必然导致一块肌肉内的肌束间肌张力不平衡引发肌内肌张力紊乱,骨骼肌内多种病理反应的结果造成了中枢感受到以疼痛为主的感觉反应。MTrP 形成不仅使一块肌肉肌内张力发生改变,造成肌内力系不平衡,而且这块骨骼肌的感觉系统也出现矛盾感觉。由于 MTrP 的存在及其引发的连锁反应,本体感觉神经受体会同时接收到高张力信号和低张力信号,造成触发点外肌束的活动受抑制,骨骼肌协调功能活动随之紊乱。若这种情况持续未得到改善,将会打破局部运动系统乃至全身运动系统的力学平衡,从而使机体局部的疼痛范围扩大。

(4) 肌筋膜疼痛综合征的诊断　在 MPS 的诊断过程中,对触发点的检查有非常重要的意义。触诊是检查触发点的主要方法。MPS 的诊断尚无统一标准。

1) Simons MPS 诊断标准　分为主要标准和次要标准。

主要标准:①主诉区域性疼痛;②触发点牵涉性疼痛的预期分布区域的感觉异常;③受累肌肉可触及紧张带;④紧张肌带内的某一点呈剧烈点状触痛;⑤存在某种程度的运动受限。

次要标准:①压痛点重复出现主诉的临床疼痛或感觉异常;②横向抓触或针刺入带状区触发点诱发局部抽搐反应;③伸展肌肉或注射激痛点可缓解疼痛。

满足 5 个主要标准和至少 1 个次要标准才能确诊为 MPS。

2) 美国 MPS 诊断标准　①肌腱的附着点或肌腹上有固定疼痛区和压痛点。按压痛点可引发区域性的不按神经根感觉分布的分散痛。②气温降低或疲劳时疼痛加重。③增加肌肉血流的治疗可使疼痛减轻。④排除局部占位性或破坏性病变。

3. 盆底肌肌筋膜疼痛综合征的概述　盆底肌肌筋膜疼痛综合征是发生于盆底肌肉和筋膜的局部疼痛综合征。常可发生在产妇分娩后 1～2 个月内,疼痛牵涉可形成许多不同的组合:外阴、盆腔深部、会阴区域、腹股沟区、骶骨下部、臀部和大腿内侧及后部、下腹部等。临床表现为会阴及阴道疼痛、性交痛、下腹痛、骶尾部疼痛、大腿内侧疼痛、臀部后外侧酸痛并向大腿后方放射等。观察可见步态摇摆、姿势僵硬、坐下动作谨慎,往往半边臀部靠近椅子的边缘并频繁转换坐姿。体征可见髋关节内外旋受限;骨盆倾斜与旋转、脊柱侧弯等;休息时疼痛可缓解,久坐、骑自行车、性交、排便、长时间行走等因素可诱发;对盆底相关肌肉的指检可发现局部疼痛的触发区域和相关肌肉的紧张。

孕产过程对盆底肌盆壁肌的牵张损伤、孕产期间的姿势改变及骨盆松弛引发结构性不稳,可能是盆底肌肌筋膜疼痛综合征的一个主要原因。此外,某些营养因子的缺乏及激素水平的变化可能参与发病过程。盆腔肌肉富含 α2 受体,由疼痛、精神因素引起的去甲肾上腺素明显增高,可能导致其紧张性疼痛。越来越多的临床研究证实,外阴痛和膀胱疼痛综合征与盆底肌肌筋膜紧张、疼痛密切相关,可通过灭活盆底肌的 MTrP 而获得症状缓解。

(1) 盆腔肌肉触诊方法　盆底肌肌筋膜疼痛综合征的诊断是一个排他性诊断,诊断标准可参照肌筋膜疼痛综合征的诊断标准。当考虑患者的慢性盆腔疼痛为盆底肌肌筋膜疼痛综合征所致,则要对盆底肌肌筋膜触发点进行全面评估。当对触发点施加一定压力时,会使疼痛向特定部位传射,复制出患者所感受的疼痛。

盆底肌肌筋膜疼痛综合征所涉及的肌肉包括深浅层盆底肌及盆壁肌(闭孔内肌、梨状肌)。

肛门括约肌、肛提肌和尾骨肌,其触发点牵涉痛集中在尾骨区域、肛门和骶骨下部(图 2-4-4)。肛提肌和尾骨肌典型的牵涉痛表现在尾骨区,这种牵涉痛常称为尾痛症。由于肛提肌是最常累及的肌肉,所以尾骨区域的疼痛也称为肛提肌综合征。

坐骨海绵体和球海绵体肌的触发点,其牵涉痛可能在生殖器结构,如阴道。阴道痛也可由肛提肌触发点产生。闭孔内肌触发点的牵涉痛也会表现在肛尾区域并可放射至大腿后上部(图2-4-5)。臀部及大腿的疼痛也可由梨状肌引起,因此梨状肌也应进行触发点检查。

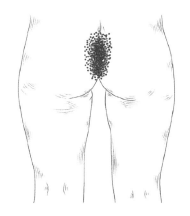

图2-4-4 肛门括约肌、肛提肌和
尾骨肌的触发点牵涉痛部位

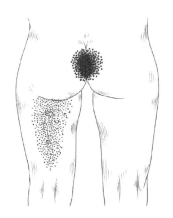

图2-4-5 闭孔内肌的触发点
牵涉痛部位

(2)盆腔肌肉大致定位及触诊方法 盆底肌触发点形成可同时发生于多块盆底肌,或一块盆底肌的多个部位。为方便记录评估结果及在重复治疗过程中较为准确地找到触发点,可采用冠状面时钟钟面方式进行定位描述。检查时经阴道进行,检查者手指自阴道或肛门向深处探入进行。一般浅层肌及黏膜区域可用棉签和手指触诊;深层肌用手指触诊。

在进行盆底肌MTrP检查时,首先应进行盆底肌肌张力和肌力检查,最后进行触发点触诊。触发点检查时,检查者多用示指行单指检查,一般人示指总长在7～8cm,远段及中段指节每节约为2cm。检查者可测量自己示指指节长度以便检查,亦可采用标尺测量阴道深度。患者取膀胱截石位,冠状面钟面以阴道口为中心,其上方为12点,下方为6点,左侧中点为9点,右侧中点为3点。在此体位下,盆底浅层肌位于阴道口内1cm左右,阴道口旁环绕为球海绵体肌,阴唇后联合水平旁开为会阴浅横肌。盆底深层肌位于阴道口内3cm左右及更深位置,耻骨尾骨肌与耻骨直肠肌在两侧位置阴道口内3～5cm,在3点、6点、9点的区域比较容易感受收缩时挤压手指的感觉(图2-4-6)。髂尾肌与坐尾肌依次更深,闭孔内肌则需在2点与10点方位向前侧壁触诊,手指需探入较深(图2-4-7)。梨状肌位置较高,在坐尾肌头侧端,经阴道触诊若有困难可在臀部梨状肌投影区触诊。

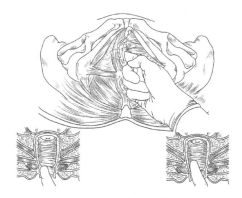

图2-4-6 浅层肌触诊

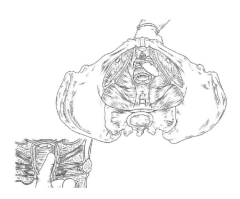

图2-4-7 深层肌触诊

对于盆底肌触发点的检查,近年国外已推出一些深浅层盆底肌常见触发点图谱,可参考应用。

4. 盆底肌肌筋膜疼痛综合征的治疗　盆底肌触发点形成的原因已如前述。对于因孕产期间姿势改变及骨盆结构不稳导致盆底肌异常牵拉肌力不平衡、盆底肌活动过度等因素引发 MTrP 形成者,要矫正骨盆错位、降低盆底肌异常增高的张力,增加骨盆稳定性和盆底肌肌力与耐力;同时,还要调整患者紧张、焦虑的情绪,补充维生素及微量元素。此外,还需强调的是本病病因病机均未完全明了,治疗比较棘手,故治疗目标应设立为综合生活质量的提高与疼痛的缓解,有时并不能完全消除疼痛或存在反复可能。因此,在评估和治疗前需要与患者进行充分地沟通,帮助患者调整心态,正确看待治疗过程,使其对治疗效果能抱有现实合理的期望。

(1)缺血性按压术　也称为触发点压力放松术、深部按压术、指压疗法,是通过对触发点施加一定时间、一定强度的压力诱发局部短暂缺血,继而引发一系列继发反应,灭活触发点的治疗方法。灭活疼痛触发点是有效治疗肌筋膜疼痛综合征的关键。

Simons 等人提出的缺血性按压方法:用单手拇指或双手拇指交叠对触发点持续垂直加压,待指端触碰到紧张带后保持这一压力,紧张带张力逐渐下降变松软后,操作者在原有压力的基础上增加压力,直至手指感受到新的紧张带的阻碍。重复操作 3~5 次,作为一组治疗。

目前,临床治疗中对按压形式、按压力度与按压持续时间仍未达成统一标准。盆底肌为较小的肌肉,过大的压力可能会造成新的损伤,因此,建议操作者施加的压力以患者主观感觉为准,即患者感到"舒适的疼痛",按压 15~90 秒,重复 2~3 次或每次 6 秒,重复 6 次。停止按压的指标为疼痛减轻、紧张带张力下降。若此时操作者手指下感到血管搏动,则有可能更好地缓解症状。在此期间可以改变压力的方向,可以重复地适用于受累肌肉之紧绷肌纤维的每一条肌带。缺血性按压不仅需处理盆底肌 MTrP,对盆壁肌、大腿内收肌及臀肌的 MTrP 的处理也有助于疼痛缓解。按压结束后要对肌肉进行放松按摩或配合姿势训练。治疗频度可视患者状况每天、隔天 1 次,或每周 2 次,一般 7 次为一个疗程。

(2)肌肉能量技术(MET)　是针对软组织、肌肉、骨骼系统紊乱,以软组织整骨疗法为载体,由操作者精确控制方向和施力大小,通过患者的主动参与、利用肌肉等长收缩抗阻的方法,用以改善肌肉骨骼系统功能和减轻疼痛的一类操作技术。肌肉能量技术的基本技术包括:等长收缩后放松(PIR)、收缩放松(CR)、交互抑制(RI)、收缩放松对抗收缩(CRAC)等。

1)等长收缩后放松　拉长含有触发点的肌肉,直至察觉到阻力。维持此姿势并指导患者主动对抗 8~10 秒,患者放松后把肌肉牵张至更长并重复上述整个步骤。PIR 主要用于放松触发点以及拉长缩短了的肌肉与筋膜。此法主要用于尾骨区疼痛伴有尾骨压痛和肛提肌及臀大肌紧张性均增高的患者。患者取俯卧位,踝部外旋,使臀大肌部分被牵张。操作者站于患者大腿旁,前臂交叉,手掌分别置于相当于患者肛门水平的两侧臀部,以提供相同阻力。告知患者轻轻用力使两侧臀部内聚,并持续 10 秒,然后放松。肌肉放松时,操作者感受臀大肌最初张力的消失。如此重复 3~5 次后,尾骨腹侧面的外部触诊通常变得更容易进行,且无痛感。

2)收缩放松　步骤与 PIR 相同,所不同的是操作者不需要在通过第一个阻力屏障之后把肌肉拉得更长,只是在原阻力屏障上简单的重复。CR 主要用于评估无力或疼痛,放松紧张肌肉及增加目标肌肉的感觉。

(3)盆底肌放松技术

1)手法放松　患者将膀胱排空,平躺并屈膝。操作者一只手触摸盆底肌,另一只手手指背部抵住患者下腹部皮肤,将双手指尖放在耻骨顶端与脐之间连线中点处,把手指向背部方向轻轻地深入腹部,如有疼痛引发患者收缩腹肌时立即停止。待患者抵抗消失后,将指尖往患者足向探入达到耻骨后方,然后将指尖移向腹侧就可以触到耻骨背面(图 2-4-8)。此时,让患者用力收缩盆底肌,操作者和患者都能感觉到盆底肌连接至耻骨后上缘处的收缩活动。这个方法可用于将过紧的盆底肌前段放松,也可以训练张力低下的盆底肌或治疗尿失禁。

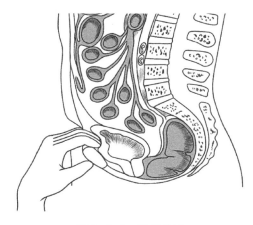

图 2-4-8　手法放松

2) 自我放松技术　可选择大小、质地适宜的皮球,在坐位时置于会阴区域,通过缓慢施压向各个方向活动躯干,以拉伸放松盆底肌。每次 10 分钟左右。

3) 呼吸放松技术　浅快呼吸常与人的紧张、焦虑情绪关联,而紧张、焦虑不仅加重疼痛体验,且可能加重盆底肌紧张、促发 MTrP 形成,因此,进行呼吸放松训练对于 CPPS,特别是盆底肌肌筋膜疼痛综合征患者十分重要。

首先评定患者呼吸模式,让患者感知自己的呼吸方式,体会浅快呼吸与较深长的腹式呼吸带来的感觉。呼吸训练时患者基本体位以舒适、全身放松为度,引导患者做腹式深呼吸,并以其一只手置于胸部,一只手置于腹部感受腹式呼吸时腹腔的起伏变化,鼻吸口呼,吸气时腹部自然鼓起,呼气时腹部自然平复。训练过程中嘱患者精神专注于呼吸过程中,不必刻意排除杂念。每天训练 15～20 分钟。学会呼吸放松技巧后,可在任何放松体位下进行训练,长期坚持。呼吸放松过程可配合舒缓的音乐同时进行。

(4) 骨盆矫正　骨盆错位会使附着其上的盆底肌张力不均衡,从而导致肌肉松弛无力或紧张,形成激痛点,故对久治不愈的盆底肌肌筋膜疼痛综合征患者做骨盆关节的评估与矫正。

(5) 物理治疗

1) 经皮神经电刺激　原理、治疗技术及注意事项详见本节前述内容。

2) 磁疗　磁疗法是利用磁场作用于人体穴位、患处或全身,以治疗疾病的一种物理因子疗法。多采用低频脉冲电磁场和磁振热疗法等治疗方式。磁疗法可以改善盆腔血液循环及镇痛,中药保留灌肠联合磁疗治疗 CPP 效果较好,可明显缓解盆腔疼痛症状。

治疗技术:可采用磁振热治疗仪,治疗前患者膀胱保持空虚,暴露下腹部,大小便排空,采用侧卧位。操作者将插入肛门端的灌肠管以少量石蜡油润滑后,慢慢插入患者的肛门,直至进入 10～12 cm,然后再慢慢地将药液注入。药液的温度保持在 39～41 ℃。药液注入之后,将磁疗垫放置于患者的下腹部耻骨联合上方进行治疗。治疗过程中的温度控制在 46～52 ℃,治疗时间为 40 分钟。嘱咐患者尽量使药液保留 4 小时以上。

注意事项:①直接贴敷法应注意检查皮肤。②注意不良反应,治疗后如血压波动、头晕、恶心、嗜睡或严重失眠,应停止治疗。③治疗时,患者不要戴机械手表,以免损坏。④人工心脏起搏器患者慎用。

(6) 姿势训练

1) 移动髋部　做向前倾和向后归位的动作;移动臀部,做向前倾和向后归位的动作;向左、向右移动臀部;向后、向前移动臀部,并做臀部转圈动作。

2）深蹲 将双腿张开得比臀部更宽，向下蹲，直至双腿感觉到伸展，并达到最舒适的位置。可以选择保持稳定的物体以获得支持，或者可以将双臂放在双腿内作为平衡。当使用膈式呼吸时，将此姿势保持30秒。尝试在这个打开位置感受盆底肌肉的扩张（图2-4-9和图2-4-10）。

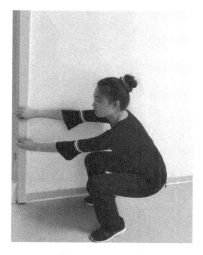

图2-4-9 深蹲

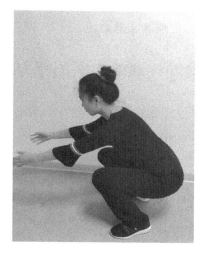

图2-4-10 深蹲

3）扩张盆底肌 躺在舒适的平面上。弯曲膝盖并将腿从地面抬起，把腿分开，用双手抓住脚外侧或脚踝。保持这种姿势30秒，并用膈式呼吸扩张腹部。当吸气时，感觉到盆底肌肉的扩张（图2-4-11）。

4）婴式拉伸 跪在舒适的平面上。分开膝盖，使它们打开得比躯干更宽。向前弯曲臀部，让额头靠在地面或枕头上。可以向前伸展胳膊，或者通过臀部向后伸展，让臀部靠在足跟休息。放松到这个位置，让身体倒向地面，释放身体的所有紧张。一旦完全放松，重点放在膈肌呼吸。当吸气时，让腹部伸展至膝盖之间的空间，可感觉到盆底肌肉放松。保持在这个位置30～60秒（图2-4-12）。

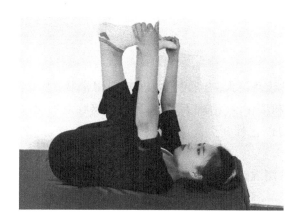

图2-4-11 扩张盆底肌

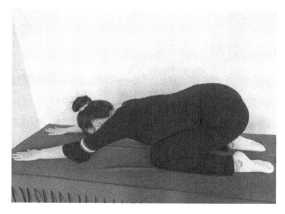

图2-4-12 婴式拉伸

5. 慢性盆腔疼痛的心理疗法 50%～70%的慢性疼痛患者伴有认知行为和精神心理的改变，大部分患者表现为焦虑状态，从而引起肌肉紧张，进一步加重疼痛，不进行干预，易形成恶性循环。为此，必须阻断伤害性刺激的输入，缓解紧张和焦虑情绪，引导患者重新安排和强化新的健康行为。

（1）生物反馈疗法 生物反馈仪器是用模拟的声音信号或者视觉信号来反馈提示正常和异常的盆底肌肉活动状态。采用生物反馈仪可帮助患者体会紧张和放松的感觉，学会疼痛的自我调节和控制。

（2）认知行为矫正 通过改变疼痛的认知结构和与疼痛经历有关的认知过程来帮助患者学习自我

控制和处理疼痛的能力。

（3）放松训练　主要用于缓解慢性疼痛患者的紧张情绪、转移注意力、减少疼痛的压力。可采用的方法包括全身肌肉放松法、缓慢深呼吸、意念活动、打太极拳等。

（4）注意力转移训练　鼓励患者多从事一些休闲性活动，如园艺活动、户外散步、观赏风景、听轻音乐等，以分散大脑对疼痛的注意力。

五、慢性盆腔疼痛的中医治疗方法

中医对慢性盆腔疼痛的治疗，有独特的理论体系与治疗方法。可以结合全身症状及舌脉辨别寒热、虚实选用中药，在内治法的基础上，配合针灸、穴位理疗及中药直肠导入、中药外敷等综合疗法，以提高临床疗效。

慢性盆腔疼痛可以由慢性盆腔炎所致，中医古籍无此病名记载。根据其临床表现，属于"癥瘕""妇人腹痛""带下病""月经不调""不孕症"等范畴。

（一）中药治疗

1. 辨证要点　本病病因较为复杂，但可概括为湿、热、瘀、寒、虚五个方面。湿热是本病主要的致病因素，瘀血阻遏为本病的根本病机。主要是湿热毒邪残留于冲任、胞宫，与气血搏结，聚结成瘀。故以血瘀为关键，病情缠绵，证候虚实错杂。本病以实证或虚实夹杂证多见，纯虚证少见。

2. 治则　一般而言，治疗以活血化瘀，行气止痛为主，配合清热利湿、疏肝行气、散寒除湿、补肾健脾益气等治疗。

湿热瘀结证应清热利湿、化瘀止痛，方宜银甲丸加减；气滞血瘀证应疏肝行气、化瘀止痛，方宜膈下逐瘀汤加减；寒湿瘀滞证应祛寒除湿、化瘀止痛，方宜少腹逐瘀汤（方见痛经）合桂枝茯苓丸加减；气虚血瘀证应益气健脾、化瘀止痛，方宜理冲汤合失笑散加减；肾虚血瘀证应温肾益气、化瘀止痛，方宜温胞饮合失笑散加减。

（二）针刺

补益肾气，健脾利湿。固摄带脉。以足少阳经、任脉及足太阴经穴为主。多选用带脉、中极、白环俞、三阴交、阴陵泉。带脉固摄带脉，调理经气；中极可利湿化浊，清理下焦；白环俞助膀胱之气化以化湿邪；三阴交健脾利湿，调理肝肾以止带；阴陵泉健脾利湿以止带。毫针刺，带脉用平补平泻法，其余主穴用泻法。

一般气海、关元加灸。合谷三阴交左右交叉刺。可用温针法。

（三）穴位理疗

选择应用盆腔炎治疗仪及微波、超声电、激光治疗仪等。

（四）中药外治

1. 中药药包热敷　辨证选用中药，热敷于下腹部或腰骶部。

2. 中药穴位敷贴　辨证选用中药，研末或制成丸剂，贴敷于三阴交、气海、神阙、关元等穴位。

3. 中药离子导入　辨证选用中药浓煎后通过中药离子光电导入仪导入，使药物通过局部皮肤直接渗透和吸收。

（五）中药直肠导入

取红藤、败酱草、丹参、延胡索、三棱等随证加减。适用于各个证型患者。

（六）艾灸

中医认为，盆腔炎性疾病后遗症为余邪滞留淤积胞中导致气血失调、冲任受损、脏腑功能失调。因此，可以运用艾灸扶正祛邪、调理冲任、清热利湿、活血化瘀的功效起到治疗作用。

治疗技术：多采用悬灸法或艾盒灸法。艾灸取穴：神阙、关元、三阴交、足三里。治疗时间为 30 分钟，艾灸程度以穴位处皮肤略出现红晕为宜。艾灸每天 1 次，10 次为一个疗程。

（李青峰）

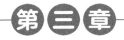

哺乳相关问题的康复

第一节　生理性乳涨的康复

一、生理性乳涨的定义

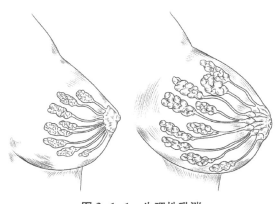

图 3-1-1　生理性乳涨

生理性乳涨（physiological breast growth）一般指发生在女性产后 2～5 天期间的乳房胀痛现象，顾名思义，生理性乳涨是一种生理现象而非病理过程。女性乳房在妊娠期间受雌激素（estrogen）、孕激素（progestogen）、催乳素（prolactin，PRL）等激素的共同作用，其乳腺导管和乳腺腺泡进一步发育。当胎盘剥离娩出后，血中雌激素、孕激素及胎盘生乳素水平急剧下降，抑制下丘脑分泌的催乳素抑制因子释放，在催乳素的作用下，乳汁开始分泌。此时大量血液组织液涌向乳房，乳腺血流充盈明显，如果乳汁生成较快，并且超过婴儿需求，就会出现胀痛（图 3-1-1）。

二、生理性乳涨的病因及临床表现

生理性乳涨可能受到多种因素的影响，现将成因归类如下。

1. 新生儿吮吸不足　新生儿吮吸不足是生理性乳涨的主要原因。新生儿吮吸不足的可能原因：①可能出现了对乳房流量的不满意和乳头偏好。②乳腺腺体的肿胀可能会导致乳腺管通路变窄，变窄的乳腺管将进一步加大吮吸的阻力，吮吸更加困难，导致出现不愿意吮吸的情况。③在哺乳开始的前两天，乳母因为乳汁分泌不足，给予奶粉人工哺喂，也会导致不愿吮吸乳母乳房的现象。

2. 哺喂间隔时间过长　两次哺乳间隔时间过长会导致乳汁在乳腺管内淤积，过度充盈的腺体会挤压牵拉乳房内的神经组织，使乳房变得肿胀且疼痛。

3. 喂养姿势不正确　可能导致乳汁排出困难并影响新生儿吮吸，从而加重乳涨。

三、生理性乳涨的中西医康复治疗方法

一般情况下,生理性乳涨出现后,可增加哺乳频率,在新生儿的及时吮吸下乳腺管即可通畅。如果乳房肿胀过度,乳母疼痛剧烈,可采用冷敷治疗,同时可以采用适当手法排出部分乳汁。

1. 冷敷　乳房胀痛严重时,可选用冷敷乳房的方法减轻局部血液过度充盈并有效缓解疼痛,这是治疗生理性乳涨的首选方法。

冷湿敷布法:将专用冷敷布放在冷水中完全浸透,然后拧去多余水分,将其直接敷于患处,暴露乳头,每2~3分钟更换一次,全部治疗时间为20~30分钟,一天2~3次,可根据病情程度增减次数(图3-1-2)。

2. 增加哺乳频率　新生儿吮吸能够帮助母体乳房中乳汁的排空,出现生理性乳涨时增加哺乳频率可以有效缓解乳房胀痛。

3. 调节饮食和作息　产后最初几天乳腺还没有完全通畅,脂肪及蛋白质含量过高的饮食会导致乳汁过度分泌,容易加重生理性乳涨。除此之外,充足的休息和乐观的心态,有助于减少生理性乳涨的发生。

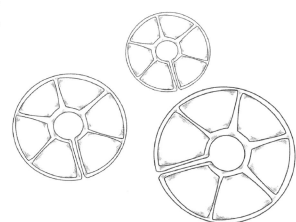

图3-1-2　冷敷布示意图

4. 反向按摩促进淋巴回流　沿着乳房淋巴管走行方向反向轻轻推按,沿乳头方向逆向推向乳房周边,包括向锁骨下、腋下方向的推按。反向轻轻推按可以促进淋巴回流,有助于缓解胀痛。

5. 手法少量排乳　生理性乳涨较重者可以用手法少量排乳的方法缓解胀痛。

具体操作手法:

(1)嘱患者取仰卧位,充分暴露患乳。

(2)治疗师坐于患者的患侧,取舒适体位,双手洗净消毒后,戴一次性手套,在双手和患者的患乳均匀涂擦润滑油。

(3)先用轻柔手法按揉患乳,然后拇指沿乳房边缘向乳头方向按揉,依靠拇指和示指的合力向乳头方向滑行,如此形成向心性挤压,挤出少量乳汁,减轻乳房内压力。

(4)按摩过程中用手轻轻牵拉乳头,以扩张乳头部的乳腺管。一天1次,每次10~15分钟。

(彭娟娟)

第二节　产后缺乳的康复

一、产后缺乳的定义

产后缺乳(agalactia)是指哺乳期内乳汁分泌过少,不能满足新生儿的喂养需要。产后缺乳多发生在产后2~3天至15天内,发病率为20%~30%,且呈上升趋势。

母乳喂养对于新生儿的成长至关重要,同时也有利于乳母健康。新生儿吮吸乳汁可刺激乳母子宫收缩复原,减少产后出血,有利于形体的恢复,还可以减少乳腺癌和宫颈癌的发病率。

二、产后缺乳的病因及临床表现

产后缺乳常由多种原因所致。产后缺乳的临床表现差异较大：部分产妇表现为开始哺乳时乳汁分泌过少，随后逐渐增多但仍不能满足新生儿的需求；另一部分产妇表现为乳汁全无，无法进行母乳喂养；乳汁分泌正常的产妇，在遭遇应激事件或重大疾病时，也可能出现乳汁骤减，不能满足新生儿需求的情况。

1. 奶瓶的使用或代乳品的过早添加　这是造成乳汁分泌不足的主要原因之一。新生儿对乳头的吮吸是泌乳最主要的条件刺激，如果吮吸刺激不够，导致乳汁分泌不足，将促使代乳品的过早添加。代乳品的使用又会使新生儿因饱腹而减少对母乳的需求，从而造成新生儿吮吸乳头的次数减少，乳房不能排空，导致乳汁分泌始动时间延迟，乳汁分泌量不足；并由此出现产后催乳素分泌下降，乳母情绪低落，母乳喂养信心不足，形成恶性循环。

2. 精神心理因素　乳汁的分泌与乳母的精神心理状态有很大关系。紧张、焦虑、忧郁、失眠等因素通过神经反射抑制催乳素和催产素（oxytocin）的分泌，影响乳汁的合成与分泌。现代社会生活节奏快，工作压力大，人的情绪易产生极大的波动，烦躁、惊喜、忧愁、郁怒等情绪随时都可能发生，由此导致的产后缺乳的现象也越来越多。

3. 剖宫产　剖宫产术后切口疼痛和进食量减少使乳母处于紧张、疲惫的状态，哺乳相对困难，吮吸刺激减少，使催乳素水平相对较低，导致乳汁分泌不足。除此之外，麻醉镇痛对乳汁的分泌也有一定的影响，这是产后缺乳的另一个重要原因。

4. 乳腺问题　发育较差，或者因为各种原因导致的乳腺管阻塞，均会严重影响乳汁的分泌。

5. 乳母营养不良　控制饮食、偏食等会导致乳母体内蛋白质、脂肪等营养物质的缺乏，导致乳汁分泌减少。

6. 其他因素　产后乳母出血过多、感染、腹泻等因素可以通过乳母的大脑皮层影响垂体的活动，抑制催乳素的分泌，导致缺乳。

此外，在哺乳期间存在乳汁相对分泌不足的情况有：在新生儿出生后的 2 周、6 周和 3 个月，因其生长发育速度加快，对乳汁的需求量增加，会出现暂时性的母乳相对分泌不足。

三、产后缺乳的诊断

可通过观察新生儿的喂养及排便情况判断乳母是否缺乳，如不能达到以下情况，可诊断为产后缺乳。

1. 哺乳次数　新生儿在出生后 1～2 个月内，每 24 小时哺乳 8 次及以上。

2. 排泄情况　每天需更换尿布 6 次以上，且每天均有少量、多次大便。

3. 睡眠　两次哺乳之间，新生儿安静且满足，不会轻易啼哭、大闹不止。

4. 体重　每周平均增加体重 150 g 左右；2～3 个月内，每周增加体重 200 g 左右。

5. 神情　新生儿反应灵敏，双眼有神。

四、产后缺乳的中西医康复治疗方法

1. 尽早开奶　开奶指开始母乳喂养，鼓励尽早开奶（产后 15 分钟至 2 小时内），以提供泌乳最有效的条件刺激，促进乳汁分泌。

2. 保证新生儿充分吮吸　新生儿的有效吮吸是增加泌乳的重要因素。新生儿娩出后宜尽早吮吸（<30分钟），出生后10～30分钟新生儿吮吸反射最强。没有新生儿频繁地吮吸，即使做其他努力，也很难使乳量增加。有效地吮吸使血液中的催乳素维持在较高的水平。另外，产后2周内乳晕的传入神经特别敏感，诱导缩宫素分泌的条件反射易于建立，缩宫素可刺激乳腺的平滑肌收缩，有助于乳汁自乳房排出。

3. 保证乳母泌乳

（1）树立母乳喂养信心　只有大约5%的乳母有生理性乳汁分泌不足的现象，其余95%的产妇乳汁分泌量都能够满足新生儿的需求。因此，要加强宣教，帮助乳母树立信心。

（2）调节饮食　产后强调合理、科学、平衡的膳食，既保证营养的需求，又防止营养过剩。

（3）正确的母乳喂养方法　①母乳喂养之前可以先热敷乳房，促进乳房的血液循环；②2～3分钟后，从外侧边缘向乳晕方向轻拍或按摩乳房，促进乳房感觉神经的传导和泌乳；③两侧乳房应先后交替进行哺乳，如一侧乳房奶量已能满足新生儿的需要，可轮流喂哺一侧乳房，并将另一侧的乳汁用吸奶器吸出；④每次哺乳应将双侧乳房的乳汁均排空。

4. 物理治疗　物理因子能够促进乳腺血液循环，改善乳腺局部供血、供氧，并能通过对乳腺局部刺激，反射性刺激垂体分泌催乳素，从而达到促进乳汁分泌的作用。

（1）紫外线疗法　用亚红斑量或弱红斑量分区照射双乳，照射时遮盖乳头。视红斑反应每天或隔天1次，8次为一个疗程。

（2）红外线疗法　使用红外线治疗仪（推荐使用短波红外线设备）进行双侧乳腺照射，温热量，每侧照射20分钟，每天1次，10次为一个疗程。

（3）石蜡疗法　采用盘蜡法，蜡饼温度在40～42 ℃之间，置于双乳。每次治疗30分钟，每天1次，10次为一个疗程。

（4）激光穴位照射　采用30 mW输出He-Ne激光或200 mW输出波长810 nm的半导体激光，取穴为神阙、关元、膻中、肩井、乳根，每穴照射5分钟，每天1次，10次为一个疗程。

其他物理因子，如红光、温热磁场、超短波等，均可酌情选用。

5. 中医治疗

（1）针刺法　治疗以调理气血，疏通乳络，以足阳明经及任脉穴为主。主穴：膻中、乳中、少泽。配穴：气血不足加脾俞、胃俞；肝气郁结加肝俞、足三里；食少便溏加中脘、足三里；失血过多加肝俞、膈俞；胸胁胀满加期门；胃脘胀满加中脘、内关。每次治疗时间为30分钟。

补泻手法：少泽点刺出血，其余主穴平补平泻，配穴按虚补实泻法操作。耳针法：选胸、内分泌、交感、肝、脾，用王不留行籽压贴。

（2）推拿手法处理　①嘱乳母取仰卧位，治疗师先用热毛巾敷两侧乳房。②乳房周边的按摩：治疗师四指指腹或掌根环形按揉乳房周边皮肤2分钟，五指相撮以指腹轻轻抓揉乳房10～20次。③以手掌托住乳房轻轻抖动1分钟；自上而下直推胸骨，沿两乳中间至双侧乳头推揉。④顺着乳腺导管的走行方向，从乳房根部向乳头方向轻推3～5分钟。⑤三指相对提捏乳头，模仿婴儿吮吸动作，催乳素及缩宫素分泌，促进泌乳反射与射乳反射的建立。同时结合穴位按摩背俞如脾俞、胃俞、肝俞、膈俞等，及局部穴位如乳根、乳中、膻中、膺窗等，点揉刺激，每穴1～3分钟，5天为一个疗程。

（3）穴位注射法　选乳根、膻中、肝俞、脾俞，可以选用维生素B_1、维生素C穴位注射，两种物质混合，每穴注射1～2 mL，每天1次。

（4）中药疗法　乳汁缺乏，证有虚实，需辨别诊断。如乳房柔软，不胀不痛，乳汁清稀，色淡量少，多为气血俱虚，治宜补益气血，并注意饮食，补充营养。治法：补气养血，佐以通乳。方药为通乳丹：人参、黄芪、当归、麦冬、木通、桔梗。乳房胀痛，疼痛有块，乳汁黏稠者，多为肝郁气滞，治宜疏肝解郁，并注意乳痈的防治。治法:疏肝解郁,通络下乳。方药为下乳涌泉散:当归、白芍、川芎、生地黄、柴胡、青皮、花粉、漏芦、通草、桔梗、白芷、穿山甲、王不留行、甘草。

此外,中药热敷乳房配合按摩促进乳汁分泌有显著疗效,药方包括桑枝、伸筋草、鬼针草、鱼腥草、皂角刺、丝瓜络、蒲公英、白芍子、牛蒡子、瓜蒌壳、连翘、银花、通草等各50 g,进行中药热敷治疗,促使乳腺管快速疏通以达到治疗的目的。中药泡脚同时伴以按摩,亦对泌乳有积极作用。

（5）耳穴　将磁珠颗粒粘贴在产妇耳穴部位:胸、内分泌、交感、肝、脾等耳穴后,用拇指和示指进行按压、揉搓磁珠颗粒,根据产妇耐受强度适当调整按压力度,达到局部酸麻胀痛、发热的感觉。最终达到改善血气运行,促进乳汁分泌的作用。此外,通过耳穴按摩联合艾灸,可以达到促进产妇泌乳作用的效果。

五、产后缺乳的疗效评定

治愈:乳汁分泌正常,能满足婴儿的日常需要。

有效:乳汁分泌较前增多,但不能满足婴儿的日常需要。

无效:乳汁分泌无改变。

(彭娟娟)

第三节　乳汁淤积的康复

一、乳汁淤积的定义

乳汁淤积症(galactostasis)是指哺乳期因某一个腺叶的乳汁排出不畅,乳汁在乳房(乳腺管)内积存,表现出不同程度的乳房胀痛,乳房局部逐渐胀实、变硬,触之疼痛。乳汁淤积现象是哺乳期常见的问题之一,常见于初产妇。处理不当容易引发乳腺炎,严重影响母乳喂养。

二、乳汁淤积的病因

1. 乳汁排空不完全　①乳汁分泌过多,乳母没有及时将乳房内多余乳汁排空。②哺乳不充分,每次哺乳后,乳房仍有较多乳汁积存,使乳房不能经常排空。③喂养方法不当,不是按需喂养,而是盲目按时喂养,使乳房蓄乳过多。

2. 乳头发育异常　乳头过小或内陷均会造成新生儿吮吸困难,妨碍哺乳。

3. 乳腺管阻塞　乳腺管不通畅,如乳腺管本身有炎症、肿瘤、外在压迫和乳罩脱落的纤维,以及初产妇乳汁中含有较多脱落上皮细胞及组织碎屑,易于引起乳腺管阻塞。

三、乳汁淤积的临床表现及评分标准

1. 临床表现　排乳不畅、乳内肿物硬结疼痛,严重者可导致急性乳腺炎,给产妇带来痛苦的同时,还会因乳汁暂时或长期减少而严重影响母乳喂养,不利于婴儿健康成长。

2. 乳汁淤积程度评分标准　无乳汁淤积为0分(正常);乳房轻度肿胀,哺乳后仍无缓解,触之如唇为 1 分(轻度);乳房触痛感,轻触有硬块,触如鼻尖为 2 分(中度);有泌乳感,但无乳汁排出,乳房持续疼痛,触如额头为 3 分(重度)。

四、乳汁淤积的疗效评定

治愈:乳房无胀痛或疼痛不明显,乳房无结块,乳汁分泌正常,能正常哺乳。

显效:乳房胀痛明显缓解,乳房结块明显变小或变软,乳汁排出较前通畅。

有效:乳房胀痛略有缓解,乳房结块略变小,有乳汁排出,但排出不畅。

无效:乳房胀痛及结块无变化或加重,乳汁排出困难或无乳汁排出,不能哺乳或发展为急性乳腺炎。

五、乳汁淤积的中西医康复治疗方法

1. 物理治疗

(1) 超声波疗法　超声波的机械效应、温热效应、理化效应可改善局部血液循环、消除局部炎性反应、促进乳汁排出。乳汁淤积较重并有皮色稍红者可选用频率为 1/3 MHz、脉冲式输出、声强为 0.75～1 W/cm² 的超声波作用于患乳,使用接触移动法,移动速度为 1～2 cm/s。治疗时间视声头面积与淤积范围比例、超声波占空比决定,一般可掌握每一声头面积大小治疗时间为 3～5 分钟,每天 1 次,3～5 次为一个疗程。若仅有乳汁淤积,无皮色改变,则可用连续式输出,其余参数同前,治疗时间一般为每一声头面积 1～2 分钟。

(2) 超短波疗法　超短波促进深部组织血液和淋巴循环,减低神经兴奋性,增强白细胞吞噬机能,故短波电疗有促进体液循环、解痉止痛、消炎、消肿、促进病理产物吸收、增强组织新陈代谢等作用。选用立式超短波,输出功率为 250 W 左右,等大电容电极对置于患乳,若为左侧乳房建议使用单极法。参数:急性期使用脉冲式无热量,亚急性期慢性病宜用温微热量。治疗时间为 10～15 分钟,每天 1 次或隔天 1 次。视病情治疗 3～5 天。

2. 中医治疗

(1) 推拿治疗　①乳母取平卧位,治疗师洗净双手,暴露患者一侧乳房,腋下及乳房周围垫清洁毛巾,将润滑油均匀涂抹在患者暴露侧乳房和治疗师的双手上。②疏松乳房:用示指、中指、无名指等 2～3 根手指由乳房底部沿放射线向乳头轻轻按摩,可辅以手指轻轻弹琴状拍打。③疏通肿块:用拇指指腹或者手掌小鱼际肌按摩乳腺肿块,将肿块部位沿放射线向乳头方向按揉,直至肿块部位变软。④排空乳汁:用拇指和示指放在乳晕周边,交替进行疏松乳房和疏松肿块手法,将乳房中的乳汁排出。上述过程持续 20～30 分钟,直至一侧乳房排空,然后换至另一侧乳房。如乳胀缓解、乳腺疏通,即可让新生儿吮吸。

(2) 针灸治疗　针刺治疗可以疏通经脉、调理气血。针刺下腹部也可以刺激子宫收缩,将兴奋上传至垂体引起催产素释放,促进射乳反射。艾灸可以活血散瘀,温经通脉,促进硬块的消散。

(3) 中药治疗　①中药内服:治法为清热散结、通乳消肿,选用通乳汤。组方:蒲公英、鱼腥草、赤芍、丹皮、王不留行、路路通、漏芦、三棱、连翘,亦可选用通草、蒲公英汤、丝瓜络等内服。②中药外敷:选用消肿散结,疏肝理气的中药进行外敷,如鲜荟叶等。

(彭娟娟)

第四节　乳头皲裂的康复

一、乳头皲裂的定义

乳头皲裂(chapped nipples)是哺乳期常见问题之一,是指轻者表现为仅在乳头表面出现裂口,重者表现为局部渗液、渗血,日久不愈、反复发作,乳头易形成小溃疡现象。发生乳头皲裂后,新生儿吮吸时会导致乳头剧烈疼痛,影响母乳喂养并易导致乳腺炎的发生。产后早期乳头皲裂发生率为40%～50%,新生儿吮吸皲裂乳头时引起剧烈疼痛,造成母乳喂养中断,极大地降低了母乳喂养率。

二、乳头皲裂的病因

1. 母体因素　①乳头本身问题:乳头内陷或过小,乳头长度过短,乳晕直径过长等乳头发育缺陷,使新生儿乳头含接和吮吸困难,吸乳时用力不当造成乳头损伤。②乳汁分泌过多:因乳汁分泌过多,出现外溢。溢出的乳汁会侵蚀乳头及周围皮肤,引起糜烂或湿疹。③衔接不当:哺乳过程中,仅仅将乳头送入新生儿口中而未含接乳晕,衔接不当造成乳头损伤。④乳头护理不当:过度使用肥皂或乙醇刺激物清洁乳头。

2. 新生儿问题　①新生儿口腔运动失调或口腔炎症,在哺乳过程中将乳头咬破也可造成乳头皲裂。②新生儿没有频繁吮吸,造成乳房肿胀从而导致皮肤绷紧,乳头被拉平,乳房伸展性差,造成损伤。另外,新生儿每天吮吸次数过多、每次吮吸时间过长也会造成乳头皲裂。

三、乳头皲裂的临床表现

乳头皲裂常发生于哺乳的第1周。病变早期,新生儿含吮乳头时,出现明显疼痛,随后乳头出现血性或淡黄色稀薄液体渗出,渗出液干燥后在乳头表面形成结痂。新生儿再次吮吸时,乳头表面出现小裂口或溃疡,造成乳头红肿,哺乳时剧烈疼痛。结痂亦可浸软、擦损而脱落,使裂口变大。乳头皲裂也可呈环行或垂直出现,环行皲裂常见于乳头的基底和乳晕连接处,裂伤过深时,乳头可部分断裂。垂直皲裂严重时,乳头可分成两半。

四、乳头皲裂的中西医康复治疗方法

1. 哺乳指导　乳头皲裂不严重时可继续哺乳:①在哺乳前热敷乳房3～5分钟,挤出少许乳汁,使乳头变软,以利新生儿含吮乳头和大部分乳晕。②哺乳时,先吮吸健侧乳房,如果两侧乳房均有皲裂,应先吮吸较轻的一侧。注意让新生儿含住乳头及大部分乳晕,并经常变换哺乳姿势,以减轻用力吮吸时对乳头的刺激。③除指导乳母正确的喂养方式和姿势外,还需指导乳母正确拔出乳头的方法。可以用示指轻按新生儿的下颌,待新生儿张口时乘机把乳头抽出,从而减少对乳头的不良刺激,防止乳头皲裂的发生,以利顺利进行母乳喂养。皲裂严重者应停止哺乳,可挤出或用吸乳器将乳汁吸出后喂给新生儿。

2. 物理治疗

(1)激光　弱激光有较好的镇痛、消炎作用,还可以促进组织修复。使用小功率的激光器直接进行患侧乳头照射,照射创面前,先用生理盐水或3%硼酸水清洗干净。

（2）其他　还可以选择红光疗法和紫外线疗法,均可促进伤口愈合,促进组织再生。

3. 中医治疗

（1）中药内服　临床中出现的乳头皲裂主要以肝火旺盛型和气血亏虚型常见。其中,肝火旺盛型表现为面赤,易怒,口苦口干,胸胁闷满,不欲饮食,便秘,尿黄,舌质红,苔薄黄或黄,脉弦或弦数等;治法:行肝气为主,兼以养阴清热;处方:柴胡疏肝散加减;组方:陈皮、柴胡、川芎、香附、枳壳、白芍、甘草等。气血亏虚型表现为面色淡白,少气懒言,疲乏无力,舌淡白,苔薄白,脉沉细;治法:补气养血为主;处方:当归、白芍、熟地、阿胶、党参、麦冬、山药、五味子、川芎、牡丹皮、甘草等加减。

（2）中药外敷　加味玉屏风散是由玉屏风散加桑白皮和甘草组成,玉屏风散主要成分为黄芪、白术、防风,是纯中药制剂。将本方煎剂涂抹于哺乳期产妇的乳头,具有扶正固本、局部止痛和抑菌作用,且本方无一般药物的特定气味,口感微甜,哺乳期产妇和新生儿容易接受,有利于母乳喂养,同时不会对皮肤产生过敏反应。

（彭娟娟）

第五节　急性乳腺炎的康复

一、急性乳腺炎的定义

急性乳腺炎(acute mastitis)是乳房的急性化脓性感染,为细菌经乳头皲裂处或乳腺管口侵入乳腺组织所引起,可分为哺乳期和非哺乳期急性乳腺炎。哺乳期急性乳腺炎为产褥期常见病,尤以初产妇较为多见,发病多在产后3～4周。病原菌以金黄色葡萄球菌为主,溶血性链球菌次之。最常见表现为乳房发红、局部疼痛、肿胀甚至出现硬结,常见乳房1/4象限受累,腋窝淋巴结肿大,发热以及全身不适等症状,直接影响母乳喂养。非哺乳期急性乳腺炎在临床中亦可见,此处不做赘述。

二、急性乳腺炎的病因

导致哺乳期患急性乳腺炎的因素有两个,一是乳汁淤积,二是细菌入侵,两者缺一不可。此外,产褥期的产妇免疫力下降,也为感染创造了条件。

1. 乳汁淤积　乳汁淤积是细菌感染的前提和基础。淤积的乳汁有利于入侵的细菌生长繁殖,细菌通过乳头皮肤破损或输乳管侵入乳腺实质,大量繁殖破坏乳腺组织,形成多房性脓肿。

2. 细菌入侵　乳头破损或皲裂,使细菌沿淋巴管入侵是感染的主要途径。此外,细菌也可以直接侵入乳腺管,逆行至腺小叶而致感染。金黄色葡萄球菌常引起深部脓肿,链球菌感染则常引起蜂窝织炎。

非哺乳期乳腺炎多由于乳头乳腺管先天性凹陷引起,多发生于乳晕部,形成乳晕旁脓肿。

三、急性乳腺炎的临床表现

哺乳期急性乳腺炎起病时常有乳房疼痛、局部红肿、发热,随着炎症发展,可出现全身中毒症状,如寒战、高热、脉搏加快,体温可达40℃,同时常有患侧淋巴结肿大、压痛,白细胞计数明显增高。

局部表现可有个体差异,应用抗生素的患者,可掩盖局部症状。一般初起呈蜂窝织炎样表现,数天后可形成脓肿,脓肿可为单房性,也可为多房性。脓肿可向外溃破,深部脓肿还可穿至乳房与胸肌间的疏松组织中,形成乳房后脓肿(retromammary abscess)。感染严重者,还可能并发脓毒症。

四、急性乳腺炎的诊断

1. 症状 哺乳期产妇发病前多有乳汁淤积、乳头皲裂、乳头破损等常见诱因,乳房局部或整体肿胀、疼痛明显,常伴有畏寒、高热等症状。

2. 体征 局部患区可见红、肿、热、痛的炎症表现,同时可触及硬块,压痛明显,如已形成脓肿,则可有明显的波动感,脓肿可单个或数个存在。脓肿可以向外破溃,也可以穿过乳腺管自乳头排出脓液。同时可伴有患侧腋下淋巴结肿大和触痛。

3. 化验检查 血白细胞和中性粒细胞增多。

4. 超声检查 如脓肿形成,超声检查可见液性暗区,穿刺可抽出脓液。

五、急性乳腺炎的中西医康复治疗方法

治疗应从两方面着手,一是应用抗生素,二是局部治疗。治疗原则是消除感染、排空乳汁,严重者可采用手术治疗。

1. 一般治疗 急性乳腺炎初期可以继续哺乳,因为停止哺乳不仅影响新生儿喂养,而且可能出现或加重乳汁淤积。但患侧乳房应停止哺乳,并应用吸乳器排空乳汁,促使乳汁通畅排出,尽量避免脓肿形成。

(1) 25%硫酸镁局部冷热敷 炎症初级阶段,可用 25%硫酸镁冷敷以减轻水肿。乳内有炎性肿块时改为热敷,可促进炎症消散。每次 20~30 分钟,每天 3~4 次。

(2) 物理治疗

1) 乳汁淤积期 首选超声波疗法,还可采用超短波疗法、紫外线疗法等。超声波与超短波治疗方法参见本章第三节。

紫外线疗法:红斑量紫外线具有强力消炎作用,照射后可使炎症渗出物吸收加快,刺激机体防御机能,使白细胞的吞噬能力增强,并有抑菌、杀菌、镇痛作用。一般选用短波紫外线,患侧乳房照射(乳头应遮盖),Ⅱ级红斑量,每次加 1/2~1 MED,每 1~2 天一次。

2) 脓肿形成期 脓肿切开引流后,次日开始使用超短波疗法、紫外线疗法、激光疗法等。

超短波疗法:超短波有明显的消炎、止痛作用,可通过抑制白细胞的活化,减少炎症介质的释放,以及抑制自由基起到抗炎作用。使用玻璃电极或板状电极,单极法,贴于患病部位。乳房患病可采用两个板状电极前后对置法,无热量,每次 8~12 分钟,每天 1~2 次,一般 6~12 次为一个疗程。

紫外线疗法:作用同上,脓肿切开排脓后可先用紫外线强红斑量在患处切口照射以促进坏死组织脱落,切口周边皮肤用Ⅱ级红斑量,每 1~2 天一次,每次增量视切口反应酌加。当脓液减少后剂量减小,待肉芽组织呈现新鲜粉红色豆瓣样状态时,改用亚红斑量,每 1~2 天一次,以促进肉芽组织生长和切口愈合。

此外,微波、激光、红光均可酌情使用。

(3) 抗生素治疗 早期呈蜂窝织炎表现而未形成脓肿之前,应用抗生素可获得良好的效果。因主要病原菌为金黄色葡萄球菌或链球菌,可选用对该类药物敏感的抗生素,如青霉素、头孢类、奎诺酮类等治疗,同时做细菌培养及药敏试验。对于青霉素过敏的乳母,可选用红霉素。抗生素会通过乳汁影响婴

儿的健康,因此,四环素、甲硝唑、喹诺酮类,磺胺药和氨基糖苷类等药物应避免使用。

2. 手术治疗　脓肿形成后,主要的治疗措施是及时做脓肿切开引流。引流后应停止哺乳,并做回乳处理,否则切口不断有乳汁排出,影响切口愈合。

3. 中医疗法　急性乳腺炎在中医中称为乳痈,中医治疗可以选择针灸、推拿、中药等治法,均可取得一定疗效。

(1) 针刺治疗　基本治法,疏肝和胃,清热散结,以足阳明、足厥阴经穴为主。主穴:肩井、膻中、乳根、期门、内关、少泽、内庭。配穴:肝郁甚者加太冲;胃热甚者加内庭;火毒甚者加厉兑、大敦。操作诸穴均用泻法,少泽、厉兑、大敦点刺出血。

(2) 三棱针法　在背部和肩胛区寻找阳性反应点,反应点为大如小米粒的红色斑点,指压不褪色,稀疏散在数量为数个或十几个不等。用三棱针挑刺并挤压出血,以出血量由血色变成正常为度,亦可在刺血后拔罐治疗,效果更佳。

(3) 推拿治疗　一般在乳痈初起尚未成脓时为好。可以使用摩法、揉法、按法、拿法作用于患侧胸部和背部,以及天溪、食窦、屋翳、膺窗、乳根、中脘等穴位。

(4) 中药治疗　强调早期处理,注重疏络通乳,避免过用寒凉药物。中药需要辨证论治,根据不同证型,处以不同治法和方药。①肝胃郁热型:治法为疏肝清胃,通乳消肿;处方:瓜蒌牛蒡汤加减。②热毒炽盛型:治法为清热解毒,托里透脓;处方:五味消毒饮合透脓散加减。③正虚淤滞型:治法为益气和营,托毒生肌;处方:托里消毒散加减。④气血凝滞型:治法为疏肝活血,温阳散结;处方:四逆散加鹿角片。

(彭娟娟)

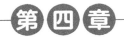

母乳喂养与哺乳期饮食指导

第一节　母乳喂养的必要性

母乳喂养是指用母亲的乳汁喂养婴儿的方式。母乳营养成分齐全,比例适合,是新生儿最理想的食物。研究显示,用母乳喂养的婴儿发展更为健康。母乳含有各种消化酶及抗体,可提高新生儿的免疫力,提升智力,降低儿童肥胖、过敏性疾病等的发病率。世界卫生组织认为,母乳喂养可以降低婴儿的死亡率,它对健康带来的益处甚至可以延续至成人期。

一、子代对母乳喂养的需求

哺乳动物与其他动物的根本区别是胎生和母乳喂养,这两个环节是哺乳动物赖以繁衍生息的重要环节。

(一) 哺乳动物的母乳喂养

所有的哺乳动物(包括人类)都有一个共同的特征,即当雌性动物怀孕以后,它们的乳腺就会迅速发育起来,等分娩以后,乳房便能分泌乳汁哺育幼仔。哺乳动物的乳汁中含有幼仔生长发育所需的各种营养成分,如蛋白质、脂肪、维生素、无机盐、乳糖等,且乳汁的温度恒定,方便随时食用。因此,母乳是幼仔最自然和最理想的食物。

(二) 人类的母乳喂养

人类是最高等的哺乳动物,借助高度发育的脑组织,人与其他动物的最根本区别在于人有意识。意识是人脑特有的机能,地球上除了人类以外,任何哺乳动物都不具有意识。因此,除了像其他哺乳动物一样适应环境,繁衍生息之外,人类能够使用工具,创造和改变环境,同时通过语言交流,最终建立高度文明的人类社会。因此,人类的母乳喂养,除了需要满足躯体生长之外,还必须满足脑组织的发育,以及发展社交关系最基础的亲子情感。

(三) 人类与其他哺乳动物子代对母乳需求的区别

不同种类的哺乳动物有其各自独特的生长特征。人类婴儿的生长发育缓慢,从出生到体重增加一倍,一般要经过 180 天左右;牛犊从出生到体重增加一倍只需要 47 天左右;而猪仔生长得更快,从出生到体重增加一倍仅仅只需要 14 天左右。因此,为了适应幼仔生长速度不同的需要,不同哺乳动物对母乳的需求差异也很大。一般来说,幼仔生长越快的动物,其母乳中的蛋白质含量就越高,而乳糖含量就越低；相反，幼仔生长速度越慢的动物，其母乳中蛋白质含量就越低，而乳糖含量则越高。

因此，人类与其他哺乳动物子代对母乳的需求存在很大的区别。首先，由于人类婴儿相较于一般哺乳动物幼仔发育缓慢，需要更持久的哺乳期来满足生长发育的需要，同时对母乳质量的需求更高，要求母乳营养成分与生长需求同步。其次，人类子代生长发育过程中，不仅要发展健壮的体魄，而且要发育聪慧的头脑，因此要求母乳的营养成分更全面、更充足（表4-1-1）。

表4-1-1 人乳、动物乳汁及配方乳的差异

	人乳	动物乳汁	配方乳
细菌污染	无	可能	配制时可能
抗感染因子	有	无	无
生长因子	有	无	无
蛋白质	乳清蛋白/酪蛋白为 70/30，适量，易消化	乳清蛋白/酪蛋白为 18/82，太多，难消化	部分适量
脂肪	足够的必需脂肪酸，含有脂肪酶，易于消化	缺乏必需脂肪酸，无脂肪酶	缺乏必需脂肪酸，无脂肪酶
乳糖	高	低	含或不含
铁	少量，易吸收	少量，不能很好地吸收	添加，不能很好地吸收
维生素	足够	维生素 A、维生素 C 不足	添加了维生素
水分	足够	需要补充	可能需要补充

二、母乳的成分

人类的母乳具有非凡的特性，其化学组成物质及其活性物质估计至少有 300 种以上。人乳的渗透压与血浆渗透压一致，约为 300 Osm/kg H_2O，pH 值为 6.8，比重为 1.023～1.033，完全适应婴儿的肾负荷能力。人类母乳为婴儿提供出生最初几个月必需的全部营养物质，按不同时期可分为初乳、过渡乳和成熟乳。人乳在最初喂养时蛋白质的浓度最高，被称为初乳（colostrum），以后过渡为成熟乳时，蛋白质的浓度下降并相对稳定在一个水平上（0.8%～1%）。由于母乳的分泌与婴儿的吮吸密切相关，因此人类母乳成分具有高度的个体差异，但总体来说，成熟乳中 90% 主要是水，10% 是蛋白质、碳水化合物、脂肪、维生素、矿物质和微量元素等。

（一）人乳中的营养成分

1. 蛋白质 人类母乳中蛋白质的含量和种类均与牛乳不同，这主要是由于两者子代生长发育过程对蛋白质的需求不同所致。人类母乳中乳清蛋白的比例占 70%，酪蛋白占 30%，而在牛乳中乳清蛋白占 18%，酪蛋白占 82%。人乳中的主要乳清蛋白是 α-乳蛋白、乳铁蛋白，除此之外还有许多其他同类物质，但含量相对较小，如胆盐刺激酯酶、溶菌酶、血清蛋白、叶酸结合蛋白等。另外，分泌性免疫球蛋白也属于乳清蛋白的一部分，它们是人乳中特有的免疫因子，可参与到免疫反应中。人乳中只含有 β-酪蛋白和 κ-酪蛋白，而牛乳则含 α-酪蛋白。母乳以乳清蛋白为主，乳清蛋白在胃酸作用下可以形成细小又柔软的乳凝块，容易被婴儿消化吸收。

2. 碳水化合物类 人乳中的主要碳水化合物是乳糖，从初乳过渡至成熟乳，其含量逐渐增加。成熟乳中的乳糖含量维持在一个相对稳定的水平。除了乳糖，人乳中还含有少量葡萄糖、半乳糖和寡糖。乳糖是人乳中三种产能营养素之一，其水平与乳产量呈正相关，与乳清蛋白水平呈负相关。乳糖会被肠

道中的乳酸杆菌所利用,有利于乳酸杆菌的繁殖,从而抑制有害菌群的滋生。同时,乳糖被乳酸杆菌分解为乳酸后,肠道 pH 值下降,从而促进钙的吸收,也可以预防肠道疾病的发生。一些寡糖被认为具有生物活性,它们可以合成细胞表面的糖蛋白和糖脂,类似于细胞表面的受体,有利于对抗病菌。

3. 脂肪 人乳中的脂肪是重要的能量来源,在人体结构和调节功能方面也有重要作用。据世界卫生组织/联合国儿童基金会(WHO/UNICEF)的估计,人乳中脂肪含量平均为 45.4 g/L,占人乳总能量的 54%。人乳中的脂类由乳脂酶和必需脂肪酸、多不饱和脂肪酸、卵磷脂、鞘磷脂等组成,有利于中枢神经系统和脑组织发育。大部分脂肪酸以甘油三酯(三酰甘油)的形式存在。母乳中含有的脂肪颗粒很小,而且乳脂酶有利于脂肪的消化吸收。多不饱和脂肪酸,如亚油酸和亚麻酸,可生成花生四烯酸及二十二碳六烯酸(DHA),这些成分只存在于人乳中,而不能由新生儿自身合成。DHA 是视网膜和大脑磷脂膜的组成部分,可促进视觉功能和神经发育。母乳中必需氨基酸比例适当,牛磺酸含量是牛乳的 10 倍,牛磺酸对小肠生长起营养作用。谷氨酰胺是肠上皮细胞的能量来源,同时影响着肠道免疫系统。

4. 矿物质和微量元素 人乳中的矿物质含量明显低于牛乳,可保护未发育成熟的肾脏功能。人乳中钙磷比例适宜(2:1),钙吸收率高于牛乳,含微量元素锌、铜、碘较多,尤以初乳中含量高,对生长发育十分有利。人乳和牛乳中的含铁量都较少,但人乳中的铁的生物利用率高于牛乳。人乳中的铁和锌含量往往不能满足婴儿 6 个月以后的营养需求,这时需要添加辅食来获取足够的铁和锌,从而避免营养不足。

5. 维生素 人乳中的维生素是全面均衡的,并与母体的饮食有一定关系。最基本的维生素包括抗坏血酸、硫胺酸、核黄素、尼克酸、吡哆醇、叶酸、泛酸、生物素、维生素 B_{12} 等水溶性维生素。除此之外,人乳中还含有维生素 A(视黄醇类)、类胡萝卜素、维生素 K、维生素 E 等脂溶性维生素。但值得注意的是,人乳中维生素 D 的含量处于边缘状态,这也是人乳的唯一一个问题。因此,母乳喂养的婴儿出生后数日起,应每天口服维生素 D 制剂(400 IU),尤其是冬季以及日照较少的地区。另外,维生素 K 在人乳中含量较低。维生素 K 缺乏且得不到及时补充时,可导致婴儿出现出血及凝血功能障碍。为确保适宜的维生素 K 水平,有些国家和地区以肌内注射的方式为新生儿补充维生素 K(表 4-1-2)。

表 4-1-2 人成熟乳成分参考值(产后 2 周)

成熟乳成分(每升)	含量	成熟乳成分(每升)	含量
宏量营养		脂溶性维生素	
乳糖(g)	67~70	视黄醇(mg)	0.3~0.6
葡萄糖(g)	0.2~0.3		
低聚糖(寡糖)(g)	12~14	类胡萝卜素(mg)	0.2~0.6
总氮(g)	1.9	维生素 K(μg)	2~3
总蛋白质(g)	9	维生素 D(μg)	0.33
总脂质(g)	35	维生素 E(μg)	3~8
矿物质		水溶性维生素	
钙(mg)	200~250	维生素 C(mg)	100
镁(mg)	30~35	维生素 B_1(μg)	200
磷(mg)	120~140	维生素 B_2(μg)	400~600
钠(mg)	120~250	烟酸(mg)	1.8~6.0
钾(mg)	400~500	维生素 B_6(mg)	0.09~0.31
		叶酸(μg)	80~140

(续表)

成熟乳成分(每升)	含量	成熟乳成分(每升)	含量
微量元素		维生素 B_{12}(μg)	0.5～1.0
铁(mg)	0.3～0.9	泛酸(mg)	2.0～2.5
锌(mg)	1～3	生物素(μg)	5～9
铜(mg)	0.2～0.4		
锰(μg)	3		
硒(μg)	7～33		
碘(μg)	150		
氟(μg)	4～15		

参考文献：PICCIANO M F. Representative values for constituents of human milk [J]. Pediatr Clin North Am, 2001, 48(1)：263-264.

(二) 人乳中的免疫活性因子

母乳中含有超过 50 种以上的免疫活性因子,包括免疫细胞和存在于乳汁中的免疫物质,对婴儿成长起着非常重要的作用(表 4-1-3)。

1. 免疫活性蛋白质　免疫活性蛋白质包括乳铁蛋白、溶菌酶、免疫球蛋白、纤粘连蛋白、补体组分等。乳铁蛋白是一种结合铁的糖蛋白,是运铁蛋白家族中的一员。10% 左右的乳铁蛋白携带铁离子,90% 的乳铁蛋白是一种脱辅基蛋白,并不带有铁离子。带铁离子的乳铁蛋白可与需铁细菌争夺铁,通过与多余的铁结合,可以防止细菌对铁的摄入,从而抑制细菌的生长。乳铁蛋白还能够促进上皮细胞生长,从而防止细菌的入侵。溶菌酶是一种由上皮细胞、中性粒细胞和单核巨噬细胞产生的低分子单链蛋白,人乳中的溶菌酶比牛乳中高 300 倍以上,主要通过水解细胞壁中的乙酰氨基多糖发挥抗菌活性。母乳中含有各种免疫球蛋白,包括 IgA、IgG、IgM、IgD 等,其中 IgA 占总量的 90%。免疫球蛋白 A(IgA)是人乳中最主要的免疫球蛋白,由母亲小肠淋巴结组织应答特定抗原产生并迅速转移至乳汁中,其作用是结合外来抗原。

2. 免疫活性脂类与碳水化合物　脂类的水解产物,如自由脂肪酸和单甘油酯等,可通过防止病原体附着起到预防感染的作用。低聚糖和糖蛋白则通过模仿胃肠道细菌的表皮受体与细菌结合,从而避免病原体介质附着到胃肠道黏膜表面。母乳喂养的婴儿胃肠道的主要细菌是乳酸杆菌,人乳中有一种含氮的碳水化合物,可以促进益生菌的生长,并抑制致病菌的生长,而在其他哺乳动物乳汁中均未能发现此种化合物。

3. 免疫细胞　人乳中包含各类免疫细胞,包括白细胞、淋巴细胞等。从泌乳开始至母乳喂养的最初 4 个月,人乳中始终有活的白细胞,其中初乳中浓度最高,主要以中性粒细胞和吞噬细胞为主。当乳汁逐渐过渡为成熟乳,免疫细胞数逐渐下降,细胞种类转变为单核细胞。人乳中也存在淋巴细胞,其中 80% 为 T 淋巴细胞,与血浆中的淋巴细胞相似。

4. 核苷酸　核苷酸是核糖核酸(RNA)和脱氧核糖核酸(DNA)的前体。研究表明,人乳中至少含有 10 种以上的核苷。食物中的核苷对新生儿来说可能是半必需的物质,尤其对于生长速度快的组织,如肠黏膜、淋巴细胞等。人乳中的核苷酸可能对婴儿的免疫功能有某些作用,但仍不明确。

5. 激素与生长因子　人乳中存在许多激素,如甲状腺素、皮质醇、孕酮、雌激素、胰岛素等;以及多种生长因子,如神经生长因子、表皮生长因子和胃肠道调节多肽(如胃泌素)等。不同的激素与生长因子发挥其各自功能,在婴儿发育中具有重要作用。

6. 肠道免疫系统与支气管免疫系统 当母亲的胃肠道或呼吸道暴露于外来抗原时,机体会产生分泌型 IgA(sIgA)。婴儿摄取母乳后,从乳汁中获取 sIgA,从而获得被动免疫应答。这一反应发生得十分迅速,母亲暴露于外来抗原后 3~4 天,抗体即可出现在乳汁中。

表 4-1-3 母乳中活性成分及其功能

活性因子	功能
生长因子	
表皮生长因子	肠道黏膜成熟与修复
神经生长因子	促进神经生长以及肠道蠕动
胰岛素生长因子超家族	促进组织生长以及预防肠黏膜萎缩
血管内皮生长因子	调节血管形成以及减少早产儿视网膜病发生
促红细胞生成素	肠道细胞生长、预防贫血
降钙素	调节生长
脂联素	调节新陈代谢及抑制炎症反应
免疫因子	
大量细胞:如巨噬细胞、T 细胞、淋巴细胞以及干细胞	作用各异,共同点均可以促进婴儿免疫功能成熟
细胞因子与趋化因子:如 TGF-β 家族、G-CSF、IL-10、IL-7、TNF-α、IL-6、IL-8 和 IFN-γ	作用各异,防御感染、减轻炎症反应、抗过敏等
其他:如 sIgA、乳铁蛋白及其他糖蛋白	预防感染
寡聚糖	利于肠道有益菌群的生长

参考文献:刘喜红. 母乳喂养的研究进展[J]. 中国当代儿科杂志,2016,18(10):921-925.

(三)人乳成分的阶段性

人类母乳最大的特点是其成分可以随着子代的发育需求而自我调节。母乳中的营养成分始终是动态变化的,不同哺乳阶段,乳汁成分差异很大。哺乳期内,每一天甚至在每一次喂哺中,母乳的成分和各成分的含量都可能发生变化。另外,不同母体的母乳营养成分也不相同。母乳自我调节的特点可以保证婴儿在不同的发育阶段,营养需求得到充分的保障。同时,母乳特有的气味和口感还能刺激婴儿感官,促进感觉统合的发育。最重要的一点是,人乳是专为人类的子代量身分泌的,随着人类的进化,人乳中的许多成分都具有双重作用,如某种成分既可增强营养,又能增强免疫力;或者既可增强营养,又能促进神经系统发育。因此,人乳是最能满足婴儿生长发育的食物。根据不同阶段母乳成分的不同,通常将母乳分为初乳、过渡乳和成熟乳三个阶段。

1. 初乳与过渡乳 初乳是母亲分娩后 1~7 天内分泌的乳汁。14 天后逐渐转化为成熟乳,期间所分泌的乳汁称为过渡乳。初乳外观稀薄、发黏,呈淡黄色。初乳中含有较高的蛋白质(含量高达 10%),同时含有丰富的抗体以及乳铁蛋白、溶菌酶、抗菌因子以及新生儿所需的特殊营养素,如锌长链不饱和脂肪酸等。初乳中含有的脂肪和乳糖更适合新生儿的胃肠道。过渡乳的乳汁呈白色、浓稠,与初乳相比较,脂肪和乳糖的含量逐渐增加,蛋白质和矿物质含量略低(表 4-1-4)。

2. 成熟乳 产后 14 天后分泌的乳汁称为成熟乳。成熟乳颜色比较淡,成分相对稳定,与初乳相比,蛋白质含量略低,但各种蛋白质比例适当,脂肪、碳水化合物、维生素、矿物质、微量元素丰富。

3. 前奶与后奶 婴儿吮吸母乳的过程中,最先吸出的乳汁较为清亮,称为前奶。后吸出的乳汁白而浓稠,称为后奶。前奶外观稀薄,但蛋白质、乳糖、维生素、矿物质和水分含量丰富;后奶浓稠,脂肪含量较高。喂养时,应尽可能让婴儿吃到更多的后奶,以保证获得足够的营养和能量。

表 4-1-4　初乳性质和重要性

性质	重要性
丰富的抗体	保护婴儿,防止感染及过敏
许多白细胞	抵抗感染
前列腺素、低聚糖等	促胎粪排出,有助于减轻黄疸
生长因子	帮助肠道成熟,防止过敏及乳汁不耐受
丰富的维生素 A	减轻感染的严重性、预防眼病

三、母乳喂养的益处

母乳营养成分齐全,比例合适,含有各种消化酶及抗体,可提高新生儿的免疫力,减少新生儿的疾病发生率。不仅如此,母乳是最理想的婴儿天然营养食品,清洁、卫生、经济,且喂养简便。同时,母乳喂养能消耗产妇在孕期积累的脂肪,预防乳腺癌等疾病的发生。

(一) 母乳喂养对婴儿的益处

1. 母乳喂养可以满足婴儿不同时期生长发育的营养需求　母乳是新生儿最理想的天然营养食品,有利于婴儿的生长发育。母乳中含有 0～4 个月婴儿生长发育所必需的全部营养成分和热量,如蛋白质、不饱和脂肪酸、碳水化合物和各种矿物质,对促进婴儿生长发育最有利。

母乳的成分和泌乳量会随着婴儿的生长发育而发生相应变化,从而适应婴儿发育的需要。例如,婴儿出生 7 天内母亲分泌淡黄色的初乳,初乳含有较高浓度的各类免疫球蛋白以及各类维生素,而脂肪、乳糖等相对较少,充分适应新生儿的消化能力和营养需求。婴儿出生 1 周后,母亲的乳汁成分发生变化,蛋白质含量相较于初乳略有下降,免疫球蛋白逐渐减少,而脂肪、乳糖相对增加,泌乳量随着婴儿食量的增加而逐渐增加。两周后,产妇分泌的乳汁逐渐变为成熟乳,各种营养物质与此时婴儿的生理需要相吻合。

2. 母乳喂养提高婴儿免疫力　母乳中含有帮助消化的酶,以及各种抗体、补体、溶菌酶、吞噬细胞等成分,可以增加婴儿抵抗力并防御感染。母乳喂养为新生儿提供了一系列抵抗感染的生理或生化屏障,增强了婴儿的免疫力。免疫力的增强主要依赖各类抗体和免疫物质,包括胎儿时期已获得的 IgG 及乳汁中特异的 IgA、乳铁蛋白、溶菌酶、吞噬细胞、淋巴细胞等。

乳汁中的免疫物质能够减少新生儿感染性疾病的发生,特别是可危及生命的呼吸系统及肠道系统疾病(表 4-1-5)。有研究显示,母乳喂养可以减少第一年的婴儿猝死发生率,减少后期甚至成年期的胰岛素依赖和非胰岛素依赖糖尿病、淋巴瘤、白血病、霍奇金病、超重和肥胖、高脂血症等疾病的发生。与母乳喂养相比,人工喂养的婴儿,由肺炎引发的死亡率有所增长。另有研究表明,6 个月内纯母乳喂养能够使婴儿患中耳炎的风险降低 1/3,哮喘的发病率降低 50%。许多研究显示,母乳喂养可以预防急性传染病、腹泻的发生,同时减少由于急性传染病导致的住院治疗。

母乳喂养的婴儿不仅疾病患病率较低,而且患病时间较人工喂养的婴儿短,疾病严重程度也较轻。研究显示,母乳喂养婴儿与人工喂养婴儿发生相同的感染,一般母乳喂养婴儿无症状或症状较轻。除此之外,母乳喂养能够减少婴儿接触通过受污染的食物、液体或者喂养器具等途径传染的病原体的概率。母乳喂养的婴儿对卡介苗、B 型流感、脊髓灰质炎、破伤风和白喉类毒素的免疫应答也更强。

表 4-1-5　母乳喂养针对儿童期多种疾病的保护作用

急性疾病	慢性疾病	患病及死亡
腹泻	糖尿病	非新生儿期婴儿死亡
呼吸道感染	腹部疾病	婴儿猝死综合征
尿道感染	克罗恩病	
中耳炎和复发性中耳炎	儿童期癌症(如淋巴瘤、白血病、霍奇金病)	
坏死性小肠炎	过敏	
败血症	哮喘	
细菌性脑膜炎	肥胖与超重	
婴儿肉毒梭菌中毒	高胆固醇血症	

3. 母乳喂养促进消化系统的发育　母乳中含有大量能够促进婴儿消化系统发育,提高对母乳各类营养成分消化、吸收和利用的物质,如生长因子、胃动素、胃泌素、乳糖、双歧因子以及各类消化酶。

4. 母乳喂养促进婴儿神经系统的发育　众所周知,母乳喂养能促进婴儿神经与认知能力的发育,这种能力的提高可以延续至青少年甚至成年。母乳中含有能够促进新生儿神经系统发育的多种必需营养素,如蛋白质、脂肪、碳水化合物、矿物质、维生素、胆固醇、必需脂肪酸(牛磺酸、DHA)等。人乳中的牛磺酸含量是牛乳的 10 倍,牛磺酸对促进脑组织发育具有重要作用,不仅有助于脑组织中神经细胞的增生,还能够促进神经元的分化和成熟,对神经网络及突触的形成也有重要作用。

除此之外,母乳喂养过程提供了许多有利于神经系统发育的良性刺激,如母体体温、乳汁气味、肌肤接触、语言刺激、眼神交流等。这些良性刺激通过感觉神经末梢传递至中枢神经系统,促进中枢神经系统发育和反射弧的形成,促进婴儿对外环境的认识和适应。研究显示,母乳喂养的儿童智力测评得分比人工喂养的儿童要高出 4.9 分。一项由超过 17 500 名婴儿参与的调查表明,语言智商较高的婴儿中纯母乳喂养率达到 43%,而在语言智商一般的婴儿中只有 6.5%。另有研究显示,母乳喂养的持续性的正面影响可体现在青少年期的学业表现上。母乳喂养能促进婴儿嗅觉、味觉、温度觉、听觉、视觉、触觉的发育,促进感觉统合的发育。母乳喂养与人工喂养相比,可增加视觉灵敏度,其对早产儿的影响更为明显。

5. 母乳喂养减少成年后代谢疾病的发生　母乳喂养的长远益处也日渐凸显。研究表明,母乳喂养的时间与母乳喂养的总量与成年后的智商、情商、免疫能力以及社会收入等均成正比。母乳喂养儿出生后 1～2 年生长正常,成年后肥胖、高血压、高血脂、糖尿病、冠心病的发病率较人工喂养儿低。婴儿出生后前 6 个月内进行纯母乳喂养,不仅能有益于婴儿的健康,而且对其整个生命周期也会带来积极的影响。母乳喂养的婴儿成年后患高血压、感染性疾病及与饮食相关的慢性疾病(如肥胖、高血脂、糖尿病)等的概率更低。母乳喂养能够降低成年后血清胆固醇中位数,其影响甚至要大于膳食预防以及其他风险因素干预。母乳喂养针对 2 型糖尿病的保护作用与合理膳食及运动疗法相等。

(二)母乳喂养对产妇的益处

1. 促进乳汁的分泌　婴儿频繁有效的吮吸是促进母亲乳汁分泌最有效的方法。分娩后尽早进行母乳喂养,不仅有利于产妇尽早下奶,也能有效预防乳涨、乳腺炎等的发生。

2. 促进子宫收缩　产后尽早进行母乳喂养可以增强子宫收缩。新生儿吮吸乳头时母体内释放出缩宫素,能增加子宫收缩,减少产后出血。母乳喂养的产妇相较于人工喂养的产妇,子宫能更快地恢复至产前状态。

3. 促进形体恢复　母乳喂养每天可使母亲多消耗大于 500 kcal 的热量,从而减少产妇发生超重、肥胖和 2 型糖尿病的概率。研究显示,持续母乳喂养超过 6 个月时,其降低体重的效果更明显。

4. 调节生育的作用　母乳喂养能够抑制产妇体内雌激素的分泌,可以推迟产妇正常排卵及月经的恢复,是一种天然的避孕手段。进行纯母乳喂养的妇女,在月经没有恢复的情况下,产后 6 个月内再次怀孕的概率低于 2%。而纯母乳喂养 6 个月以后继续母乳喂养至第 2 年,可使生育间隔延长至 1 年。此外,闭经期的延长也有利于产妇减少铁的流失,从而改善贫血。

5. 预防癌症的发生　母乳喂养可降低女性患乳腺癌、卵巢癌、子宫癌的风险。研究显示,坚持母乳喂养 6～24 个月,乳腺癌的患病率可下降 11%～25%。另有研究显示,20 岁以前母乳喂养超过 6 个月的女性绝经前患乳腺癌的风险明显降低,20 岁以上母乳喂养 3～6 个月的女性患乳腺癌的风险也低于无母乳喂养史的女性。除此之外,卵巢癌患病风险会随着排卵频率的增加而增加,因此母乳喂养期间排卵的暂停也可能是卵巢癌的良性因素。

6. 促进心理健康　母乳喂养的过程培养了母亲与婴儿的感情。婴儿对乳头的吮吸会促进母体分泌催乳素,这种激素能够促进乳汁的分泌,并且能够平复产妇的情绪。此外,母乳中含有一种天然促进睡眠的蛋白质,能让婴儿安然入睡。

7. 对骨密度的影响　哺乳期产妇的骨密度会下降,但断奶后可恢复正常,这提示母乳喂养能增强骨密度。而骨密度的增加将降低绝经后骨质疏松症的发生率。研究表明,股骨骨折的发生率随着母乳喂养时间的增加而显著降低。

(三) 母乳喂养可加强母亲和婴儿的情感联系

母乳是婴儿最理想的食品,可为新生儿提供足够的免疫保护,母乳喂养可以加强母亲和婴儿的情感联系。母亲通过母乳喂养能够充分理解和满足婴儿的需求。哺乳期内母亲体内分泌的泌乳素和催产素能够激发强烈的母爱。哺乳时母亲与婴儿的亲密接触与交流,有助于婴儿安全感的建立,同时也能满足母亲对爱抚和关怀的需求。稳定亲子感情的建立,是婴儿生长发育的基础。

(四) 母乳喂养对家庭及社会的益处

母乳喂养的孩子身体健康状况更好,可减少婴幼儿生病的医疗开支及由此导致的父母误工而带来的经济损失,并有利于家长有更多时间处理其他家庭事务。另外,可减少配方奶粉、奶瓶、消毒器等人工喂养所必须的花费,减少人工喂养相关产品生产运输等造成的能源需求。母乳喂养能促进家庭和谐,增加父母对家庭和子女的社会责任感,有利于职工情绪稳定,提高工作效率。

母乳喂养也为国家和社会节约了大量的资源和开支。根据 1997 年美国妇幼特殊营养补充项目的数据,纯母乳喂养 6 个月的婴儿与没有母乳喂养 6 个月的婴儿相比,每年花费节省 9.5 亿美元以上。同时,母乳喂养降低了公共卫生和妇幼特殊营养补充项目的成本,减轻了由于处理配方奶罐和奶瓶等废弃物而给环境带来的负担,节约了用于生产和运输人工喂养物品的能源。

有关资料显示,超过 95% 的正常产妇都能分泌足够的乳汁哺育自己的孩子。许多母乳喂养不成功的案例,多是由于母乳喂养信心的不足。因此,建立足够的母乳喂养信心,提供全面的家庭支持,对于母乳喂养的成功起着至关重要的作用。

(杨伟伟)

第二节　母乳喂养的技巧

一、开奶

分娩后的第一次哺乳称为开奶。开奶前先将乳房和乳头用温和的肥皂水及温开水冲洗干净,之后的每一次哺乳前均用温开水擦洗乳房及乳头,并温柔地按摩乳房,刺激泌乳反射。哺乳时应尽可能让婴儿吸空乳房,如果乳汁过多,婴儿吮吸不完,应将剩余的乳汁吸出,以免乳汁淤积,从而影响乳汁分泌,导致乳腺管阻塞及两侧乳房大小不一等情况。如不能建立有效的吮吸,应挤出乳汁进行喂养。哺乳期产妇最好穿戴棉质乳罩,大小适中,避免过松或过紧。

1. 尽早开始母乳喂养　尽可能早地开始母乳喂养,一般分娩后 30 分钟内就应该开始哺乳。产后 2 周是建立母乳喂养的关键时期,此时乳晕的传入神经最为敏感,易于诱导催乳素的分泌。部分产妇分娩后 2～3 天甚至 1 周都没有乳汁分泌,需要人工喂养来满足新生儿的营养需求,但仍应该每天让新生儿至少吮吸 8～12 次。下奶后,只要婴儿饿了或者产妇感到胀奶,就应该哺乳。如果新生儿长时间睡眠,则应每隔 2～3 小时就叫醒喂养。新生儿白天一般每 1～3 个小时喂养一次,夜晚至少喂养 2～3 次。

2. 鼓励母子亲密接触　分娩后的第一个小时内,产妇就应将新生儿抱在怀里,让新生儿的肌肤与产妇亲密接触,以建立亲子感情,为下奶做准备。

3. 排空乳房　乳房是一个非常精妙的供需器官,婴儿吮吸的越多,乳汁分泌的就越多。排空乳房的动作类似于婴儿的吮吸刺激,可以促进乳汁分泌。每次充分哺乳后应挤净乳房内的余奶,充分排空乳房,会有效刺激更多乳汁的分泌。应让婴儿吃空一侧乳房后,再吃另一侧,下次吃奶时应先喂另一侧乳房,这样有利于两侧乳房都能排空和分泌充足的乳汁。

二、母乳喂养的体位及托起乳房的方法

(一) 哺乳中母亲的正确姿势

母亲哺乳时,通常采用坐位或卧位。坐位哺乳时椅子高度要合适,可以在背后放一个软垫或枕头以支撑背部。如果椅子太高,可在母亲脚下放一个高度合适的凳子或脚踏,但要避免膝盖抬得过高。如果膝盖抬得太高,婴儿的鼻子不容易对准母亲的乳头。如果母亲习惯坐在床上哺乳,可在膝上放置一个高度适中的枕头,然后将婴儿放在枕头上,用枕头托住婴儿,这样喂奶时躯干不必过分向前倾,可最大程度地保护腰部。

1. 选择喂养姿势时应掌握的原则

(1) 产妇体位舒适　哺乳时可采取不同姿势,产妇情绪稳定,保持愉快,所选体位舒适,全身放松,益于乳汁排出。

(2) 母婴必须紧密相贴　无论采取何种姿势抱婴儿,哺乳时婴儿的身体应与产妇的身体始终相贴,婴儿的头和身体呈一条直线,脸贴近乳房,鼻子对着乳头。

(3) 防止婴儿鼻部受压　哺乳时应保持婴儿的头部和颈部略微伸展,避免将婴儿鼻子压入乳房而影响呼吸,但也要避免婴儿头部和颈部过度伸展,这种姿势容易造成吞咽困难。

(4) 产妇手部姿势正确　哺乳时,产妇应将拇指和其余四指及手掌分别放在乳头上方和下方,托起

乳房进行哺乳。如果奶流过急、婴儿呛奶时,则应避免夹托乳房。因为这种手势会反方向推乳腺组织,阻碍婴儿将大部分乳晕含入口中,不利于充分挤压乳窦内的乳汁。

2. 母乳喂养的正确姿势　刚开始哺乳时,可以采取握头交叉环抱式和橄榄球式这两种姿势。当产妇逐渐掌握哺乳技巧后,还可以采取扶腰臀抱篮式或者扶腰臀侧卧式等哺乳姿势。正确的哺乳姿势主要依靠反复的练习和尝试。

(1)握头交叉环抱式　母亲用对侧手托住婴儿的头枕部,使婴儿的面部朝向哺乳侧乳房,婴儿嘴巴正对乳头,例如母亲用右侧乳房哺乳时,用左手托住婴儿的头枕部。产妇左腕位于婴儿的肩胛之间,拇指和其他四指张开分别贴在婴儿两侧耳后。同时将右手拇指和其他四指张开呈"八"字形托住右乳房外侧使其成圆锥样向前挺,大拇指放在乳晕外上方靠近婴儿鼻尖的部位,示指则放在乳晕内下方靠近婴儿下巴的位置。轻压乳房,使其利于和婴儿嘴部紧密相贴,然后让婴儿的嘴与乳头乳晕正确地衔接(图4-2-1)。

(2)橄榄球式　橄榄球式又称握头腋下挽抱式。这种哺乳姿势特别适合剖宫产后以及乳房太大,婴儿较小,早产儿或者哺育双胎的产妇选用。用上臂在腋下夹持婴儿双腿,就像在腋下夹持一个橄榄球那样,例如用右侧乳房哺乳就用右臂加持,右前臂托住婴儿的腰背部,右手托住头部,使婴儿上身呈半坐卧位正对产妇胸前。可以使用枕头或哺乳垫适当垫高婴儿以达乳头水平。用右手掌托住婴儿头枕部,左手像握头交叉环抱式一样,将拇指和其余四指张开呈"八"字形分别贴在右侧乳房乳晕的上、下方,使其像圆锥样前挺(图4-2-2)。

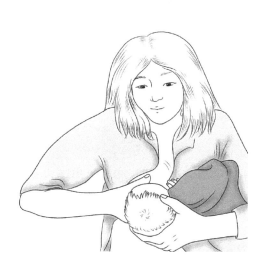
图4-2-1　握头交叉环抱式

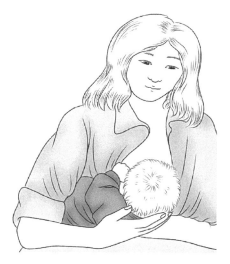
图4-2-2　橄榄球式

(3)扶腰臀抱篮式　扶腰臀抱篮式是最常用的哺乳姿势。将婴儿的头部靠在母亲搂抱侧上肢屈曲的肘窝内,同侧手托住婴儿的腰臀或大腿上部。婴儿对侧肢体夹在产妇臂下,与腰部平齐。例如,用右侧乳房哺乳,母亲用右手托住婴儿的腰臀部,婴儿头枕着母亲的右肘弯,左手拇指与其他四指呈"八"字形托住右侧乳房(图4-2-3)。

(4)扶腰臀侧卧式　这种姿势是夜间或者休息时哺乳的最佳选择。产妇身体侧卧,将枕头垫在头下。婴儿侧卧,与母亲面对面,腹部相贴,使婴儿嘴巴与母亲的乳头处于同一水平面。新生儿采取扶腰臀侧卧式哺乳姿势时,可以用一个小枕头垫在新生儿后背部(图4-2-4)。

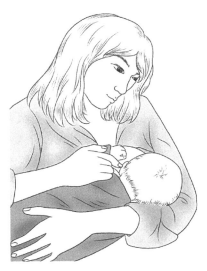
图 4-2-3　扶腰臀抱篮式

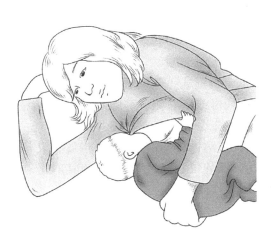
图 4-2-4　扶腰臀侧卧式

（二）托起乳房的方法

1. "C"字形托起乳房　示指托住乳房的基底部，手掌靠在乳房外下方的胸壁上，大拇指放在乳房的上部，两根手指可以轻轻挤压乳房，调整乳房的形态，使婴儿更容易含接乳头和乳晕。托住乳房的手指不要太靠近乳头，可以放在乳晕外侧。如果乳房较大而且下垂，可以用手掌小鱼际部位托住乳房帮助乳汁流出；如果乳房较小而高耸，哺乳时则不需要一直托住乳房（图 4-2-5）。

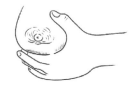
正确手法：手贴着胸壁，手指成"C"字形托住乳房。

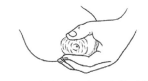
错误手法：托起乳房时，手太靠近乳头。

图 4-2-5　母乳喂养"C"字形托起乳房

2. 应避免的常见问题

（1）手指太靠近乳晕或捏着乳头往婴儿口中放，这种姿势会影响婴儿含接。

（2）"剪刀"或"雪茄"式或者用大拇指和示指紧夹乳头或乳晕，这些姿势会影响婴儿的含接和有效吮吸。"剪刀"样托住乳房会阻断乳汁的流出，但是当射乳反应过强时，则可采用该姿势以减少乳汁流出，从而防止婴儿呛奶，此时要注意调整手指按压的方向。

（3）哺乳时，一些母亲因为担心乳房可能堵住婴儿的口鼻，会用手指将婴儿口鼻处的乳房组织向后压，这样容易导致乳腺管阻塞，引起乳腺炎。

三、正确的含接姿势

（一）正确的含接要点

母亲用"C"字形的手法托起乳房，然后用乳头刺激婴儿的口鼻，使婴儿建立觅食反射。当婴儿的嘴巴张到足够大时,迅速将乳头及大部分乳晕送至婴儿嘴中。

正确的含接要点包括:①婴儿嘴张得足够大。②含住乳头和乳晕时,婴儿下唇向外翻。③婴儿的舌头呈勺状环绕乳晕。④婴儿面颊鼓起呈圆形。⑤婴儿嘴部上方有更多的乳晕。⑥吮吸慢而深,有时会出现突然的暂停。⑦能看见或听见吞咽。

婴儿的下颌舒适地贴在母亲的乳房上,嘴巴张得足够大,将乳头和大部分乳晕含在口中。婴儿的下唇向外翻,嘴巴上方露出的乳晕要比下方的多。婴儿慢而深地吮吸乳汁,这是婴儿吃到母乳非常重要的征象,表明婴儿含接姿势正确,吮吸有效。通常婴儿会先快速吮吸几口以启动射乳反射,当乳汁流出并充满婴儿口腔时,转为慢而深地吮吸,然后停顿一会儿,再开始几次快速地吮吸。哺乳中能够听到婴儿的吞咽声,有时可以看见吞咽的动作。

婴儿吮吸正确时,母亲会感觉舒服且满足,表明婴儿含接良好;如果母亲感觉不舒服或疼痛,表明婴儿含接不良。母亲需要反复地尝试,才能掌握良好的哺乳体位和正确的含接姿势。

婴儿含接不正确时,通常有以下表现:①婴儿嘴巴未张大,下唇向内翻。②婴儿只咬住乳头,未将乳晕含入口中,这也是母亲乳头疼痛及皲裂的原因。④婴儿下颌未贴在母亲的乳房上,鼻子被乳房组织堵塞,不能顺畅呼吸。④婴儿吮吸时面颊内陷,不能鼓起。⑤婴儿始终快而浅地吮吸。⑥婴儿吮吸时伴有"咂咂"的声音。

应对方法:当婴儿含接不当时,需要按照正确的方法重新含接。为了避免损伤乳头,母亲不能强行将乳头从婴儿口中拉出,可以用干净的手指放入婴儿口中替换出乳头。

(二)含接步骤

1. 将婴儿的头部转向乳头　当婴儿把头移开时,产妇应用手轻轻地推动婴儿脸颊,使婴儿头部向产妇乳房靠近。一般来说,吮吸反射会使婴儿将头部自然地转向母亲乳头。需要注意的是,不能挤压婴儿双颊迫使其张开嘴巴,这样容易使婴儿产生吮吸方向错觉,甚至引起黏膜损伤。当婴儿领会了正确的嘴乳衔接技巧后,母乳的气味就能引导其将头转向乳头。

2. 用乳头擦触婴儿口部周围　产妇可以用乳头轻轻擦触婴儿的嘴唇,婴儿的嘴巴会逐渐张开,直至像打呵欠一样的程度为止。有些专家建议用乳头擦触婴儿的鼻子,然后逐渐向下移至婴儿上唇,逐步诱导婴儿张大嘴巴衔接乳头。这样可以避免婴儿吮吸自己的下唇。如果婴儿始终不肯张大嘴巴,可以挤一点乳汁涂到婴儿的唇部,鼓励婴儿张开嘴巴衔接乳头。

3. 嘴乳衔接技巧　当婴儿的嘴巴张到足够大时,就把婴儿靠近母亲乳房。产妇不要将自己的乳房接近婴儿的嘴巴,更不能将婴儿的头直接推向乳房。正确的做法应该是产妇将腰背部伸直,然后将婴儿的头部靠近乳房。不要将乳头直接塞到婴儿还没有张开的嘴里,这样会导致婴儿只含住乳头,不能有效含住大部分乳晕。

乳窦内贮存的乳汁如果没有得到挤压和排空,会影响乳腺泡细胞的泌乳功能。因此,为了更好地启动乳房分泌母乳,婴儿牙槽突上的龈缘组织应该压向乳晕及其下面的乳窦。仅吮吸乳头不能促进乳汁的分泌,导致婴儿不能吃到足够的乳汁,还会造成母亲乳头疼痛及破损。有效吮吸时,婴儿应将乳头及大部分乳晕含住。

同时值得注意的是,婴儿张大嘴巴正确衔接乳头时,可能需要经过几次尝试才能成功。因此,在婴儿能够准确衔接乳头开始有效吮吸之前,母亲要耐心地采用正确的母乳喂养姿势将婴儿抱在乳房前,不能很快就把婴儿抱离乳房。

4. 嘴乳衔接检查　婴儿的下巴和鼻尖舒适地接触乳房时表明乳头衔接正确。当婴儿上、下牙槽突上的龈缘组织正好压在乳晕上时,产妇的乳头会有被吸拉向婴儿方向的感觉。当婴儿正确衔接乳头时,嘴唇应该是像鱼嘴一样向外凸出而不是向口腔内回缩。

另外,还应该观察婴儿有没有吮吸自己的下唇或舌头。产妇可以轻轻牵拉婴儿的下唇,观察婴儿是否在吮吸下唇或舌头。当婴儿吮吸下唇时,可以轻轻地把下唇拨开。当婴儿吮吸舌头时,产妇可以用干净的手指替换并终止吮吸,然后移开乳头,再重新进行嘴乳衔接。

当婴儿衔接乳头姿势正确时,吮吸时乳头不会感觉疼痛。产妇哺乳时感觉乳头疼痛,则提示嘴乳衔接不良,吮吸无效。这时应将乳头从婴儿的嘴里移开,然后重新让婴儿衔接乳头。

5. 终止婴儿吮吸　有时婴儿吃饱后仍不肯松开衔在乳头上的嘴巴。此时如果盲目地把乳头从婴儿嘴里拉出会导致乳头损伤。正确的方法是,首先应终止婴儿的吮吸,产妇可以用手指轻轻牵拉婴儿的口角让少量空气进入,然后迅速地将手指插入其上、下牙槽突上龈缘组织之间,直至婴儿松开乳头。

(三) 有效吮吸的评估方法

可以通过观察婴儿吃奶的反应、婴儿的含接姿势以及婴儿的吮吸来评估吮吸是否有效。

1. 观察婴儿吃奶的反应　婴儿吃奶时很安静,吃饱后放松和满足,这表明已经吃到足够的母乳。如果婴儿吃奶时很烦躁,拒绝或离开乳房,则表明乳房含接不正确,没有吃到奶。

2. 观察婴儿的含接姿势　母亲可以模仿婴儿不同的含接姿势来帮助鉴别婴儿含接姿势是否正确。在手背上模拟正确的含接姿势:嘴巴张大,舌头向下、向前,下唇外翻,慢而深地吮吸,吸一次大约1秒。在大拇指上模仿不正确的含接姿势:嘴巴几乎是闭着的,口唇向前,面颊向里凹陷,快速而小口地吮吸(表4-2-1)。

表 4-2-1　婴儿含接姿势正确与错误对照表

正确姿势	错误姿势
婴儿下颌贴到乳房	婴儿下颌没有贴到乳房
嘴张得很大	嘴张得不够大(特别是母亲乳房较大时)
下嘴唇向外翻	嘴唇向前或下唇向里卷
面颊鼓起呈圆形	面颊紧张或吮吸时向内凹
嘴上方的乳晕比下方多	嘴下方的乳晕比上方多或上下乳晕一样多
喂哺时乳房看起来呈圆形	喂哺时可看到乳房被牵拉

3. 观察婴儿的吮吸

(1)慢而深地吮吸。通常婴儿会先快速吮吸几口以启动射乳反射,当乳汁流出并充满婴儿口腔时,转为慢而深地吮吸,然后停顿一会儿,再开始几次快速地吮吸。这种吮吸方式是婴儿吃到母乳的重要征象,表明含接姿势正确,吮吸有效。

(2)始终快而浅地吮吸。这表明婴儿没有吃到奶,提示嘴乳含接不好且为无效吮吸。

(3)能够看到吞咽动作或听到吞咽声音。当看见吞咽动作或者听到婴儿的吞咽声时,提示婴儿吃到了奶。

(4)吮吸时伴有"咂咂"声,表明嘴乳含接不好。

(5)吞咽声音过响。婴儿一次吞咽大量液体时会发出很响的声音,这表明婴儿吃到了较多乳汁。这种现象是正常的,但有时也会因供奶过多,乳汁流出过快,造成婴儿呛奶,反而导致母乳喂养困难。

四、正确的挤奶方法

(一) 挤奶适应证

排空乳房有助于乳汁的产生和分泌,同时还可以避免急性乳腺炎等疾病的产生,除为促进泌乳需要定期挤奶外,当出现下列情况时,也需要及时排空乳房。

1. 乳胀。

2. 乳腺管堵塞或乳汁淤积。

3. 母婴分离,母亲工作或外出时,母亲或婴儿生病时保持泌乳。

4. 早产儿、低出生体重儿没有吮吸能力时。

（二）建立射乳反射

挤奶前,首先应该帮助母亲建立射乳反射,射乳反射对乳汁从乳房中流出起重要作用,并且可以减少挤奶过程中的困难。以下是刺激射乳反射的常用方法。

1. 建立信心

（1）建立信心,缓解焦虑。绝大多数母亲都能够分泌足够的乳汁来哺育自己的后代,减少不必要的紧张和焦虑,建立泌乳信心对射乳反射有积极的影响。

（2）增加与婴儿的情感互动,激发母爱,促进体内催乳素的分泌。

（3）选择安静舒适的环境,尽可能放松身心。

（4）家庭成员的理解和支持,可以帮助母亲缓解挤奶前的紧张和不安。

（5）同有挤奶经验的母亲交流和学习。

（6）挤奶时可以坐在婴儿旁边或注视着婴儿,如果母婴分离,则可看着婴儿的照片。

2. 摄入充足的热饮　挤奶前要摄入足够的水分,可以喝一些热饮,如牛奶、汤类等,但应避免喝咖啡和浓茶。

3. 热敷乳房　用热水袋、热毛巾热敷或用热水冲淋乳房。热敷之后,用指尖轻轻揉搓或牵拉乳头,轻柔地按摩、拍打乳房,然后用指尖在乳房上沿着乳腺管的方向向乳头处轻轻引流或用梳子轻轻梳理。

4. 按摩后背　舒适坐位,向前弯腰,双臂交叉放松置于桌上,可将头枕于手臂上,褪去上衣,使乳房松弛、自然下垂,亲属沿脊柱两侧向下按摩。按摩时,伸出拇指,用拇指指腹用力点压、按摩,划圈下移,持续按摩 2～3 分钟。

（三）挤奶的方法

1. 人工挤奶的方法

（1）准备好储乳容器。可选用宽口径的杯子或玻璃瓶。使用前用水洗净并煮沸消毒,或用消毒器消毒。

（2）将双手洗净。

（3）选择坐位或站立位,以自己舒适为准。

（4）刺激射乳反射,方法如前。

（5）将容器靠近乳房,同侧手托住乳房,对侧手的拇指及示指分别放在距乳头根部 2 cm 处上下的乳晕上。

（6）拇指和示指向胸壁方向轻轻下压,不可太用力,否则可能导致乳腺管阻塞。

（7）拇指和示指沿着乳晕朝着乳头方向朝前、朝下轻轻推挤。

（8）反复挤压。推挤时不会引起乳房疼痛,否则可能挤压方法不正确。开始挤压时可能没有乳汁滴出,但反复几次过后,就会有乳汁滴出。射乳反射活跃时,乳汁还会喷出。

（9）乳晕的每个方向都要按照相同的方法按压,使乳房内每一根乳腺管内的乳汁都被挤出。挤压乳晕的手指不能有滑动或摩擦式的动作,应该类似于滚动式的动作。

（10）不要挤压乳头。单纯挤压不会出乳汁,需要充分挤压乳晕下的乳窦才能挤出乳汁。

（11）每侧乳房至少挤压 3～5 分钟,直至乳汁很难挤出,就可以挤压另一侧,反复多次。双手交换挤压,以免腱鞘炎等问题的产生。为了挤出足够的乳汁,每次挤奶时间应为 20～30 分钟。但是分娩后的前几天,产妇刚开奶,泌乳量较少,挤奶时间应该相对延长。

（12）乳汁分泌不足时,婴儿吃奶之后也应该再挤奶 10 分钟以上,频繁刺激乳头,从而促进催乳素和催产素的分泌,增加乳汁分泌。

2. 吸奶器挤奶的方法　目前,市场上有各种不同类型的吸奶器,尽量选择匹配频率接近婴儿吮吸的吸奶器,这种吸奶频率类似于婴儿吸奶,能够最大程度地促进乳汁分泌。

（1）手动吸奶器　价格便宜,体积较小,需人工操作。可用单手或双手操作,可自由调节吸奶频率和功率。

（2）电动吸奶器　价格较高,操作简单,使用方便,可自动调节吸奶频率和功率。如果母婴分离时间长或母亲外出工作背奶,推荐电动吸奶器。

（四）挤奶的时间和频率

分娩后 6 小时内即应开始挤奶,每隔 3 小时一次。单侧乳房挤 3～5 分钟后换另一侧,反复交替进行。人工挤奶时应双手交换操作,避免因疲劳导致腱鞘炎。每次挤奶的持续时间为 20～30 分钟,以保证挤出足够的乳汁。若使用吸奶器,则持续时间为 10～15 分钟,不宜过久,避免过度负压造成乳头破损。除了白天规律挤奶外,夜间也应该定时挤奶。

五、哺乳次数和时间

（一）母乳喂养的次数和时间

世界卫生组织、国际母乳协会等都要求纯母乳喂养至少 6 个月,母乳喂养应至少 12 个月,最好至 2 岁。很多研究表明,母乳喂养的时间越长,越利于婴儿的健康成长。

一般情况下,母乳喂养的新生儿白天每隔 1～2 小时就要喂一次,之后延长到 2～3 小时喂一次,夜间要喂 2～3 次。这种喂奶间隔与婴儿胃肠道的发育特点相适应。通常,母乳在婴儿胃中需要 2～3 小时才能完全排空,夜间睡眠时胃的排空时间延长。

婴儿出生后前几个小时和前几天要尽可能多地吮吸母乳,以达到促进乳汁分泌的目的,孩子饥饿或者母亲感到乳房胀时,可随时喂养。婴儿出生后 2～7 天内,喂奶次数应频繁,以后通常每天喂 8～12 次。

（二）婴儿吃饱的评估方法

1. 新生儿出生后 7～10 天内体重应恢复至出生体重,此后体重逐渐增加,满月时体重增长达 600 g 及以上。

2. 婴儿排尿和排便情况良好,提示婴儿摄入了足够的母乳。①"下奶"后婴儿每天排尿 6 次以上,尿液澄清,无异味。②出生后每天排胎便数次,3～4 天后大便颜色从墨绿色逐渐变为棕色或黄色,并伴有白色乳瓣。

3. 婴儿自己松开乳房,表情满足或有睡意,提示乳汁充足。

4. 哺乳前乳房硬实,哺乳后松软,提示婴儿吃到了母乳。如果哺乳过程中乳房一直充盈饱满,提示婴儿吮吸无效。

5. 如果每次喂养时间过短（少于 20 分钟）,或者频繁将乳头从婴儿口中拔出换另一侧乳房,可能会导致婴儿因为没有吃到富含脂肪的后奶而频繁饥饿。

六、特殊乳头与乳房的哺乳技巧

（一）乳头扁平

乳头扁平的母亲，常因婴儿嘴乳衔接困难而失去能成功母乳喂养的信心。值得注意的是，婴儿吮吸母乳时并不是单纯地吮吸乳头，而是将乳头和乳晕后面的大部分乳房组织一起含进嘴里，此时乳房前部形成一个"长奶嘴"，乳头仅占该部分的1/3。

乳房的伸展性要比乳头的长短和形状更为重要。乳头扁平的母亲可以通过牵拉乳房组织来检查乳房的伸展性，如果乳房组织较易被牵拉，提示乳房的伸展性好。通常这种情况下，婴儿也较容易牵拉母亲乳房并在嘴中形成"奶嘴"，同样可以完成有效吮吸。另外，即使母亲的乳头在孕早期看上去是扁平的，但在怀孕期间以及分娩后1周内，乳房的伸展性会逐步得到改善，因而新生儿出生后仍然可以较轻松地吃到母乳。

（二）乳头凹陷

正常情况下，用手指压迫乳晕时，乳头会凸出直立，如果乳头不能凸出，则被称为乳头凹陷。乳头凹陷时，婴儿较难含住内陷的乳头，因而不容易进行母乳喂养。母亲检查乳房伸展性时，如果发现乳头凹陷，可以尝试用手指牵拉乳头，若能牵拉凸出，则为假性凹陷。对于假性乳头凹陷，只需在母乳喂养前用手指牵出乳头即可帮助婴儿较好含接。

（三）长乳头

不同的母亲乳头的形状有很大差异，部分母亲乳头过长，通常称为长乳头。当乳头过长时，因为婴儿口腔空间有限，只能含接乳头，不能将大部分乳晕含进嘴里，从而导致婴儿吮吸时吸不到母乳，影响母乳喂养的实施。这种情况下，母亲应了解正确的含接姿势，帮助婴儿含接到乳晕。

（四）大乳头

另有一部分母亲乳头比较大，导致婴儿不能准确地含接。事实上，几乎所有的婴儿都能适应母亲的乳房。当母亲乳头较大含接困难时，应频繁地与婴儿进行皮肤接触，引起婴儿的兴趣，不断地尝试如何含接乳头，绝大多数婴儿很快就能掌握含接的方法。

（五）副乳腺

还有些母亲哺乳期间发现靠近腋窝处有一个或数个硬胀的组织，这是副乳腺。副乳腺与正常乳腺组织一样也可以分泌乳汁，但因为无法排出而发生胀痛。副乳腺肿胀时不要用按摩或热敷等方式刺激它，一段时间后其分泌的乳汁被组织吸收后，肿胀感随即消失。

（六）乳头扁平和凹陷的处理

1. 如果孕期发现乳头扁平或凹陷的问题，不需要进行特殊处理。通常大多数母亲在分娩后能够自动改善。

2. 分娩后30分钟内让婴儿趴在母亲裸露的胸前，1小时内让婴儿开始吮吸母亲乳头，促进催乳素的分泌，尽早开奶。

3. 建立母乳喂养信心。有乳头扁平或乳头凹陷问题的产妇，常因母乳喂养开始时出现困难而过早放弃,造成母乳喂养失败。但是,通常从孕末期到分娩后的1～2周,乳房在催乳素等激素的作用下,坚硬的乳头、乳晕会变软,乳房伸展性会得到极大的改善。同时,婴儿的吮吸有助于乳头向外牵拉。因此,树立母乳喂养的信心,坚持下去,母乳喂养就会成功。

4. 如果在分娩后1～2周仍不能建立有效吮吸,可以进行以下处理。

(1)将乳汁挤出,用勺子或注射器喂哺婴儿。挤奶能促进乳房变得柔软,使婴儿更容易含接乳头和乳晕,并且有助于刺激泌乳。值得注意的是,不能使用奶瓶,奶嘴会使婴儿口腔产生错觉,从而导致婴儿拒绝母亲的乳房。

(2)婴儿始终不能有效吮吸时,可将少量乳汁直接挤到婴儿口中。采用奖励机制,减少婴儿的挫败感,增加吮吸的动机。

(3)增加母乳喂养频率。增加婴儿与母亲的皮肤接触,建立亲密的亲子感情。

七、母乳的保存及加热方法

(一)母乳的保存

1. 通常,25～37 ℃室温下挤出的乳汁可保存4小时,15～25 ℃室温可以保存8小时。如果室温高于37 ℃以上,则不能置于室温保存,应转移至冰箱。放入冰箱中的母乳,在4 ℃的冷藏室中可保存24小时,−18 ℃以下的冷冻室内,可保存3个月。

2. 在母婴分离时,应将乳汁装入母乳储存袋,冻存在冰箱中。需要转移母乳时,将储存袋从冰箱中取出,放入装有冰块的保温桶中,维持冰冻状态送至婴儿处。

3. 为避免乳汁被细菌污染,挤奶时应将手、吸奶器、储乳容器清洁消毒,最好将乳汁单独存放在一个冷藏或冷冻室,不要与其他物品一同放置。

(二)母乳的加热方法

在储存袋上标上日期,按照母乳挤出时间的先后顺序存放。母乳在保鲜时间内不需要进行消毒。需要时,从冰箱中取出冻存的储乳袋,先置于冷藏室中解冻融化,喂养前将储乳袋放在37～40 ℃的温水中加温或者使用温奶器加热,但不能使用微波炉或者煮沸加热,这会破坏母乳中的营养成分。冻存时,尽可能分成小份冻存,每次按照喂养量取出母乳,加热后没有吃完应丢弃,不能反复加热。

(三)巴氏消毒法

捐赠的母乳必须进行消毒后才能食用。通常可采用巴氏消毒法,将乳汁放在62.5 ℃的恒温箱中消毒30分钟,注意消毒时间不能超过30分钟。这种方法既可对母乳灭菌,又不破坏母乳中的营养成分。

八、背奶

为了延长婴儿的母乳喂养时间,越来越多的年轻母亲把专业的吸奶、储奶工具带到单位,利用工作间隙完成挤奶、储藏、保存等一系列工作,下班后带回家,作为婴儿第2天的"粮食",简称背奶。

1. 背奶准备

(1)母亲上班前1～2周,开始给婴儿打"预防针"。根据上班后的作息时间,调整、安排婴儿的哺乳时间,为上班后婴儿的喂养做好充分的过渡和准备。

(2)如果母亲工作单位离家较近,可以在上班前喂饱婴儿,中午休息时回家喂一次奶,下班后再喂一次,夜间增加几次喂奶,婴儿的需求基本能得到满足。但是如果单位离家较远,就需要提前将母乳挤出来储存好,让家属代喂 1～2 次,下班后再喂奶。

(3) 提前 1～2 周每次哺乳时,提前将部分母乳挤出存放在储奶袋中,置于冰箱冷冻室内保存。

2. 背奶装备

(1) 保温包或保温桶　目前,市场上有不同规格的保温容器,保温效果也有很大差异。上下班用时不长且单位有冰箱可以冷藏乳汁的产妇,可以选择保温效果一般的保温容器。但如果单位没有冰箱,上下班用时又比较长的产妇,则需要准备保温效果较好的保温容器。

(2) 蓝冰　普通的保温包只能维持放入其中的母乳的温度,必须加入冰块才能持久保存。蓝冰是一种高分子蓄冷剂,保冷效果非常好,可以替代普通冰块放入保温容器中使用。

(3) 吸奶器　产妇可以根据自己的需要选择合适的吸奶器。目前,常用的吸奶器有电动吸奶器和手动吸奶器两种。电动吸奶器省时又省力,但价格较高且不方便携带,易有噪声。手动吸奶器经济实惠,但费时费力。

(4) 带密封盖的储奶瓶　吸出来的母乳需要密封储存,但带奶嘴或奶嘴盖的奶瓶并不密封,所以应选择带密封盖的储奶瓶。母乳中的活性因子会附着在玻璃制品或金属制品表面,降低母乳的营养成分,因此最好选择塑料储奶瓶。

(5) 储奶袋　挤出来的乳汁还可以存放在储奶袋中。储奶袋不能装得太满,否则冷冻后乳汁体积增加膨胀会撑破储奶袋。储奶袋上要标注挤奶的日期和时期。

3. 背奶过程

(1) 吸奶　①上班前一天或上班前将母乳挤出并储存在储奶袋中,并在储奶袋外标注上挤奶的日期和时间。②工作期间,要尽量保证每 2～3 小时吸一次奶,这个间隔和婴儿母乳喂养间隔相同,可以有效防止乳房胀奶以及泌乳量的减少,从而保证母乳喂养可以继续下去。值得注意的是,工作期间挤出的乳汁应该妥善保存,最好冻藏,回到家后应尽快放至冰箱冷冻或者让婴儿吃掉。

(2) 储存　①储乳容器不能装得太满或盖子拧得太紧,避免容器冷冻后胀破。②通常建议将母乳分成小份冷冻或冷藏,一般可以分成每包 60～120 mL。这样可以根据婴儿食量灵活取用,不会浪费。每一份都应贴上标签,标上挤奶日期和时间。③储存温度:新鲜的乳汁可在 25～37 ℃保存 4 小时,15～25 ℃保存 8 小时,15 ℃以下保存 24 小时,不能保存在 37 ℃以上的环境中。2～4 ℃冷藏可保存 8 天以上,但应放置在冷藏室最冷的位置。冷冻母乳可以保存 6 个月以上,但冷冻室不能放置其他物品。解冻后可保存 24 小时,取出后加温至 38～39 ℃,不可重复加热。

(3) 解冻　①冻存的母乳解冻时,先用冷水冲洗储奶袋,然后逐渐加入热水(水温不能超过 40 ℃),直至乳汁完全解冻并升至适宜哺喂的温度,或者提前置于冷藏室内融化解冻。②不能将母乳直接用炉火或微波炉煮沸加热,这样会破坏母乳中的营养成分。

(4) 解冻后将乳汁倒入奶瓶中就可以直接哺喂婴儿了。解冻后的乳汁应在 24 小时内吃完,并且不能反复冻存,多余的部分应该丢弃。

(杨伟伟)

第三节　哺乳期饮食指导

一、哺乳期母亲营养

哺乳期间,母亲需要保证足够的营养。母亲营养不良会导致母乳中营养成分不足,从而影响婴儿的生长发育。但当母亲营养充足时,饮食一般不会影响母乳的成分,此时摄入过多的热量和液体不会增加泌乳量,反而会造成母亲肥胖等问题。因此,哺乳期母亲要根据需要适当补充营养。

(一)哺乳期母亲营养的重要性

哺乳期间,母亲需要摄入足够的营养来保证乳汁的质量和产量,以保证能够满足婴儿生长发育所需要的营养。产褥期,产妇均衡全面的营养摄入有利于产后身体各系统的恢复。同时,可预防各种营养不良性疾病,如贫血、低蛋白血症、骨质疏松等,为尽快产后康复打下坚实的物质基础。

(二)哺乳期母亲的营养需求

产后营养的供应应该包含产妇所需的能量和各种营养素,同时摄入的饮食应保证营养素的平衡。通过各种食材的合理搭配和特殊烹饪,最大程度地减少食物中营养素的流失,提高消化吸收率。摄入的食物要求安全无毒,没有污染。产后饮食定时定量,荤素搭配,比例恰当。

1. 根据产后康复的规律,合理安排膳食。通常,产后1周,以清淡为主。饮食以粥、软饭、烂面、蛋汤为主,不应过于油腻。产后1周以后,产妇消化系统功能基本恢复正常。产妇可以摄入进补的鱼、蛋、肉类,但不宜过饱。产后1个月内,要少食多餐,选择易消化的食物。

2. 选择合适的烹调方法,减少营养素的流失。烹饪食物时,不宜添加过多的调味品,尤其是食盐的摄入不能过量,忌过咸、过硬、生冷、辛辣等食物。食物应清淡少油,以汤水为主。烹调方式选择蒸、炖、焖、煮、熬,不宜选择油炸和油煎等方式。

3. 保证产妇摄入充足的液体,尤其是产后1周,产妇身体虚弱,汗液流出过多。但是需要注意的是,液体摄入要适量,摄入过多液体不仅不会增加乳汁的分泌,而且可能还会减少。

(三)哺乳期母亲营养

产妇分娩后乳房分泌乳汁,进入哺乳期。哺乳期母亲的合理营养有利于母体健康的尽早恢复,也有利于分泌充足的乳汁以保证婴儿的发育需求。

1. 能量 哺乳期对能量的需求很大,不仅要满足母亲自身的能量需求,而且要保证乳汁中的能量和泌乳过程中的能量消耗。如果哺乳期每天的泌乳量为700~800 mL,每100 mL乳汁含有280~320 kJ(67~77 kcal)能量,母体内的能量与乳汁中能量的转化率按80%计算,母体为分泌能量充足的乳汁每天应增加2 450~3 200 kJ(586~762 kcal)。虽然妊娠期孕妇体内会储存部分脂肪用于泌乳期的能量供给,但仍需从食物中补充大部分的能量。中国营养学会推荐,哺乳期妇女每天能量推荐营养素摄入量应比正常妇女增加2 090 kJ(500 kcal)。

2. 蛋白质 蛋白质摄入量是影响乳汁分泌数量和质量的最主要因素。乳母摄入蛋白质不足时,泌乳量明显减少,此时母体内的组织蛋白被动用从而维持乳汁中蛋白质含量的恒定。正常情况下,乳汁中每天分泌的蛋白质约为10 g,若母亲摄入蛋白质转换为乳汁蛋白质的效率为70%,同时考虑到我国膳食结构以植物性食物为主,其转换率更低。因此,中国营养学会建议,乳母蛋白质的推荐营养素摄入量为正常妇女基础上每天增加20 g。

3. 脂类 婴儿生长发育所需的能量主要依赖于乳汁中的能量。脂肪是主要的能量来源,同时婴儿中枢神经系统的发育对脂类的要求也较高。因此,乳母膳食中必须适量补充脂肪,尤其是不饱和脂肪酸。每天脂肪的摄入量应以总能量的20%~25%为宜。

4. 矿物质 为保证乳汁中婴儿发育所必需的矿物质和微量元素的充足,中国营养学会推荐的乳母钙的适宜摄入量为1 200 mg/d,乳母铁的适宜摄入量为25 mg/d,碘和锌的推荐营养素摄入量分别为200 μg/d和21.5 mg/d。

5. 维生素　中国营养学会推荐的乳母维生素 A、维生素 D 和维生素 E 的推荐营养素摄入量分别为 1 200 μg RE/d、10 μg/d 和 14 mg α-TE/d。维生素 B$_1$、维生素 B$_2$、烟酸和维生素 C 的推荐营养素摄入量分别为 1.8 mg/d、1.7 mg/d、18 mg/d 和 130 mg/d。

6. 水　哺乳期水的摄入量与乳汁分泌量有密切关系,水分摄入不足会导致泌乳量下降。哺乳期平均每天泌乳量为 0.8 L,因此每天应多摄入 1 L 水。

二、中医药膳促进乳汁分泌

清代沈金鳌在《妇科玉尺》中记载"生子有乳,乃天地化生自然之理"。因此,大多数女性在生产之后能够分泌满足婴儿生长发育所需要的足量乳汁。但因个人体质差异,部分女性在生产之后会出现缺乳、少乳、乳房胀痛等问题。中医认为这主要是由于产后气血虚弱,经络不调所致。年轻初产女性,乳汁分泌之初容易出现乳房胀痛,常因内有风热所致,可服用清热通利药物促进乳汁通畅。经产妇因阴虚阳盛,津液亏乏所致无乳或乳汁稀少,可服滋阴通经药物。若产妇营养过剩,气血盛实所致气脉壅滞、经络凝滞,可服通经活络药物。产妇气血虚弱所致的乳汁稀少,乳汁不通,可服用滋补气血的药物。产后哺乳期内,可通过中医药膳改善缺乳、少乳、乳房胀痛等症状,促进乳汁通畅,调理产妇健康。

(一)汤类

1. 生化汤

原料:当归 24 g、川芎 9 g、桃仁(去皮尖)6 g、干姜 2 g、炙甘草 2 g。

做法:800 mL 水加入药料,慢火煮 1 小时左右,约剩 300 mL。一天分 3 次喝完。顺产喝 7 天,剖宫产喝 14 天。

功效:温经止痛,养血祛瘀。

2. 猪骨通草汤

原料:猪骨 500 g、通草 6 g。

做法:将猪骨、通草加水适量,熬煮 2 小时,得猪骨汤约 1 碗,加入少许香油,一次喝完,每天 1 次,连服 3～5 天。

功效:催乳通乳。

3. 猪蹄通草汤

原料:猪蹄 1 只、通草 3 g。

做法:原料洗净,加水适量,放入砂锅内煮 2 小时,得猪蹄汤 1 碗,分两次喝完。每天 1 次,连服 3～5 天。猪蹄在进餐时吃掉。

功效:催乳通乳。

4. 黄芪猪肝汤

原料:猪肝 500 g、黄芪 60 g、黄酒少许。

做法:将原料洗净,切片,放水适量一同煮沸。烧沸后加黄酒、盐等调料,小火煮 30 分钟。

功效:益气补血,通络下乳。

5. 木瓜泥鳅汤

原料:木瓜 1 个、泥鳅 2 条(约 600 g)、生姜 4 片、杏仁 5 g、蜜枣 8 个,猪油、盐各少许。

做法:将木瓜刮皮去核,清水洗净,切成厚块。把泥鳅去鳞、鳃,清除内脏,用清水冲洗干净;杏仁、蜜枣分别用清水洗净。将锅置于火上,下猪油,烧热,放入泥鳅煎香至透,盛出。将清水适量放入煲内煮沸,放入姜片、泥鳅、杏仁、蜜枣,用文火煲 1 小时。把木瓜放入汤中,再煲 30 分钟,用少许盐调味。

功效:富含维生素 A、维生素 C、蛋白质和矿物质等,具有补虚、通乳的功效。

（二）粥类

1. 小米红糖粥

原料：小米 100 g，红糖适量。

做法：将小米淘洗干净，放入锅中，一次加足水，以旺火烧开后，转小火煮至粥黏稠即可。食用时，放入适量红糖搅匀。

功效：养胃，促进恶露排出。

2. 甜糯米粥

原料：糯米、桂圆肉、红糖、水 2 000 mL。

做法：将糯米与桂圆肉放入水中，加盖浸泡 8 小时。将泡过的原料，以大火煮沸后转小火煮 1 小时。熄火后，加入红糖搅拌后食用。

功效：补充生产时所消耗的铁质，益气补血。

3. 紫米粥

原料：紫米、糯米各 100 g，红枣 8 枚，白糖少许。

做法：将紫米、糯米分别淘洗干净；红枣去核洗净。锅内放入清水、紫米和糯米，旺火煮沸后，再改用文火煮至粥将成时，加入红枣煮，以白糖调味即可。

功效：补脾胃，益气血，适用于妇女体质虚弱、营养不良、贫血等症。

4. 小米蛋粥

原料：小米适量、鸡蛋 2 个。

做法：小米洗净，蛋打散。锅中放适量清水和小米，用旺火煮沸后改小火熬煮至粥浓，倒入蛋液略煮，用红糖调味即可。

功效：补脾胃、益血、活血脉，促进恶露排出。

5. 鲫鱼通草粥

原料：鲫鱼 1 条、通草 10 g、粳米 100 g。

做法：鲫鱼洗净切块，通草剪成小段，加适量清水煮成浓汤后，再加入粳米，用文火煮至米烂汁黏时加适当调味品，稍煮片刻后即可食用。

功效：益气、通乳。

（三）素菜和主食类

1. 红豆酒酿蛋

原料：红豆 300 g、鸡蛋 1 个、红糖少许。

做法：红豆洗净加水煮烂，放入糯米甜酒酿烧沸。打入蛋，待蛋凝固熟透后加入红糖即可。

功效：红豆有滋补强壮、健脾养胃、利水除湿、和气排脓、清热解毒、通乳汁和补血的功效。酒酿活血通经、养血散淤。红豆酒酿适合产后恶露不下的产妇。

2. 鲜蘑炒豌豆

原料：鲜蘑 300 g、豌豆 200 g。

做法：豌豆洗净，鲜口蘑择去根蒂洗净切小丁，锅中热油放口蘑和豌豆煸炒，加酱油和盐调味，用旺火快炒，待口蘑和豌豆粒熟时即可食用。

功效：利小便，解疮毒，通乳。

（四）荤菜类

1. 当归大枣鸡

原料：当归 10 g、红枣 5 颗、鸡腿肉 60 g。

做法：鸡腿肉洗净、切块，放入沸水中氽烫一下。将当归、红枣、鸡肉放入锅中，再加入 400 mL 的水，盖上保鲜膜后隔水炖煮 1 小时即可。

功效：补血活血，润肠通便。

2. 花生猪蹄

原料：花生、猪蹄、带皮老姜适量，去柄香菇 15 g，水 2 500 mL，麻油 80 mL。

做法：香菇在 10 倍量的水里泡软，切丝待用。花生放入水中滚开，去膜，去芽。麻油加热，放老姜爆透。猪蹄放入锅中炒至外皮变色。放入花生炒一会儿，再把猪蹄和老姜放入，最后加香菇和水。加盖烧沸，慢火炖约 8 小时。

功效：产后第 3 周可食用，通络下乳，适用于奶水不足者。

3. 土鸡炖山药

原料：土鸡 1 只、黄芪 30 g、党参 15 g、山药 150 g、红枣 15 g、黄酒 50 g。

做法：将土鸡洗净，其他原料置入鸡肚，浇上黄酒，隔水蒸煮，2 天内吃完。

功效：用于脾胃虚弱，缺乳少乳者。

4. 熘炒黄花猪腰

原料：猪腰 500 g、黄花菜 50 g。

做法：将猪腰剖开，去筋膜臊腺，洗净，切块。起油锅，待油至九成熟时放姜、葱、蒜及腰花爆炒片刻。猪腰熟透变色时，加黄花菜及盐、糖适量，煸炒片刻，加水、生粉勾芡。

功效：补肾通乳。

（杨伟伟）

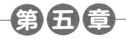

产后常见肌骨疼痛及身体结构问题的康复

第一节　腹直肌分离的康复

一、腹直肌分离的定义

腹直肌分离(diastasis recti abdominis)是指腹直肌鞘在白线中线处分开,腹壁的连接分裂,超过2 cm,可导致腹部肌肉无力,有时伴有腰背痛(图 5-1-1 和图 5-1-2)。

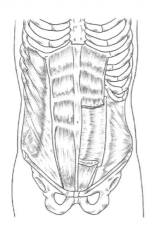
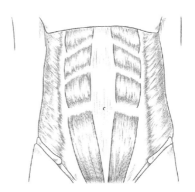

图 5-1-1　正常腹肌示意图　　　图 5-1-2　腹直肌分离示意图

二、腹直肌分离的发生机制及临床表现

1. 发生机制　妊娠期间随着胎儿的发育,子宫增大,腹壁在相应松弛激素的作用下,松弛伸展一定的空间,促使结缔组织弹性改变,以利于胎儿发育及分娩。随着胎儿在宫内生长,腹腔脏器发生移位,腹壁所承受的机械性压力逐渐增大,腹白线拉伸并变得薄弱,腹肌松垮,两侧腹直肌鞘间距增大,特别是孕后期,腹横肌无力维持腹部过重的压力时,会让腹部浅层肌肉代偿。孕期腹部会顺应性前凸,腹直肌过度代偿,在孕激素和腹部压力的共同作用下,发生腹直肌分离。

2. 临床表现

（1）症状　临床可能表现为下腰背疼痛，这是由于腹部肌肉薄弱，无法维持有效腹压，控制骨盆及腰椎的力量下降所致。约30％的孕妇会发生不同程度的腹直肌分离。分离可发生于脐上、脐部或脐下，以脐下为多见。因为没有痛感，腹直肌分离经常被忽视。病情重者腹壁前部仅由腹膜、皮下脂肪、筋膜、皮肤构成，对胎儿的保护作用降低；甚至导致腹壁疝的形成，腹腔脏器可从分离处疝出。

（2）体征　腹直肌在腹白线的位置出现不同程度的软组织下陷（图5-1-3）。

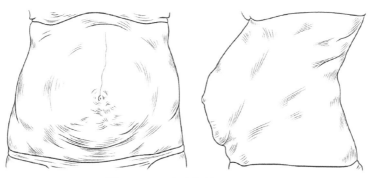

图5-1-3　腹直肌软组织下陷

三、腹直肌分离的康复评定

1. 时机选择　产后3天后进行评定才能获得较为准确的结果，因为此时腹部肌群才有足够的肌力提供有效的测试结果。

2. 尺测法　检测位置一般为脐下5cm、脐环及脐上5cm。基于人体腹部正常解剖结构，双侧腹直肌分离距离小于2cm为正常；超过2cm，则提示腹直肌分离。

3. 指测法　嘱患者仰卧位，膝盖弯曲，露出腹部；手指置于肚脐部以及脐上、脐下各5cm，掌心向下，手指指向耻骨的位置；嘱头和肩轻轻抬离平面，如做仰卧起坐，手指放在腹直肌中线，抬起上半身时感觉腹直肌对手指产生挤压感（图5-1-4）。

4. 肌骨超声测量法　采用高频超声测量腹直肌分离状态更准确、更客观。检查前排空膀胱，取平卧位，探头放置位置同尺/指测法，分别横放于腹部中线的三个位置，探查腹直肌内侧缘边界，于静息状态下测量两侧腹直肌内侧缘间的距离，以腹直肌间距＞2cm诊断为腹直肌分离。

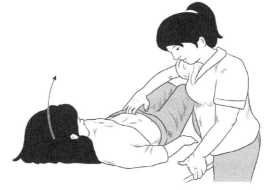

图5-1-4　腹直肌分离指测法

对于腹直肌分离的测量方法、测量位置甚至测量时，患者是处于静息还是做"卷腹"动作的状态，目前并无统一标准。一般而言，对同一患者在治疗前后的评定中使用同一方法即可。

四、腹直肌分离的中西医康复治疗方法

腹直肌分离的患者往往有骨盆前移的习惯站姿，部分患者存在骨盆前倾，容易并存肋骨外翻现象。因此，在腹直肌分离矫治过程中要评估和纠正患者不良姿势及并存问题，如利用站姿训练矫正不良体

态、放松中背部筋膜、放松紧张的肩带、纠正骨盆前倾、增加胸椎灵活性等。此外,还需要通过一些促进手段矫治腹直肌分离。为避免腹压增加对薄弱的盆底肌构成额外压力,产后所有针对腹肌的训练应在盆底肌肌力达到 3 级以上时进行。

1. 物理因子治疗 早期干预可以采用低频电或低频调制中频电治疗,激活腹横肌、腹斜肌,通过腹横肌、腹斜肌的强化促进腹直肌鞘闭合。

2. 腹横肌激活与强化训练

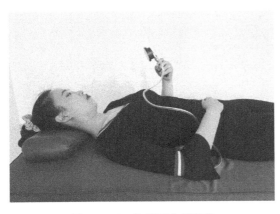

图 5-1-5 使用压力回馈仪

(1) 使用压力回馈仪 压力回馈仪可在腰椎稳定训练时,提供给患者视觉回馈。具体方法:患者取俯卧位,将压力回馈仪水平置于腹部下方(肚脐正下方),并且充气至 70 mmHg。让患者做肚脐内缩动作,肚脐内缩时若有 6~10 mmHg 压力值的减少,则表明深层腹肌有正确活化(图 5-1-5)。

(2) 活化腰椎稳定肌群的动作 患者将腹部区域向凹(肚脐缩向脊椎)的肚脐内缩技术,这项训练可以在手膝跪位下进行,也可以在屈膝仰卧、仰卧或半倾斜姿势下进行,最终将进展至坐姿及站姿下的训练。要求患者采取脊椎正中姿势,并且同时肚脐内缩和腹肌内凹时维持此姿势,指示患者吸气、吐气,然后在吐气时和缓地将肚脐向内往脊椎缩入让腹部凹进,肚脐内缩技术可有效激活腹横肌与多裂肌。

3. 改善腹直肌分离的矫治

(1) 治疗师位于患者体侧,双手交叉贴于患者腹侧部并略向下施力,随其腹式呼吸节奏在患者呼气时双手带动其腹壁肌肉向中线拉动,20 次后做另一侧。待患者掌握动作要点后,留作其家庭作业,由患者在同一体位下双手交叉放于腹侧壁呼气时向中线拉动腹壁,每组 20 个,每天 10 组(图 5-1-6)。

(2) 治疗师位于患者体侧,双手分别交叉置于患者双侧肋弓,教会患者进行横式呼吸,在患者呼气时双手向中线方向施力推压肋弓。每组 10 个,每天 2 组。

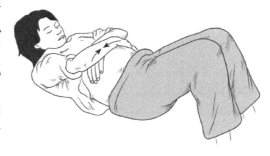

图 5-1-6 腹直肌分离的矫正运动

(3) 腹直肌训练 开始腹直肌训练前,必须确保腹直肌分离程度等于或小于 2 cm。

1) 抬头练习 屈膝仰卧,双手交叉横跨中线,吐气将头抬离地面,同时双手温和地将腹直肌推往中线,然后缓慢地降低头部并放松。如无法伸手触及腹部,可用毯子在腹直肌分离处包裹躯干,完成让肌肉互相靠近。

2) 抬头合并骨盆倾斜 屈膝仰卧,双手交叉横跨中线,吐气将头抬离地面,双手温和地将腹直肌推往中线,同时进行骨盆后倾,然后缓慢地降低头部并放松。所有腹肌收缩应在吐气时进行,以降低腹内压。腹直肌训练每组 3 次,每天 3 组,循序渐进地增加次数和组数。

(4) 腹横肌训练与核心练习 做腹横肌训练前,先在腹部寻找是否有压痛点并进行筋膜松解,同时激活腹横肌的本体感觉。

4. 中医治疗

(1) 推拿治疗 通过对产妇进行腹部按摩具有活血祛瘀、疏经通络、调和阴阳平衡,改善血液循环和肌肉收缩功能,增加腹部肌肉的弹性和紧张度,促进腹直肌恢复的作用,产后早期即解除肌肉疲劳,从而起到促进产后恢复的作用。通过摩法、拨法、揉法、太极手法、提法、拉法、拿法等多种具有导向性的手法对腹部进行推拿,力量由轻柔到深沉、由浅入深、均匀渗透,改善肌肉收缩功能,提高腹部肌肉紧张度及弹性,维持腹部肌群的力学平衡,有效促进分离的腹直肌逐渐合拢。

(2)针灸治疗　取中脘、下脘、气海、关门、双侧天枢、水道、太溪、大横、三阴交、足三里、带脉诸穴,配合按摩期门、中极、天枢诸穴,点揉肾俞、神阙、关元、中脘、下脘、中极、曲骨、气海、会阴等穴位,具有活血化瘀、疏经通络的作用,在改善局部血液循环和肌肉收缩功能,减少脂肪堆积等方面具有积极作用。

(3)温灸腰带　将温灸养生艾草药包放入电加热腰带,患者再将腰带绑在腹部,通过温热效应达到调理产后疾病的目的。温灸腰带利用红外线的温热作用激发出艾草温经通络、祛寒除湿、活血止痛的作用,能够有效扩张局部的周围血管,使血流速度加快,改善血液循环,促进水液代谢,消除局部组织水肿状况,还能起到补益气血、保证全身气血运行通畅的作用,从而促进腹直肌分离的修复。

(彭娟娟)

第二节　产后腰背痛的康复

一、产后腰背痛的定义

本节所述产后腰背痛仅涉及非特异性腰背痛(nonspecific low back pain,NLBP),是指发生在产后的、除脊柱特异性疾病及神经根性疼痛以外原因引起的肋缘以下、臀横纹以上及两侧腋中线区域内的疼痛与不适。疼痛可反复发作或者持续存在,在劳累、受凉后加重。

二、产后腰背痛的发病因素及临床表现

产后腰背痛发病因素较多,产妇年龄、产次、产前腰痛病史、孕期体重增加过多、手术等都有可能是发生腰背痛的原因。虽然关于产后腰背痛的研究较多,但对其发病原因仍缺乏了解,目前比较主流的观点是生物力学因素和相关激素水平的变化共同导致了产后腰背痛的发生。

(一)发病因素

1. 生物力学因素

(1)腰椎生理曲度的改变　随着妊娠期子宫的增大,腹部矢状径增加,身体重心向前上方移位。为了抵抗重心转移所造成的姿势不稳,腰椎出现适应性的前凸角度增加,并继发引起骶骨倾斜角的增加,使腰骶椎接触面向前下方的剪切力显著增加,加重了脊柱本身骨性结构的不稳定性。为了代偿这种被动稳定系统的失衡,与之相关联的肌肉和韧带等主动稳定系统被激活,并长期处于紧张状态,从而导致产后腰背痛的发生。

(2)核心肌群的变化　核心肌群是指位于腹部前后环绕着身躯,负责保护脊椎稳定的肌肉群,包含了膈肌、腹横肌、多裂肌、盆底肌等,它们协同收缩产生腹内压,维持躯干的稳定。妊娠期间,增大的子宫使腹壁扩张延伸,在重力作用下对盆底进行慢性牵拉,这些都会对上述诸肌造成不同程度的损伤。产后一段时间内,产妇运动量减少,易造成核心肌群的失用性萎缩,腹内压不足,无法提供脊椎稳定的支撑,在不良姿势或动作的诱发下容易导致疼痛的产生。此外,腹内外斜肌、竖脊肌等表层稳定肌为了代偿深层肌群的无力,会常时间处于紧张状态,久而久之形成肌肉劳损,这也是造成腰背痛的原因之一。

2. 激素水平的变化 国内外研究表明,女性在生理期、妊娠前后都会因为体内激素的改变而导致骨盆出现生理性失稳现象,尤其在女性分娩及产后哺乳期,卵巢黄体会产生大量的松弛素等多肽物质。松弛素会使腰椎及骨盆环周围的韧带松弛,以利于子宫的不断增大及分娩的生理需要,同时这种作用增加了关节的不稳定性,易引起腰背和骨盆疼痛。

3. 其他因素 育儿姿势不良、劳累过度、生理性缺钙、焦虑、抑郁等,都可能导致产后腰背痛的发生。

(二) 临床表现

产后腰背痛的临床表现多样,以腰背、腰骶及臀部疼痛或不适为主要表现。腰背痛常间歇性出现,疼痛可为局限性或弥漫性,每次持续数天至数月,随运动而加剧。检查时在疼痛区可找到固定压痛点,同时伴有腰部无力、局部肌肉紧张、腰背部活动受限等。多数患者除疼痛外,还表现为脊柱稳定性和姿势控制能力下降。

三、产后腰背痛的康复评定

产后腰背痛首要的检查是筛查与特异性腰背痛高度相关的症状和体征(即红旗征,red flag),并评估可导致腰背痛恶化或慢性化的因素(即黄旗征,yellow flag),以判断临床转归。

红旗征指患者既往病史或复合症状中与危险程度较高的严重疾病密切相关的高危因素,如持续进展的非机械性疼痛、神经系统症状、全身不适、体重下降等。发现红旗征后须进一步检查以排除潜在的严重疾病,例如感染、类风湿性疾病、肿瘤等。

黄旗征主要指可导致疼痛慢性化或进行性加重、功能障碍及工作能力丧失、迁延不愈的各类危险因素,如肥胖、焦虑、日常劳动姿势等。发现黄旗征后应当鼓励患者改变行为和对腰背痛的认识,这对于减少腰背痛的发生或减轻腰背痛严重程度会有所帮助。

针对存在红旗征或神经根性疼痛的患者,可进一步采用影像学评估。常用的影像学评估包括:X线、CT断层扫描、磁共振成像(MRI)、B超、骨密度检查等。X线是腰椎最基本的影像学检查,可反映腰椎生理曲度变化、畸形、失稳、椎体形态以及椎旁软组织等改变。CT在脊柱影像学评估中发挥重要作用,可产生不同层面的脊柱横断面影像,精确判断神经根位置,可用于神经根性疼痛的诊断。MRI不产生电离辐射,安全性较高,在显示软组织方面具有独特优势,可显示椎间盘、韧带、椎管狭窄等情况。盆腹腔B超可检查盆腹腔脏器情况。骨密度检查可用于确定患者有无骨质疏松的情况。

(一) 一般评定

1. 视诊 对姿势、体型及步态进行整体观察,看脊柱是否正中,生理弯曲是否正常,髂棘是否等高,骨盆有无前倾、后倾、旋转等。通过功能性活动来观察自由活动能力,如坐姿习惯、从椅子上站起或坐下的动作模式等。

2. 触诊 确定髂后上棘、髂棘、棘突等骨性标志位置,按照由浅至深的顺序进行触诊。在棘突上,以不同的力量感知棘突运动的容易程度,触诊竖脊肌等是否痉挛。除了静态触诊外,还可以进行动态触诊,感知运动中椎体间的相对运动关系及运动中软组织的情况、疼痛的反应等。

3. 特殊检查 主要包括直腿抬高试验、Slump 试验、Thomas 试验和股神经牵拉试验等。

(二) 功能评定

1. 运动功能

(1) 肌力评定 对躯干屈曲、侧屈、后伸和旋转力量进行检查,并对下肢肌力进行检查。

（2）关节活动度　包括腰椎屈曲、后伸、侧屈、旋转等，评定中需要对腰椎和髋关节的活动范围进行区别，必要时结合触诊检查。

2. 感觉功能

（1）感觉　根据出现感觉障碍的皮肤节段，评估神经受损情况。

（2）疼痛　评估疼痛的区域、程度、性质、深浅和持续性等。

3. 关节功能

（1）主动运动检查　通过让患者主动做腰椎各方向的动作来检查主动运动功能，观察运动的范围、对称性、速度及模式等，大体确定疼痛的部位以及运动对疼痛程度的影响。

（2）被动运动检查　包括生理运动检查和附属运动检查，确定患者的主要症状是否由非收缩成分或软组织引起。生理运动检查包括屈曲、伸展、侧屈、旋转和复合运动，需要时可进行末端加压和维持的检查，观察患者感觉和体会终末感。附属运动检查依靠触诊的方式，对关节的前后向、后前向、侧向、旋转、分离等方向的附属运动进行检查。

4. 核心肌群功能

（1）多裂肌触诊与测试　多裂肌是人体背侧重要的核心肌群，多裂肌无力时常可导致腰背痛。可在俯卧位下进行触诊以检查多裂肌的收缩状态。治疗师利用双手拇指在紧邻于腰椎棘突两侧向下深压，令患者尝试收缩此肌肉（口令是翘臀使骨盆前倾，同时鼓胀肌肉顶向治疗师手指）并维持 10 秒。多裂肌正确收缩的情况下，治疗师可在拇指下感到局部肌肉鼓胀，可重复进行 10 次来感觉肌肉的收缩情况。临床上有两个适合评估多裂肌的动作。①多裂肌抬高测试：在四足跪姿下进行，患者首先维持脊椎中立，然后将脚或手抬起，如果腰椎无法维持姿势，说明多裂肌失能，腹部下垂或不能维持脊柱中立位都认为是阳性（图 5-2-1）。②腰椎主动后弯测试：观察腰椎是否过度前凸以及脊椎是否有折点出现，这两个现象都表示多裂肌的失能导致无法有效分散后弯压力。

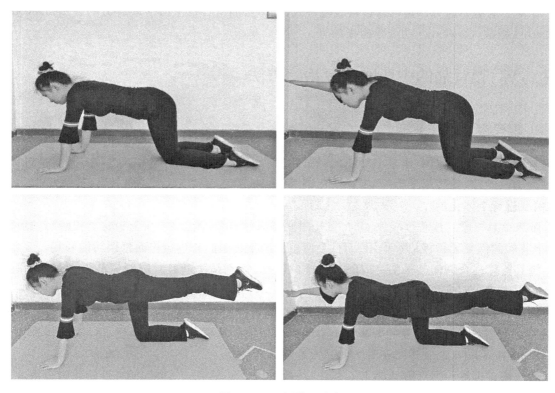

图 5-2-1　多裂肌测试

（2）腹横肌触诊与测试　腹横肌纤维环绕腹部，收缩时可增加胸腰筋膜紧张性，稳定椎体。患者仰卧，屈髋屈膝，治疗师双手拇指置于髂前上棘内侧下方（在腹直肌外侧），让患者微缩小腹（以下腹为主），此时治疗师拇指下若有一层薄膜拉紧的感觉即为腹横肌收缩导致。

（3）双腿伸直降低测试　此法可用以检测核心控制能力或下腹部肌力。测法是在仰卧位下将压力感测器置于患者腰下（L4～L5 附近），患者先将两腿膝关节伸直高举，同时缩小腹进行平背动作以使腰部压住压力感测器，设定基准值为 40 mmHg，然后在维持平背姿的前提下将双腿逐渐放下，直至压力变小为止，记录此时髋关节角度（图 5-2-2）。

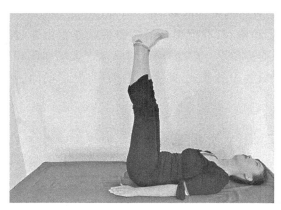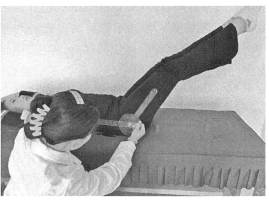

图 5-2-2　双腿伸直降低测试

（三）其他评定

1. 心理评定　产后常会发生情绪和情感的异常与障碍，可对抑郁、焦虑进行评定。

2. 日常生活活动能力评定　通过量表等方式，评估腰痛对日常生活活动能力的影响。常用的方法包括 Barthel 指数、Oswestry 功能障碍指数等。

四、产后腰背痛的中西医康复治疗方法

（一）现代康复治疗

针对产后腰背痛的成因，康复治疗强调以患者主动训练为主的综合治疗。治疗方案包括卧床休息、注射治疗、辅具治疗、物理因子治疗、姿势矫正训练、手法治疗、运动治疗、健康教育等，可根据每位患者的具体情况进行个体化治疗。

1. 卧床休息　腰背痛程度较剧烈时，可短时间卧床休息，一般以 2～3 天为宜。长时间的卧床休息不仅对下背痛的恢复无积极治疗作用，而且会使患者产生过多的心理负担而延误功能恢复。

2. 辅具治疗　合理佩戴腰围可以限制腰椎的运动，特别是协助背肌限制一些不必要的前屈动作，减轻腰椎周围韧带负担，缓解和改善椎间隙内的压力。佩戴期间根据需要可增强腰腹肌力训练。

3. 物理因子治疗　物理因子治疗对缓解疼痛、改善患部微循环、消除水肿、减轻肌肉及软组织痉挛，促进腰部及肢体功能的恢复起着非常重要的作用。临床常根据患者的症状、体征、病程等特点选用高频电疗、低中频电疗、直流电离子导入、光疗、蜡疗等方法。

4. 姿势矫正训练　产后腰背痛多见有骨盆前倾的姿势。在肌动学观点中，骨盆位置会影响上方腰椎的排列，其原因有：①使骨盆前倾的肌肉缩短；②使骨盆后倾的肌肉无力；③脊椎的结构改变；④覆盖

腰部后表面的韧带与筋膜缩短;⑤动作习惯不良;⑥下肢关节排列不平等。腹部肌肉在骨盆后倾时扮演着重要角色,腹部肌肉无力,会导致骨盆过度往前倾斜,并连带影响腰背的稳定度。骨盆前倾的矫正训练主要有:①伸长使骨盆前倾的肌肉,增加这些肌肉的柔软度,如拉伸股四头肌、髂腰肌、竖脊肌等;②强化和缩短使骨盆后倾的肌肉,如腹肌、臀大肌等。

5. 手法治疗

(1)脊柱松动技术

垂直按压腰椎棘突:患者俯卧位,去枕,腹部垫一枕头。治疗师站在患侧,双手重叠,掌根部放在腰椎上,豌豆骨放在拟松动的棘突上,上肢伸直,借上身前倾的力量将棘突垂直向腹侧按压,作用是增加腰椎屈伸活动范围。

侧推腰椎棘突:患者俯卧位,去枕,头转向一侧。治疗师站在患侧,双手拇指指尖相对或拇指相互重叠,指腹接触棘突,上肢伸直,借上身前倾的力量将棘突向对侧推动,作用是增加腰椎旋转活动范围。

垂直按压腰椎横突:患者俯卧位,去枕。治疗师站在患侧,双手拇指指背相接触或拇指重叠,放在拟松动腰椎的一侧横突上,上肢伸直,借上身前倾的力量将横突向腹侧推动,作用是增加腰椎侧屈及旋转活动范围。

旋转摆动:患者健侧卧位,下肢屈髋、屈膝。屈髋角度根据松动的腰椎节段而定,节段越偏上,屈髋角度越小。治疗师站在患者身后,一只手放在上方髂棘上,另一只手放在上方肩部内侧,双手同时反方向来回用力摆动,作用是增加腰椎旋转活动范围。

(2)McKenzie疗法　本疗法是由新西兰物理治疗师麦肯基(McKenzie)创立的,适用脊柱和(或)四肢关节的力学性失调而引起的疼痛、麻木、活动受限等问题,是集检测、诊断、姿势矫正、患者自我治疗、手法治疗及健康宣教为一体的诊断治疗系统。应用McKenzie力学诊断治疗方法必须首先明确患者疼痛等症状的原因是否是力学性失调。如果源于力学性失调,可应用各种姿势和各种运动的生物力学特点来改变机体组织之间的力学关系,使患者的症状发生变化,鼓励患者反复进行使症状减轻或缓解的运动,并将此运动作为治疗手段。

基于患者症状的不同,McKenzie将下腰痛划分为姿势综合征、功能不良综合征和椎间盘移位综合征3种类型。腰椎治疗操作技术大致可归纳为17项技术,即俯卧位、俯卧伸展位、卧位伸展、用安全带固定卧位伸展、维持伸展位、站立伸展、伸展松动术、伸展手法、伸展位旋转松动术、伸展位旋转手法、屈曲位旋转松动术、屈曲位旋转手法、卧位屈曲、站立位屈曲、台阶站立位屈曲、侧方移位矫正、侧方移位自我矫正等。McKenzie疗法的核心是帮助患者独立、主动地治疗和预防腰痛,根据患者的具体情况选择治疗原则和具体方法。

6. 运动治疗　产后腰背痛的运动治疗包括肌肉力量训练、耐力(有氧运动)训练以及运动控制训练(即节段稳定性训练)等,目的是通过增强腰背肌肉力量来提高脊柱的稳定性、灵活性和对损伤的耐受能力。训练早期强调小负荷适应,恢复神经系统对腰部肌肉的精细化控制,在此基础上逐步提高肌肉的力量、耐力训练强度。一般把运动治疗分为三个阶段。

第一阶段目的是提高下背部深层局部稳定肌的力量和耐力,恢复中枢神经系统对肌肉(包括多裂肌和腹横肌)的控制能力,可使用闭链运动模式下的静态姿势保持训练来达到激活稳定肌的目的。常用姿势有:①仰卧,屈髋屈膝位,目的是寻求对腹横肌的感觉;②双手、双膝支撑的跪姿保持,此姿势通过保持腰椎在中立位(降低腰椎的生理前凸曲度)而寻求对多裂肌的控制感觉。此处介绍几种激活核心稳定的练习方法。①肚脐内缩训练:四足趴跪或屈膝仰卧,指示患者吸气、吐气,然后和缓地将肚脐向内往脊柱缩入,让腹部凹陷。正确执行时不会出现骨盆后倾、下肋骨外翻、胸廓吸入或抬举、腹壁鼓起等代偿动作。治疗师可触诊髂前上棘及腹直肌外侧的腹横肌,当腹内斜肌收缩时可感受到肌肉鼓起,腹横肌收缩时则感到扁平的张力(图5-2-3)。②骨盆后倾训练:屈膝仰卧位,收缩腹直肌使骨盆主动后倾,使腰椎变平。此训练利用骨盆倾斜运动来指导患者察觉骨盆和腰椎的运动(图5-2-4)。③多裂肌激活:患者侧卧或俯卧。治疗师将触诊的手指放在腰椎棘突侧边,触摸每一椎节,比较两侧多裂肌的活化,指示患者鼓起肌肉对抗治疗师的手指,比较每一椎节肌肉收缩是否一致。

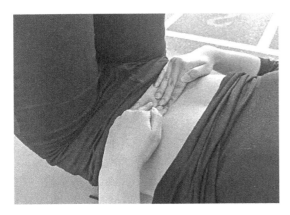

图5-2-3　肚脐内缩训练

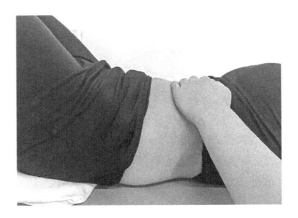

图5-2-4　骨盆后倾训练

　　第二阶段目的是恢复局部稳定肌和整体运动肌的协同工作能力,可使用闭链运动模式下的动态训练以达到这一目的。在主动训练和被动训练中,强调低负荷、渐进加大抗阻、训练无痛。训练动作每个做3组、每组5次,每组训练负荷逐渐上升。徒手训练可采用单腿搭桥等训练动作(图5-2-5)。器械训练可使用不稳定踏板、康复训练球等创造一个不稳定的支撑面。患者在此支撑面进行各种训练时,其本体感觉、运动感觉控制系统、局部稳定肌等均可得到刺激和训练,康复效果更好(图5-2-6)。

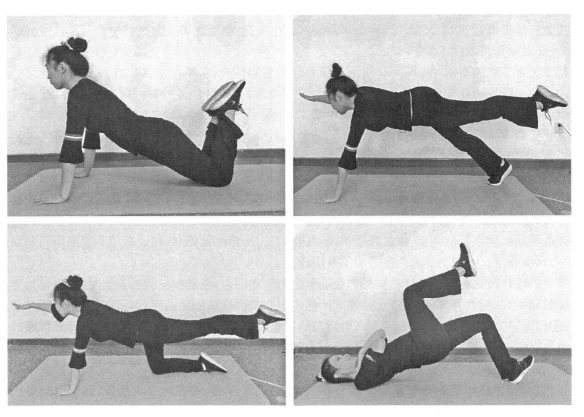

图5-2-5　徒手训练

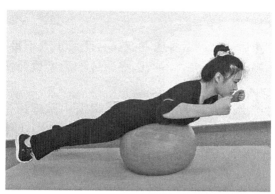

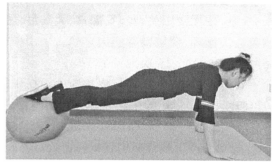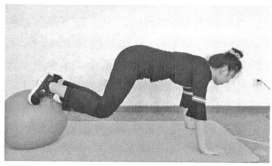

图 5-2-6 器械训练

第三阶段目的是在腰椎稳定性已获提高的前提下,达到腰痛缓解甚至消失的临床效果。在继续进行肌肉力量、耐力训练的同时,着手进行功能性训练和日常活动能力训练,使患者在日常生活中腰部可以合理、正确、有效地应对各种应力。基本手段是徒手体操和应用简易器械训练,常用技术有康复球训练、悬吊训练、器械训练等。基本原则是实施渐进式抗阻训练,可在训练中逐渐延长训练时间、增加动作难度、增加额外的阻力等。使用计算机控制的运动训练系统,训练负荷可严格按照测试结果和训练反应循序渐进地增加,对肌肉力量的训练效果更为科学(图 5-2-7)。

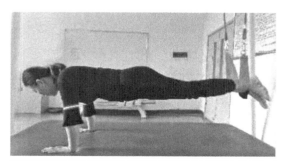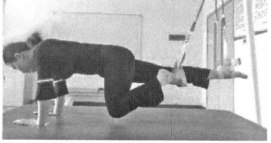

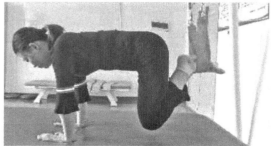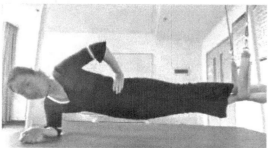

图 5-2-7 悬吊训练

（二）中医康复治疗

中医将产后腰背痛归属于"产后风""产后身痛"的范畴,产后正气不足,腠理不固,风、寒、湿等外邪乘虚侵袭人体,导致气血运行不畅,气滞血瘀,"不通则痛";或产后大量耗伤气血,筋脉肌肉不得养,"不荣则痛"。

1. 针灸治疗 针灸治疗对产后腰背痛有较好疗效。根据中医理论辨证取穴,一般选择膀胱经、胆经、胃经的穴位。常用穴位有腰骶部背腧穴、腰骶部夹脊穴、环跳、委中、承扶、阳陵泉、承山、足三里、悬钟、阿是穴等,每次选8～10个穴位,每天治疗1次,每次留针20～30分钟,10～15次为一个疗程。

2. 推拿治疗 针对腰骶部僵硬疼痛,可用常规推拿手法和腰椎整复手法。患者俯卧位,用推、揉、擦等手法,沿背部督脉和膀胱经,自上而下反复操作3～5遍,按揉腰阳关、肾俞、志室、大肠俞、腰眼、环跳、委中、承山等穴及压痛点,每处按揉3～5次,以改善血液循环,缓解腰背肌肉痉挛。采用腰椎斜扳法、俯卧扳腿法、俯卧运腰法等纠正小关节紊乱。每天治疗1次,10～15次为一个疗程。

3. 中药复方疗法 针对产后腰背痛,临床上治疗主要以补肾温阳、祛瘀行痹法为主。在中医证型上,一般将产后腰背痛分为瘀血滞留型、寒湿痹阻型、肾虚血亏型。常用的中药复方有桃红四物汤、身痛逐瘀汤、干姜苓术汤、独活寄生汤、黄芪五物汤等。

4. 其他外治法 中药熏蒸疗法、灸法、局部贴敷治疗等对于产后腰背痛均有较好疗效。

五、产后腰背痛的日常生活管理

预防产后腰背痛,特别强调日常生活中各种细节管理。平躺时脊椎所受的压力最小,避免久坐,坐时用靠垫支撑下背,且坐姿要端正。纠正哺乳姿势,时间长时可采取侧卧位姿势,腰部用被子垫好。站立时应维持适当的腰椎前弯角度,久站时可将两脚轮流放在小凳子上,调整重心,尽可能地缓解腰背肌肉的固定紧张状态。弯腰时要注意首先屈髋。在打喷嚏和咳嗽时将膝盖、髋关节稍微弯曲,并尽力控制瞬间爆发力,以避免背腰肌和腰椎受伤。搬运重物时尽量采取弯膝蹲下的方式搬起,同时让物体尽量靠近身体。

（言 枫）

第三节　桡骨茎突狭窄性腱鞘炎的康复

一、桡骨茎突狭窄性腱鞘炎的定义

桡骨茎突狭窄性腱鞘炎是一种慢性累积性损伤,好发于腕背第一筋膜室,由于肌腱长时间重复、过度滑动,与腱鞘组织过度摩擦,诱发炎症反应,导致腱鞘组织肿胀、增生并狭窄的疾病,又称 de Quervain 病(图 5-3-1)。女性患者约为男性患者的6倍。孕期、产后哺乳女性也为好发人群。

二、桡骨茎突狭窄性腱鞘炎的病因

1. 骨沟表浅 腕背第一筋膜室位于桡骨茎突,为一伸肌支持带所覆盖的纤维骨通道,其中容纳拇长展肌肌腱及拇短伸肌肌腱及其腱鞘。由于骨沟表浅、狭窄，底面凹凸不平，而沟面又被腕背侧韧带（伸肌支持带）紧紧覆盖，因此腱鞘比较狭窄。正常时，拇长展肌和拇短伸肌的两肌腱只能紧密相贴地通过这一结构坚强的鞘内，此为桡骨茎突狭窄性腱鞘炎发病的首要原因。

2. 屈曲角度大　拇长展肌和拇短伸肌的两肌腱在经过桡骨茎突到第一掌骨时，其屈曲角度大约为 105°，女性此角更大。故当频繁地外展、背伸腕部和外展拇指、手指握物、手指内收及腕部向尺侧屈曲，特别是女性抱小孩时，其腱的折角更加变大，从而增加肌腱在狭窄腱鞘内的摩擦，造成积累性劳损。劳损后，腱鞘内壁产生炎症，不断渗出、肿胀、结疤，以至腱鞘增厚而致狭窄、硬韧。

3. 韧带压迫　手背桡侧的韧带增厚，压迫到其下方的拇短伸肌及外展拇长肌肌腱和滑膜，引起管道的狭窄，管道两端的肌腱及滑膜发炎肿胀，严重时肌腱滑动受限，造成粘连。由于腱鞘内层不断结疤，在一定条件下与腱鞘内肌腱发生粘连，而肌腱仍在不断地运动，肌腱又将受到挤压，导致水肿、粗大，最后被挤压而萎缩变细。如此恶性循环，致使功能障碍。腱鞘狭窄的部位大多限于腱鞘远端 10～15 mm 处，弹响少见。

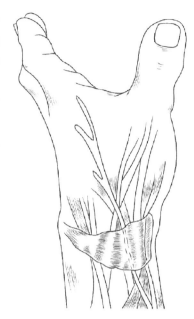

图 5-3-1　桡骨茎突狭窄性腱鞘炎

三、桡骨茎突狭窄性腱鞘炎的临床表现及康复评估

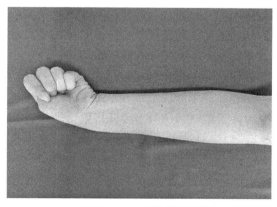

图 5-3-2　握拳尺偏试验

1. 临床表现　有劳损史，桡骨茎突处有明显疼痛、肿胀和压痛，局部增厚，活动功能受限，手和腕的劳动骤然增加时可损伤肌腱及鞘管，诱发疼痛，遇冷或疲劳时疼痛加剧。急性期有局部肿胀，外展、背伸拇指时，有肌腱摩擦或握雪感。慢性期可微肿，腕部及拇指活动无力，疼痛可放射至手指或前臂，可有弹响和闭锁。

2. 康复评估　芬克斯坦试验又称为握拳尺偏试验（Finkelstein 征），患手拇指屈曲握于掌心，然后握拳，轻触尺偏腕关节，桡骨茎突出现剧痛者为阳性（图 5-3-2）。

四、桡骨茎突狭窄性腱鞘炎的中西医康复治疗方法

临床可使用中西医康复方法治疗本病。西医康复治疗可能会使用的项目很多，包括贴扎、物理治疗，局部手腕可做加强肌力的训练以及牵拉。如有必要才在局部注射少量类固醇先解除疼痛。中医方面可用理筋手法、内服药物，以及针灸、针刀、功能锻炼等方法。

（一）物理治疗

主要目的是利用热能或电能等方式帮助组织自我修复，以达到疼痛减轻、消除炎症的功能。急性期时，配合间歇的冰块按摩，可以加速症状缓解。慢性期时，可以热敷或是蜡疗等来加速血液循环。

1. 冷疗　治疗温度在 0 ℃以上，低于体温，作用于机体后不引起组织损伤，但可以通过寒冷刺激引

起机体发生一系列功能性改变而达到治疗目的。该病急性期,可以使用冷疗法降低局部组织细胞的代谢。短时间的冷刺激可以使血管收缩,外周血流量下降,有减少渗出和防止水肿的作用。长时间的冷刺激可使神经兴奋性降低,因而有解痉、镇痛和麻醉作用。

治疗技术:①冰袋贴敷法,即塑料袋中加入小冰块,约半满状,袋内空气排空后封紧口袋,用干毛巾裹住冰袋,将冰袋放在病变部位。每次治疗时间为5～10分钟,根据病情给予间歇多次治疗,可以加速症状的缓解。②湿冷敷法,即将毛巾浸于冰水或冷水中,拧至半干,以不滴水为度,敷于患处。每隔2～4分钟更换一次,根据患者主观感受及皮肤情况调整更换时间。③冷喷法,即利用氯乙烷蒸发吸热的原理,常用间歇喷射法,即对准患部距离20～30 cm直接喷射5秒后停止30秒至1分钟,可重复使用。

注意事项:治疗时应注意观察局部情况,掌握治疗时间,防止过冷引起局部温度逐渐降低,给患者带来不适感。

2. 超声波治疗 超声波具有细胞按摩作用、温热作用及理化作用,可软化瘢痕、松解粘连、改善血液循环、促进炎症吸收、镇痛,并可降低挛缩肌肉的张力。

治疗技术:在缓解期,选用强度为0.8～2 w/cm² 的超声波,使用间接接触水下移动法,将治疗部位置于水中,声头浸入水内,对准治疗部位,声头和皮肤保持2～3 cm的距离,水最好用蒸馏水或煮沸的温水。

注意事项:①移动法治疗时勿停止不动,以免引起疼痛反应。如治疗部位过热或疼痛时,应暂停治疗,找出原因,予以处理,避免发生灼伤。②治疗结束时,将超声输出调回"0"位,关闭电源后方可将声头移开。

3. 红外线疗法 应用波长在760 nm至400 μm的红外线治疗疾病的方法称为红外线疗法。短波红外线的穿透能力较弱,为1～10 mm,可达真皮及皮下组织。长波红外线为0.05～1 mm,仅达皮肤表皮的浅层。红外线可以改善局部血液循环,促进肿胀消退,镇痛。

治疗技术:缓解期,将辐射器垂直于照射野上方,距离30 cm左右,以患者有舒适的温热感为准。每次10～15分钟,每天1次,一般亚急性期疾患7～10次为一个疗程,红外线可与局部外用药相结合。

注意事项:①首次照射前必须询问并检查局部知觉有无异常。②急性外伤后,一般不用红外线,24～48小时后局部小剂量开始照射,以免肿痛、渗出加剧。③红外线照射时需注意保护眼睛。

4. 体外冲击波疗法(ESWT) ESWT是利用经过聚集后的冲击波进入人体组织,其生物学效应主要有机械效应、压电效应和空化效应,能起到引起组织间的松解,促进粘连的分离,促进微循环,刺激血管再生,降低神经敏感性而镇痛等作用。

治疗技术:采用体外冲击波治疗仪,先于桡骨茎突局部痛点治疗,每次脉冲数为600次,能量为1.6～2.6级(bar),频率为8～12 Hz。然后于局部痛点及周围大范围治疗,每次脉冲数为2 000次,能量为2.0～3.0级(bar),频率为8～12 Hz,7天为一个疗程,疗程共4周。

注意事项:①治疗过程中,由于每个人疼痛耐受量不同,治疗师应及时调整冲击能量。②治疗周期内,尽量减少治疗处的肌肉发力和活动,必要时加以辅具。③治疗后几天内,冲击部位会出现红热肿胀不适感,属于正常现象,可以局部辅助使用冰敷治疗。

(二) 运动疗法

1. 肌力训练 加强腕手部的肌力训练、加强肩部和肘部肌力训练,有助于提高上肢的稳定性。

2. 牵伸 当疼痛缓解后,开始进行相关肌肉的牵伸和关节活动范围(ROM)训练,对于已经粘连的肌腱做牵拉运动。做手腕部关节的运动,上下屈曲移动,顺时针后再逆时针转动。

3. 贴扎 肌效能贴布能够增加筋膜下的空间,改善患部循环,降低局部炎症,放松软组织,减轻患部疼痛(图5-3-3)。

方法如下：第一步，采用"X"形贴布，以中间为锚固定于腕关节桡骨茎突，将各尾以自然拉力或中度拉力垂直于腕关节贴上。第二步，将"Ⅰ"形贴布纵向剪开，取一半宽度，将锚固定于拇指远节，尾沿拇长展肌和拇短伸肌走向延展至桡、尺骨之间近肘关节处。

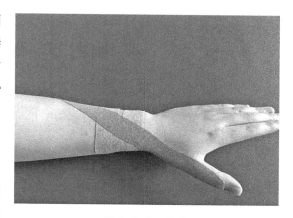

图 5-3-3　贴扎

（三）康复辅具

对于拒绝或不宜使用局部封闭疗法的患者来说，小夹板制动可以作为一种简单有效的治疗方式，使有炎症改变的肌腱暂时停止或减少活动，或避开疼痛弧，用低温热塑支具固定腕关节功能位和拇指掌指关节对掌位。搭配外用扶他林乳剂，加上局部按摩，其疗效甚为可靠。

（四）中医治疗

中医学认为，拇指屈伸活动过多，劳伤筋脉，或寒邪侵袭，气血痹阻经络，血不荣筋而发生本病。桡骨茎突狭窄性腱鞘炎的中医治疗以手法治疗为主，配合针灸、针刀、药物等疗法，必要时行腱鞘松解术。急性期以活血、消肿、止痛为主，手法宜轻柔；慢性期以散瘀、松解粘连为主。

1. 理筋手法　患者正坐，医者一只手托住患手，另一只手于腕部桡侧疼痛处及周围做上下来回地按摩、捏揉，然后按压手三里、阳溪、合谷等穴，并弹拨肌腱 4～5 次。再用左手固定患肢前臂，右手握住患手，在轻度拔伸下缓缓旋转及伸屈腕关节。最后用右手拇指和示指捏住患手拇指，向远心端拉伸，起舒筋解粘、疏通狭窄的作用，结束前再按摩患处 1 次。每天或隔天 1 次。

2. 固定方法　疼痛轻者，要局部制动，减少活动。疼痛重者，可用大小合适，能与拇指贴合的纸板或铝板，将拇指固定于背伸 20°，桡侧偏 15°和拇指外展位。固定时间为 3～4 周。

3. 药物治疗　内服药应辨证用药，气滞血瘀证治宜活血化瘀、行气止痛，方用活血止痛汤加减；阳虚寒凝证治宜温经通络、调气养血，方用桂枝汤加当归、黄芪、何首乌、威灵仙等。

外用药可在手法治疗后，外敷三色敷药。去除外固定后，可用海桐皮汤熏洗。

复方当归注射液 2 mL 加复方丹参注射液 2 mL 在阿是穴及周围进行穴位注射，隔天 1 次，10 次为一个疗程。

（五）其他疗法

针灸疗法用阳溪为主穴，配合谷、曲池、列缺、手三里、外关等，得气后留针 15 分钟，隔天 1 次。

1. 封闭疗法　用曲安奈德 20 mg 或醋酸泼尼松龙 12.5～25 mg 加 1‰普鲁卡因 2 mL 行局部鞘管内注射，每周 1 次，2～3 次为一个疗程。药物准确注入腱鞘内，疗效多满意。

2. 针刀疗法　刀口线和桡动脉平行刺入，在鞘内纵行疏剥。病情严重者，亦可刺穿腱鞘使刀口接触骨面，刀身倾斜，将腱鞘从骨面上剥离铲起，出针，针孔按压至不出血为止。注意勿伤及桡动脉和桡神经皮支。

3. 手术疗法　保守治疗无效者，可行腱鞘松解术。可在局部麻醉下纵行切开腕背韧带和腱鞘（不缝合），解除对肌腱的卡压，缝合皮肤切口。有时拇长展肌腱与拇短伸肌腱各有一个腱鞘，此种解剖变异，术中应探查清楚。

（李青峰）

第四节 耻骨联合分离的康复

一、耻骨联合分离的定义

耻骨联合分离(pubic symphysis diastasis)是指骨盆前方两侧耻骨纤维软骨联合处,因外力而发生微小的错移,表现为耻骨联合距离增宽或上下错动,出现局部疼痛和下肢抬举困难等功能障碍。正常情况下,妊娠 6～7 个月耻骨联合间隙可分离 5～7 mm,分娩时耻骨联合可分离 10 mm 左右,使胎儿能顺利娩出。产后一般都能自动复原,如果分离过大,复原能力差,则出现耻骨联合分离症。耻骨联合分离一般愈后良好,在产后 1～3 个月可恢复。其是生产过程中罕见的并发症,发生率为 1/300～1/3 000(图 5-4-1)。

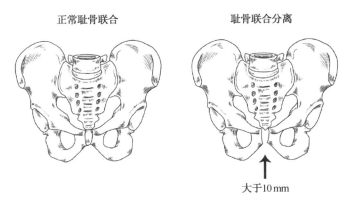

图 5-4-1 正常耻骨联合与耻骨联合分离

二、耻骨联合分离的发生机制及临床表现

(一)发生机制

1. 内在因素
(1)妊娠期分泌的松弛素作用于耻骨联合,使耻骨联合韧带松弛,是本病发生的主要内在因素。
(2)个体先天发育异常,耻骨联合构造薄弱。

2. 外在因素 怀孕后期,由于胎儿重量压迫骨盆造成耻骨联合分离;或在分娩时,如果产程过长,胎儿过大,接生粗暴,使松弛的耻骨联合韧带发生损伤,从而产生耻骨联合分离。

(二)临床表现

1. 症状 以耻骨联合处疼痛,单侧下肢不能负重,行走无力,双下肢抬举困难,腰臀部酸痛为主。产道分娩的个体均可有程度不同的耻骨联合分离,出现耻骨联合分离的症状,个别个体发病,耻骨联合分离的宽度与症状的严重程度也不成正比。

2. 体征 患者仰卧位,耻骨联合局部压痛与叩击痛明显,髋关节外展、外旋活动受限,耻骨联合加压及骨盆分离与挤压试验阳性。

三、耻骨联合分离的诊断

孕产妇耻骨联合分离目前尚无统一的诊断标准及专家共识,临床主要根据症状、体征、查体、影像学检查四个方面整体分析,具体为:

（1）孕妇均可在产前、分娩、产后出现耻骨联合处剧烈疼痛和炎症反应,疼痛可放射至腰部和大腿区域,以内侧区域为主,活动、负重或抬腿时加重。

（2）常见行走困难或站立不稳,查体可见耻骨联合处发红或肿胀,存在明显的压痛点,可触及增宽的间缝,骨盆挤压或分离试验阳性。

（3）部分患者可出现骶髂关节炎。特伦德伦伯格试验、"4"字征试验阳性敏感度极高。

（4）骨盆 X 线或肌骨超声检查多出现耻骨联合处分离>10 mm。

四、耻骨联合分离的中西医康复治疗方法

耻骨联合分离主要采取保守治疗,仅当耻骨联合分离超过 4 cm 或者产妇分娩后需要立刻开始负重,才建议手术复位治疗。

1. 保守治疗　包括侧卧位卧床休息、佩戴骨盆带等。

选配骨盆带:骨盆带固定可加速软骨愈合,缓解疼痛,限制耻骨联合活动和受力,促进耻骨恢复正常。根据产妇的臀围选择合适码数的骨盆带,展开骨盆带对准髋部最宽处,骨盆位于骨盆带中间,调整至最舒适的松紧度即可。骨盆带的穿戴:以两侧髂嵴上缘为界,束缚住骨盆,对骶髂关节及耻骨联合施加向内的压力,增加骨盆带的稳定性,减轻内收肌群对耻骨支的牵拉,促进软骨及周围韧带的修复。需要每天至少佩戴 8 小时,总的治疗时间往往需要 2 个月以上。

2. 辅具行走　还可以使用辅具行走,骨盆牵引,此种方式与骨盆带是临床最推崇的保守治疗方式。

3. 物理治疗　主要针对耻骨联合分离的疼痛症状。

（1）超短波治疗　镇痛,改善血液循环,消除无菌性炎症,耻骨处给予超短波治疗,将两片电容电极于耻骨处对置,微热量,每次 15 分钟,每天 1 次。

（2）红光治疗　超短波治疗结束之后可进行红光治疗,功率 15 瓦左右,灯距 20 cm,垂直照射耻骨联合区,每次 20 分钟,每天 1 次。

（3）其他　如果疼痛严重,可采用冷冻疗法,经皮神经电刺激止痛。

4. 手法治疗

（1）运动疗法　腹部核心肌和盆底肌运动训练在缓解疼痛和功能恢复方面具有重要作用。通过运用骨盆的本体感觉神经肌肉促进疗法（PNF）,激活骨盆带周围的神经肌肉,促进本体感觉的输入,增强骨盆的稳定性,也可以有效缓解耻骨联合分离所致的疼痛症状。

（2）"猎枪"技巧　"猎枪"技巧是用于改善耻骨联合分离的常用方法。患者屈膝仰卧,令患者抵抗治疗师阻力做髋关节外展与内收间交替的收缩动作,每次收缩持续 3～5 秒,重复 3～5 次（图 5-4-2）。

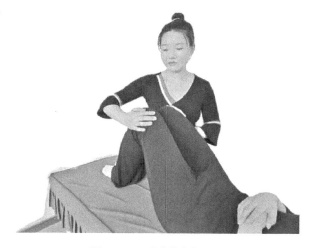

图 5-4-2　"猎枪"技巧

（3）正骨手法　耻骨联合分离在中医学上称为交骨自开。正骨手法是我国传统的治疗骨关节疾病的方法,归挤拍打正骨疗法是以耻骨联合分离为适应证的专病正骨疗法。

此手法可快速促进耻骨联合分离的恢复,减轻局部疼痛和改善功能状态。具体方法:手法操作开始时,嘱患者坐在治疗床边,身体微向后仰,嘱其右手捂在耻骨联合处。需一助手在背后扶住患者后背;另一助手站在患者前方,面向患者,两手握住患者双足踝部。操作者坐在患者左侧,以右髋部迎住患者的左髋部,用右手扣住患者右侧的大粗隆部,左手握住患者的左手腕。患者前方的助手,使患者双腿叉开屈曲,两足跟靠近臀部。助手帮助操作者将患者两腿向前拉直时,操作者左手拿患者左手拍打患者右手,同时操作者右手拉按患者右髋部,使之向内合拢。此手法每周治疗 1 次,3 次为一个疗程。

5. 中医治疗

（1）中药治疗　产妇多有瘀血阻滞经络且易感受风寒,故温经止痛、活血化瘀、散寒通痹是治疗原则。中药封包中补骨脂补肾壮阳、补脾健胃,王不留行活血通经、下乳消肿,白芥子利气散结、通络止痛,莱菔子祛痰降气,葶苈子下气行水。诸药合用可温经通络,调和气血,祛湿驱寒,活血化瘀,消肿止痛。另外,将中药封包加热后敷于患处可通过药物的热蒸气使局部毛细血管扩张,加速血液循环,提高机体对药物的吸收,进而提高治疗效果。

（2）磁疗配合中药封包　可增加细胞膜的通透性,扩张血管,加快血液循环,从而起到消肿镇痛作用。同时,磁疗与中药封包法配合治疗还可通过磁场的作用,透过皮肤直接作用于患病部位,增强活血化瘀、祛风除湿、消肿止痛的效果。

具体方法:将补骨脂、王不留行、白芥子、莱菔子、吴茱萸及葶苈子各 1 kg 混合打成细粉,将适量药粉装入棉布袋中并扎好袋口,药袋于蒸锅中加热至 50 ℃左右,轻提药袋,使其间断接触皮肤,待其温度适宜时,再将药袋热敷患处,每天 1～2 次,每次 10～20 分钟。之后用高频磁疗机行磁疗,将磁头紧贴患处,接通电源,调好磁感应强度,选择适宜电压,每天 1 次,每次 15～30 分钟。

（3）针灸　针灸治疗使气血运行顺畅、外邪得祛、虚实调和、疾病治愈。针灸回阳救逆、温通经脉、通则不痛。足三里顺畅水液,使寒湿之邪排出体外止痛。针对疼痛部位选择腧穴和阿是穴调节神经,通络止痛。此外,针灸能提升正气,增强肌肉的力量,促进自我恢复。

6. 疗效标准

治愈:症状消失,3 周后 X 线复查完全正常。

有效:症状基本消失,3 周后 X 线复查未完全恢复。

无效:症状未改善,3 周后 X 线复查未恢复。

（彭娟娟）

第五节　子宫复旧不良的康复

子宫是位于盆腔中央、中空的肌性器官,位于膀胱与直肠之间,下连阴道,是产生月经和孕育胎儿的器官。成年未产妇的子宫呈倒置梨形,前后稍扁,长约 8 cm,最宽处约 4 cm,厚度为 2～3 cm。没有经过阴道分娩的宫颈口呈圆形,边缘光滑整齐;经过阴道分娩后的宫颈口呈横裂状。妊娠后子宫逐渐扩张至原来的数十倍大,分娩后,由于子宫肌肉的缩复作用,迫使肌层内血管管腔闭锁或狭窄,子宫肌细胞缺血或发生自溶,子宫体积明显缩小,胎盘剥离面也伴随着子宫的缩小和新生内膜的生长而得以修复。部分产妇子宫复旧不良,病程迁延,可诱发多种产后疾病,严重影响产妇的身心健康。

一、子宫复旧不良的定义

子宫复旧是指子宫在胎盘娩出后逐渐恢复至未孕状态的全过程,包括子宫体的复原、子宫颈的复原、子宫内膜的恢复,需时6周左右。若产后6周子宫仍未恢复至非孕状态,称为子宫复旧不良,即子宫体肌纤维不能如期缩复和子宫内膜再生障碍,临床表现为血性恶露淋漓不净和产后腹痛,甚至继发感染。

二、子宫复旧不良的发生机制及临床表现

(一)发生机制

1. 现代医学分析子宫复旧不良的发生机制 产褥期是从胎盘娩出至产妇全身除乳腺外的各器官恢复至正常未孕状态所需的一段时期,约需时6周。产褥期母体各器官系统变化很大,其中以子宫体的变化最为显著。正常分娩后,机体下丘脑-垂体-卵巢轴的反馈机制会逐渐恢复,当发生子宫体肌纤维不能按时缩复、子宫内膜再生困难等情况时,会导致机体子宫在产后6周仍未恢复至非孕状态。造成未正常恢复的主要影响因素包括:

(1)子宫后位 在经历剖宫产术后,为避免切口疼痛,或遭遇胀奶时,为使乳腺不受挤压,大多数产妇采取仰卧位姿势睡眠。由于产后的子宫韧带松弛,长时间的仰卧位易使子宫体因重力关系发生后倾后屈。后位的子宫体静脉回流阻力增大,导致恶露不净。

(2)蜕膜残留和胎盘组织残留 因妊娠组织物未完全清除、子宫畸形、子宫肌瘤等,宫腔内会残留部分组织。此时除了恶露不净,还有出血量时多时少,夹杂着血块并伴有阵发性腹痛。

(3)剖宫产子宫切口血肿 子宫切口创面愈合不良,造成阴道流血不净,且易并发产褥期感染。

(4)多次分娩 使子宫纤维组织相对增多,影响子宫收缩力。

(5)膀胱过度膨胀或膀胱经常处于膨胀状态 使子宫复旧受阻,以产后尿潴留最常见。

(6)其他 子宫内膜存在慢性炎性改变,子宫肌炎或盆腔感染,胎盘面积过大等,或其他需进一步研究的原因。

2. 传统医学分析子宫复旧不良的发生机制 在祖国医学中并无子宫复旧不良这一病名,根据其临床表现可将之归于中医学"产后恶露不绝"的范畴。中医学认为,产后病发生的机制主要在于"产后多虚、产后多瘀":冲为血海,任主胞胎,总司阴液,恶露由气血所化生,而血源自于脏腑,下注于冲任。若气血运行失调,营卫失和,脏腑功能失常,冲任不固,则可导致恶露淋漓不绝。其病常见病因有:一为平素体虚,再加产时耗气伤血,故产后气血虚损,气虚不能摄血,以致恶露淋漓不尽;二为瘀血内停,气滞则血瘀,从而阻碍经络,使新血难安而血不得归经,以致恶露不止;三为血热内阻,扰乱冲任,使离经之血妄行,导致恶露不净。

总而言之,虚、瘀、热为产后恶露不绝的致病根本,治疗上"勿拘于产后,亦不忘于产后",未病先防,既病防变,遵循"虚实辨证论治"的治疗原则。如明代医家张景岳认为:"产后气血俱去,诚多虚证。然有虚者,有不虚者,有全实者。凡此三者,但当随证随人,辨其虚实,以常发治疗。"化瘀止血、益气养血是产后子宫复旧不良的基本治疗大法。根据患者具体病情的轻重缓急,急则治标,缓则治本,辨证施治。

(二)临床表现

子宫复旧不良最突出的临床表现是血性恶露持续时间延长,从正常时仅持续3天延长至7~10天,常可伴发宫内感染,出现发热、腹痛、恶露恶臭、子宫压痛等;宫底下降缓慢,伴腰痛及下腹部坠胀感和疼痛。有时也表现为晚期产后出血。子宫复旧不良的危害包括:产后恶露不净有可能导致局部和全身感

染,严重者可发生败血症;产后恶露不净易诱发晚期产后出血,甚至大出血休克,危及产妇生命。剖宫产所导致的产后恶露不净还容易引起切口感染、裂开或愈合不良,甚至需要切除子宫,是引起剖宫产术后子宫憩室的原因之一。

三、子宫复旧不良的康复评定

临床上,通过妇科双合诊检查子宫复旧情况,正常情况下宫颈较软,宫颈外口多数至少能通过一指,子宫较同期正常产褥子宫稍大且软,多数子宫呈后屈后倾位,并有轻微压痛。如果产后子宫比同期正常产褥期的子宫大而软或有压痛,且恶露持续时间较长,淋漓不断,应考虑子宫复旧不良。根据上述症状和体征所见,诊断子宫复旧不良常无太大困难,但确诊并能找出发病原因常需要借助 B 超检查。若 B 超检查显示子宫较大且子宫内有残留胎盘或胎膜影像,则可确诊为胎盘残留或胎膜残留所致的子宫复旧不良。此外,B 超还可发现子宫肌壁间肌瘤或子宫腺肌瘤影像等子宫复旧不良的病因。若有子宫炎症,需在应用广谱抗生素后,将刮出组织送病理检查协助确诊。

产后子宫恢复一般有以下五个标志。

1. 子宫恢复正常大小 产后子宫恢复时间一般需要 42 天左右。产后子宫重约 1 kg,经过 4～6 周会恢复至原来大小,即鸡蛋大,重 50～70 g。在产后 42 天左右,应到医院做妇科检查,了解子宫是否恢复正常大小。

2. 子宫体的下降 在胎盘排出之后,子宫会立即收缩,在腹部用手可以摸到一个很硬并呈球形的子宫体,其上缘约与肚脐的水平同高。之后子宫底的高度会每天下降 1～2 cm,产后 10～14 天内,子宫变小,降入小盆骨腔内,这时在腹部就摸不到子宫底了。

3. 子宫颈的闭合 在分娩刚刚结束时,因子宫颈充血、水肿,会变得非常柔软,子宫颈壁也很薄,皱起来如同一个袖口,7 天之后才会恢复至原来的形状。7～10 天后子宫颈内口会关闭。一直到产后 4 周左右,子宫颈才会恢复至正常大小。

4. 子宫内膜的复原 胎盘和胎膜与子宫壁分离,由母体排出以后,从子宫内膜的基底层,会再长出一层新的子宫内膜。产后 10 天左右,除了胎盘附着面外,其他部分的子宫腔会全部被新生的内膜所覆盖。刚刚分娩后,胎盘附着部分的子宫壁面积约手掌大,到产后 2 周左右,直径已经能缩小至 3～4 cm,但产后 6～8 周才能完全愈合。

5. 恶露排净 产后恶露排净也是子宫复旧良好的标志。产后最初 3 天左右,恶露量较多,颜色鲜红,含有大量血液、小血块及坏死的蜕膜组织等,称为血性恶露;3～5 天后恶露变为淡红色,所含血液量较少,有较多宫颈黏液,还有坏死的蜕膜组织和白细胞等,称为浆液性恶露;产后 10～14 天恶露呈白色或淡黄色,含有大量白细胞、蜕膜组织等,称为白恶露。产后 4～6 周恶露分泌停止,子宫基本恢复正常。

四、子宫复旧不良的中西医康复治疗方法

(一) 中医治疗子宫复旧不良的方法

1. 中药复方治疗 服用生化汤或益母草。生化汤出自《傅青主女科》,有温经止痛、活血化瘀之效。现代药理研究表明,生化汤可以加强子宫收缩,可抗血栓、抗感染,提高泌乳量。可有效减少产后恶露量、缩短恶露持续时间。益母草有兴奋子宫平滑肌、促进子宫收缩的作用。

2. 针灸治疗 通过针灸合谷、关元、气海、三阴交、子宫等穴位刺激经络腧穴促进子宫收缩,减少术后出血量,减轻产后宫缩痛,从而获得理想的子宫复旧效果。

3. 按摩子宫 产后按摩通过有节律的手法按摩体表局部或子宫体,刺激相应穴位,调节脏腑功能,

提高产妇自身生理功能。按摩子宫使子宫有节律地收缩,有利于压合宫壁血窦,减少出血,同时还能促使宫腔积血及早排出,促进子宫复旧,防止晚期产后出血。

4. 穴位贴敷　穴位贴敷操作方便简单,易于实施。可选子宫、神阙、关元、中极、气海、肾俞、足三里等穴位;运用红外穴位贴进行穴位贴敷,通过红外线辐射对穴位的温热刺激,可疏经通络、温经化瘀,促进恶露排出,加速子宫复旧。

5. 中药足浴疗法　五脏六腑在人体足底都有相应反射区,各反射区通过经络与脏腑相联系。足部是足三阴经的起点,也是足三阳经的终点。中药足浴法是利用药液的温热效应刺激足部,使皮肤温度升高,毛细血管扩张,血液循环加快,使细胞间隙、汗腺及皮脂腺扩大、毛孔扩张,药物通过皮肤吸收,由经络传达脏腑,发挥药效。

6. 耳穴疗法　《灵枢》载:"耳者,宗脉之所聚也。"耳郭上"十二经脉,三百六十五络,其血气皆于面而走于空窍"。通过对耳穴大椎、三焦、内分泌、交感等穴的刺激,可反馈性调节脏腑功能平衡,达到治疗疾病的目的。

7. 食疗法　"安身之本,必资于食",中医学早就认识到疾病不能单靠药物的作用。孙思邈指出:"食能排邪,而安脏腑,悦神爽志,以资血气。若能用食平病,释情遣疾病,可谓良工","舌淡苔薄白,腹痛隐隐,喜温喜按,恶露量少色淡,脉细弱者,宜用当归生姜羊肉汤补气养血,温中散寒。舌红而干,小腹隐痛,喜按,恶露量少色淡,大便干燥,脉虚细者,服用鸡蛋阿胶小米粥。舌质紫暗,脉弦涩有力,恶露淋漓不爽量少,色紫暗有块,小腹疼痛拒按者,用田七、山楂炖鸡"。

(二)西医治疗子宫复旧不良的方法

1. 产后及时排尿　产妇产后应及时排尿,不要让膀胱过度充盈,避免引发尿路感染。特别是剖宫产的产妇,拔掉导尿管后,要尽早自行排尿。

2. 更换体位　产妇在产后不应长时间处于仰卧位,应及早活动,经常变换体位。若身体无异常情况,产后的第 2 天便可开始俯卧,每天 1～2 次,每次 15～20 分钟,便于子宫恢复原来的前倾前屈位。

3. 物理因子治疗　仿生物电技术是基于生物电在生命活动中的重要作用,通过刺激神经-肌肉-内脏反射轴,反馈性地作用于子宫平滑肌,通过增加子宫平滑肌的收缩幅度和收缩力,有效改善盆底血液循环,从而达到治疗效果。

(1)治疗方法

1)平滑肌刺激治疗　目前,疗效确切的平滑肌刺激多采用低频电刺激治疗。黏性电极片分别贴于宫体体表投影部位和骶尾部,治疗时间为每次 30 分钟,每天 1 次,一般连续治疗 4～6 天。治疗时协助产妇取平卧位,将电极片分别置于对应位置,之后调整治疗强度。电刺激强度由 0 mA 逐步增大,至产妇电极片处有脉搏搏动感为最佳,一般在 8～11.5 mA。注意在增加强度时要与产妇沟通,产妇对强度必须能够耐受且无不适。

2)中频电刺激治疗　应用频率为 1 000～10 000 Hz 的脉冲电流治疗疾病,治疗强度在产妇耐受范围内,每天 2 次,3 天为一个疗程,治疗时可根据情况合理调整治疗时间与次数。治疗目的在于使收缩不良的子宫被动性产生宫缩,帮助宫腔内恶露淤血加速排出,促进子宫复旧。

(2)治疗时机

1)产后早期,建议阴道分娩产后 2 小时,剖宫产后 24 小时,部分文献报道剖宫产后 6 小时亦可。

2)产褥期排出血性恶露时间超过 6 周,经超声检查提示子宫腔积液、子宫复旧不良、子宫切口回声异常等。

4. 药物治疗

(1)催产素　催产素又称为缩宫素。催产素是一个含有 9 个氨基酸残基的多肽类激素,由下丘脑

"室旁核"与"视上核"神经元分泌。催产素与催产素受体结合,能够促使子宫收缩,促进产后子宫复旧。

(2)前列腺素类 米索前列醇是合成前列腺素 E 的类似物衍生物。其作用机制是通过与钙离子受体结合,促使钙离子进入细胞内,促进子宫平滑肌收缩,提高宫内压力。除此之外,还可软化宫颈纤维组织,促进产后恶露从宫腔内排出,进而实现加速产后子宫复旧。

(3)麦角新碱 麦角新碱属于强子宫收缩剂。对子宫平滑肌有高度选择性,直接作用于子宫平滑肌,不仅对子宫底,而且对子宫颈部也有很强的收缩作用。

(邹　颖)

第六节　剖宫产与会阴侧切后瘢痕的康复

在分娩过程中,因胎儿窘迫、产程迟滞、骨盆狭窄等导致阴道生产可能危及婴儿或产妇生命安全时,常采用剖宫产(亦称剖腹产)。此外,当直径接近或超过 10 cm 的胎头和胎体从产妇的阴道娩出时,产妇的会阴会发生不同程度的撕裂,为防止产妇会阴撕裂及保护盆底肌肉,往往要对产妇实施会阴侧切术。剖宫产和会阴侧切均属于外科手术,术后的组织修复会给伤口处留下瘢痕,不仅影响美观,有的还会出现疼痛、发红、瘙痒、感觉异常等症状,给产妇带来极大的生理和心理负担。

一、剖宫产与会阴侧切常见切口形式

(一)剖宫产常见切口形式

剖宫产术式有两种:子宫下段竖切(直式)和横切(横式)。

1. 竖切 手术方法:在肚脐下方正中的位置,直向地划下一个约 15 cm 的切口。优点:手术中若有任何意外状况,便于将切口加大,手术的范围会比较清楚,时间也较快。缺点:切口外观较不好看,此外,由于瘢痕拉扯承受比较大的压力,所以直式切口也比较容易长瘢痕组织,或产生腹部疝气。

2. 横切 手术方法:在腹部下方耻骨的上缘,也就是阴毛上缘的位置,横向划一个 10～15 cm 的切口,犹如一个微笑的标志。优点:切口较为美观,也比较不容易产生瘢痕组织及腹部疝气。缺点:切口的视野会缩小,比较不适用于其他复杂手术或肥胖的产妇。

(二)会阴侧切术常见形式

女性会阴通常为位于阴道口与肛门之间的软组织,会阴由皮肤和会阴体(即会阴中心腱)组成。会阴通常只有 2～3 cm 长,生产时由于激素的"拉伸"作用可延伸至 10 cm 左右。会阴侧切术即在会阴处做一斜形切口,使胎儿顺利娩出。在会阴高度膨隆时以阴唇后联合为起点,向外旁开 45°剪开,切断皮肤、筋膜和肌肉,包含球海绵体肌、会阴浅横肌、深横肌、部分肛提肌及阴道黏膜。

二、瘢痕生理

(一)瘢痕的概念

人体皮肤不仅包括表皮、真皮和皮下组织,而且包括神经、血管、淋巴管以及如皮脂腺、汗腺等皮肤附属器,它具有抵御外源侵袭和调节体温的作用。瘢痕是各种创伤后人体皮肤过度修复的结果,其特征为成纤维细胞的过度增殖和细胞外基质的过度沉积。

（二）瘢痕的分类

瘢痕主要包括生理性瘢痕和病理性瘢痕。生理性瘢痕表现为瘢痕是平整的、苍白的、柔软的、无触痛感,而不成熟的瘢痕则带有红斑和轻微的凸起,并可能伴有轻度瘙痒和疼痛感,随着时间的推移,它们会进化为成熟的瘢痕。当受损皮肤受到外界环境过度刺激时,易导致组织过度增生,形成增生性瘢痕(hypertrophic scar,HS)和瘢痕疙瘩(keloid,K)两类病理性瘢痕。增生性瘢痕逐渐老化成为成熟瘢痕,而瘢痕疙瘩则将持续不断增生。增生性瘢痕发病率较高,手术后的发生率为40%～90%。通常在手术或者烧伤之后3～4周内发生。其临床表现为瘢痕隆起增厚,可持续或间断生长数月至数年,通常不会扩散至周围组织,仅限长在伤口边缘。可自发形成,或在皮肤受伤数年后出现。

（三）瘢痕的形成原因

目前,增生性瘢痕发病机制尚不明确,普遍认为与遗传、免疫反应、炎症反应、胶原合成与降解失调等多种因素相关,病理上表现为真皮成纤维细胞过度增生、细胞外基质过度沉积以及胶原纤维过度堆积。

皮肤受到损伤后会形成创面,创面的组织修复是机体对损伤部位的一种重要的防御反应。创面愈合过程主要包括炎症期、增殖期和重塑期三个阶段。瘢痕形成是创面愈合过程中的必然产物,也是创伤愈合过程中一个极其复杂的动态过程,其演变大概包括七个阶段,即创伤、修复开始、伤口愈合、瘢痕形成、瘢痕稳定、瘢痕减退以及瘢痕成熟。

三、瘢痕评估

目前,国内外临床上主要以瘢痕组织的厚度、柔软程度、表观颜色及血管在其中的生长情况作为确定瘢痕种类的标志。采用温哥华瘢痕量表(Vancouver scar scale,VSS)对瘢痕情况进行详细评分,主要包括色泽、血管、柔软性、厚度、疼痛、瘙痒等(表5-6-1)。

表5-6-1 温哥华瘢痕量表评分标准

项目	评分标准
色泽	0分:瘢痕颜色与相邻身体正常部位皮肤颜色近似
	1分:轻微粉红色
	2分:混合色泽
	3分:色泽较深
血管	0分:瘢痕颜色与身体正常部位近似
	1分:粉红色,局部血供略高
	2分:红色,局部血供明显增高
	3分:紫色或深红色,血供丰富
柔软性	0分:正常
	1分:柔软(在最小阻力下皮肤能变形)
	2分:柔顺,可弯曲(在压力下能变形)
	3分:硬(手压时无弹性,呈块状)
	4分:组织呈条索状
	5分:挛缩畸形(永久性短缩导致功能障碍)

（续表）

项目	评分标准
厚度	0分:和周围正常皮肤同等高度
	1分:高于正常皮肤≤2 mm
	2分:>2 mm,≤5 mm
	3分:高出正常皮肤5 mm以上
疼痛	0分:无痛
	1分:偶或轻微痛
	2分:需要药物
瘙痒	0分:无
	1分:偶或轻微瘙痒
	2分:需要药物

说明:0级评定项目均需与身体其他部位的皮肤对比进行,并且要求必须采用专用玻片按压瘢痕2秒后观察。最高分18分,最低分0分,分数越高说明瘢痕情况越严重,反之则影响程度越小。

参考文献:翟晓梅.瘢痕全书:瘢痕的形成、缓解、修复、预防和治疗[M].郑州:河南科学技术出版社,2020.

四、常用康复处理手法

目前,产后瘢痕的治疗方法主要有物理治疗、药物治疗、激光治疗、电刺激技术等,如深层按摩、牵伸运动以及矫形支具的应用等。其他的物理治疗,如光疗、水疗、蜡疗、磁疗等,也可以用来促进瘢痕的康复。这些方法可通过改善局部组织的血液循环、软化瘢痕、预防或缓解挛缩和减轻疼痛等,帮助恢复皮肤的正常功能。

（一）剖宫产瘢痕松解手法

1. 操作流程和注意事项

（1）与手术医师沟通　获得外科医师的同意和指导方法后再开始尝试瘢痕松解。

（2）治疗体位　平躺在床上,用头部和肩部支撑身体,膝关节弯曲。

（3）手法接触　手指顺着瘢痕长轴及其上下方缓慢移动,注意疼痛、发麻及感觉过度敏感处。在有压痛处轻压30～60秒至痛感减轻,局部疼痛在重复按压时应会有缓解。

（4）动作轻柔　用柔和的压力作用于瘢痕组织,在随后的2～4周内缓慢增加牵拉力。

（5）注意事项　如果瘢痕或撕裂处有物质渗出、出血、感染、近期痛感增加,暂勿开始这项技术;阴道出血停止前不要进行会阴部瘢痕松解。若伤口出现渗液、感染,应立即寻求治疗。

2. 松解方法

（1）基础手法——手指按抚法

首先,将示指置于瘢痕上部、中指置于瘢痕下部,顺着一个方向缓慢滑动手指,然后顺着瘢痕反方向滑动回到原处,重复2～3次（图5-6-1）。

开始时轻柔用力,然后缓慢地增加力度（禁用暴力）,持续60秒。

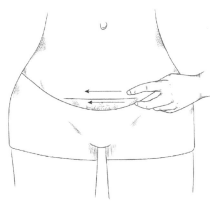

图5-6-1　手指按抚法

这个过程中注意保持腹部肌肉放松。

（2）基础手法——"8"字法

将示指和中指一起，从瘢痕的一端开始沿着瘢痕长轴画"8"字，然后顺着瘢痕反方向回到原处，持续60秒，重复2～3次（图5-6-2）。

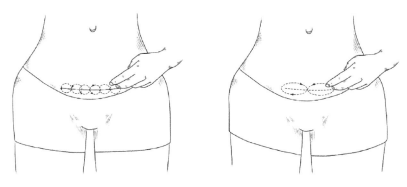

图 5-6-2　"8"字法

在开始进一步地瘢痕松解尝试前，先采用这两种方式持续按摩1～2周（需首先获得外科医师允许）。

（3）晋级手法——揉捏法

在适应基础手法后，可进一步增加松解的力度和范围。伸展五指指尖拈起瘢痕下方，朝脐部方向轻提：两手拇指置于瘢痕上方，以揉捏动作缓慢向耻骨方向拉伸，每次操作60秒，重复2～3次（图5-6-3）。

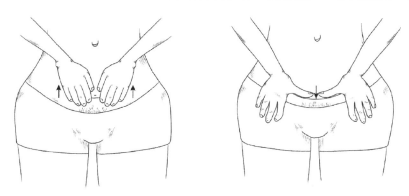

图 5-6-3　揉捏法

（4）晋级手法——提拉法

示指与中指置于瘢痕下，拇指置于瘢痕上，轻捏瘢痕，缓慢上提直至有拉伸感，保持20～30秒。顺着瘢痕中轴的方向完成整个瘢痕的提拉，重复2～3次（图5-6-4）。

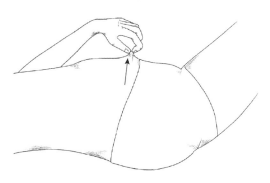

图 5-6-4　提拉法

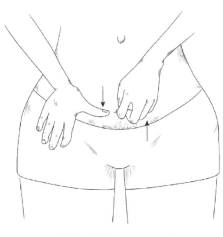

图 5-6-5 "S"形伸展

（5）晋级手法——"S"形伸展

从瘢痕的一端开始，一只手的拇指置于瘢痕上，另一只手的示指和中指置于瘢痕下。下方手指上提瘢痕，上方拇指下推，瘢痕成"S"形。双向操作此动作 60 秒，重复 2～3 次（图 5-6-5）。

3. 过度敏感的瘢痕处理　瘢痕过度敏感，有烧灼感，这与术后的新生神经末梢有关，其对触觉和温度变化过于敏感，但通常不会引起疼痛。可采用脱敏方法，例如超声波疗法；皮肤外用药物，如每天应用辣椒素软膏、止痛贴片等，配合手法松解效果较好。

（1）手指轻柔移动　将示指置于瘢痕上部，中指置于瘢痕下部，于瘢痕一端开始顺着瘢痕缓慢地轻敲手指，完成整条瘢痕的轻敲后从瘢痕另一端重复此操作，每次操作 20～30 秒，重复 2～3 次。渐渐地增加敲打力度，以增加瘢痕对碰触的耐受性。

（2）手指打圈　将示指和中指置于瘢痕的一端，顺着瘢痕方向轻轻地来回打圈，操作 20～30 秒，重复 2～3 次，过程中可缓慢增加手指力度。

（3）擦拭法　先使用软毛刷，再用小毛巾顺着瘢痕方向轻擦，逐渐增加力度，分别持续 20/30/60 秒。随着瘢痕过度敏感的减轻，可以使用稍硬的毛刷进行此操作。

（二）会阴瘢痕松解手法

在确定会阴皮肤已经愈合，并且不存在感染、渗液、红肿、出血等状况后，再开始尝试会阴瘢痕松解。可使用维生素 E、玫瑰油或其他冷榨油进行外阴及会阴部位的按摩。向上、下及两侧轻轻地拉伸瘢痕。在没有阴道出血的时候再开始进行瘢痕松解。在开始会阴瘢痕松解前（通常在产后 8～10 周）先寻求医师的同意，起初进行时应采用轻柔的按摩手法。

如果在阴道检查中发现了触痛、硬结，可缓慢地增加指尖的力度，持续按压 60 秒后再开始第 2 次的操作。缓慢拉伸对瘢痕挛缩带的处理效果不错，方法是：横向拉伸挛缩带进行交叉按摩，每次间隔 20～30 秒，按摩至挛缩带变柔（类似于使用示指和中指缓慢弹奏）。如果阴道干涩，或者部分区域对碰触过于敏感，医师可开雌激素片或乳膏给予使用，以减轻不适。

有时，神经或肌肉损伤、缝合、裂伤的累加效应，外加情绪创伤、恐惧、压力过大，会引发外阴疼痛综合征（外阴-阴道部位不同疼痛状态的统称）。如果出现类似情况，建议尽早就医治疗。

五、常用物理治疗方法

其他的物理治疗，如电疗、超声波疗法、光疗、水疗、蜡疗、磁疗等，也可以用来促进瘢痕的康复，通过改善局部组织的血液循环、软化瘢痕、预防或缓解挛缩和减轻疼痛等，帮助恢复皮肤的正常功能。

（一）电疗法

1. 等幅中频正弦电流疗法　指应用频率在 1 000～5 000 Hz 范围内的正弦电流进行治疗的方法，又称为音频电疗法。它对瘢痕有明显的镇痛、止痒和消炎消肿作用，有较好地软化瘢痕和松解粘连的作用，常用于瘢痕的早期治疗。操作时采用橡胶或黏性电极，两电极分别置于瘢痕的两侧，电流强度以患者能耐受为度，每次 20 分钟，每天 1～2 次，20～30 次为一个疗程。

2. 直流电离子导入疗法　具有直流电及导入药物成分的综合作用，在直流电场作用下，带电粒子发生迁移,产生电解、电泳和电渗,使细胞膜的通透性发生改变,加之导入的药物的作用,共同对瘢痕起治疗作用。在瘢痕的治疗中最常用的是直流电碘离子导入法,有较好地软化瘢痕和松解粘连的作用,用于早期瘢痕的治疗。将 5% 的碘化钾溶液,均匀地撒在面积与衬垫大小相等的滤纸或纱布上,再将滤纸或纱布放于直流电的负电极衬垫上,置于瘢痕的一侧(不可置于瘢痕上)。阳极衬垫不放任何药物,按并置法,置于阴极治疗部位的对侧,分别用沙袋或固定带固定好后,即可进行治疗。治疗时电流密度一般为 $0.05\sim0.1\ \mathrm{mA/cm^2}$,每次 20 分钟,每天 1 次,10～15 次为一个疗程。

(二)超声波疗法

超声波作用于人体后产生机械作用和温热作用,能起到软化瘢痕的作用。在瘢痕形成早期应用超声波治疗可取得较好的疗效。操作时采用接触移动法,加耦合剂后,将声头与瘢痕治疗部位的皮肤垂直接触,做缓慢往返运动或圆圈式均匀移动,连续输出功率为 $0.75\sim1.5\ \mathrm{w/cm^2}$,每次时间为 5～15 分钟,每天 1～2 次。

(三)光疗法

1. 紫外线疗法　瘢痕增生后,用Ⅲ～Ⅳ(弱红斑、中红斑)级红斑量局部照射,可以改善局部微循环,增加胶原酶活性,使瘢痕胶原降解增加,减轻瘢痕增生。瘢痕增生期新生神经末梢早期无髓鞘,对任何轻微的刺激都很敏感,易引起疼痛和瘙痒感。此时采用弱红斑量紫外线照射,可使瘢痕变软,减轻挛缩瘢痕的机械性刺激和压迫,防止新生的神经末梢发生营养代谢障碍,从而减轻瘢痕引起的瘙痒和疼痛。

2. 红外线疗法　红外线的主要生物学作用为温热效应,可引起血管扩张、局部血流量增加、代谢活跃等。应用红外线照射,可以促进渗出吸收,减轻水肿和感染,使创面干燥,缩短创面愈合时间,从而减轻瘢痕形成。每次照射 20～30 分钟,每天 1～2 次。

由于会阴侧切产妇瘢痕部位的特殊性,以手法按摩为主的加压疗法配合其他技术对会阴部瘢痕修复效果也十分明显。

(邹　颖)

第七节　产后体态矫正

一、产后常见体态问题的概述

女性怀孕 4 周后,母体开始分泌一种使韧带松弛的激素,这种激素将关节周围结缔组织变得更柔软,以便承载逐渐变大的子宫。同时,子宫的位置也会随着孕周数的推进而不断上升。38 周左右,胎儿的头部开始通过骨盆入口进入骨盆腔。骨盆周围的韧带组织为即将来临的分娩做准备,不断拉长和放松。在分娩期间,孕妇的耻骨联合部分会产生相应的改变,骶骨之间也会相互配合转动,从而帮助胎儿顺产,骨盆会因为极度扩张而在分娩后变得过分松弛。妊娠期骶髂关节及耻骨联合附着的各韧带在松弛素的作用下,横向移动度均会相应增大。同时,研究发现,松弛素在产后会再次达到高峰,对韧带等结缔组织重塑的后效应作用继续存在,使得骶髂关节活动度增加或耻骨联合间距增大,造成骨盆环的不稳定。总体而言,孕期很多因素会造成躯干体态变化,比如体重增加、腹腔重心前置、孕激素影响下软组织改变、运动限制导致体能下降等。

此时,女性会选择躯干代偿模式,因为躯干通过体态的调节来实现重心的平衡,这些在孕期是必然会发生的。但是,这些体态偏差并不会随着分娩的结束而自动消失,肌肉拥有自己的记忆,就像被"锁"住一样。妊娠期特定姿势改变在产后未能及时恢复、产后育儿过程中习惯性站、坐动作使不稳定的骨盆环产生更多的变化,形成了骨盆一系列的体态异常。产后常见的不良体态主要有圆肩、骨盆前倾、骨盆后倾、骨盆旋转、骨盆前移等。产后不良体态表面上是体态的改变,只是影响美观,但实质是骨骼和肌肉的压迫与受损,长此以往会出现腰背痛等各种病症。

二、圆肩的评估与矫正

圆肩是一种常见的身体姿态问题,一般是指双肩向前伸,伴有驼背的不良身体姿态,属于上交叉综合征的一个表现。主要表现为头向前伸,胸椎后凸,锁骨呈"V"形,肩关节内旋导致肩宽较窄。

(一) 圆肩的评估

1. 站立位评估 双脚打开与肩同宽,从侧面观察身体的姿态。

(1)头部位置:观察耳垂和肩峰的位置。

正常:耳垂连线与肩峰处于同一垂直线上。

圆肩:耳垂在前,肩峰在后(图 5-7-1)。

(2)肩部位置:观察肩部是否有前凸或内扣的现象。

正常:肩膀无内旋。

圆肩:肩膀内旋(图 5-7-2)。

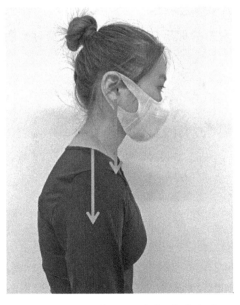 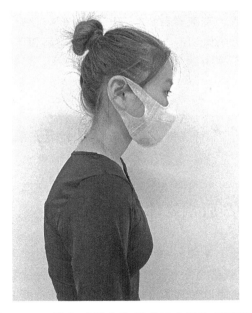

图 5-7-1　圆肩:耳垂在前,肩峰在后　　图 5-7-2　圆肩:肩膀内旋;胸椎过度后凸,呈驼背状

(3)胸椎曲度:观察胸椎曲度状况。

正常:无过度后凸或变平。

圆肩:胸椎过度后凸,呈驼背状(图 5-7-2)。

(4)整体侧面观:从耳垂作一条垂线,观察耳垂、肩峰、股骨大转子、脚踝的位置。

正常：耳垂、肩峰、股骨大转子、脚踝在一条直线上(图 5-7-3)。

圆肩：耳垂、肩峰、股骨大转子、脚踝不在一条直线上，耳垂在前，其余在后(图 5-7-4)。

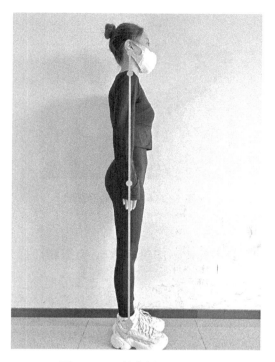

图 5-7-3　整体侧面观：正常

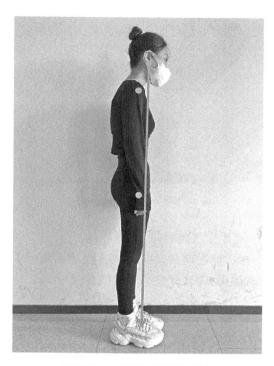

图 5-7-4　整体侧面观：圆肩

2. 仰卧位评估　受试者平躺于床面上，双手放松置于小腹，手臂微微弯曲，观察肩膀是否离开床面比较多的距离。若肩膀离开床面一定距离，则有圆肩的可能。

（二）圆肩的矫正

圆肩是一个整体性的问题，可由长期伏案工作导致，是全身代偿的结果。肩膀向前造成胸椎过弯导致驼背，由于驼背，为了维持身体的平衡，头必须向前移动，形成头前引，同时腰椎、骨盆、下肢均会发生相应的改变。

造成圆肩的主要原因是部分肌肉的张力不平衡，有些肌肉力量太弱，如菱形肌、中下斜方肌、前锯肌；有些肌肉力量太强，如胸大肌、胸小肌、背阔肌、肩胛提肌、上斜方肌、胸锁乳突肌等。通过加强拉伸与锻炼来改善前后胸肌肌肉张力不平衡，从而改善圆肩的不良体态。

1. 放松伸展

（1）伸展颈部肌肉（上斜方肌、肩胛提肌）

伸展上斜方肌：用手将头慢慢压向一侧，感受被压方向对侧肌肉慢慢伸展，左右两边交替，每次10～15 秒，重复 3～5 次(图 5-7-5)。

伸展肩胛提肌：一只手至于臀部下方，保持肩膀固定，头向对侧侧倾侧旋，头随着眼睛向腋下的方向旋转，另一只手置于后脑勺处，用力向下压，感受到肌肉被牵拉则保持 20～30 秒，左右两边交替，重复3～5 次(图 5-7-6)。

（2）伸展胸部肌肉（胸大肌、胸小肌、前三角肌）

找一面墙或转角，将手肘提起至与肩同高，手掌到手肘顶着墙壁，与肩膀呈约 90°，较缓慢向前跨一步，可以感受到胸部肌肉慢慢地被拉伸，左右交替，每次 10～15 秒，重复 3～5 次(图 5-7-7)。

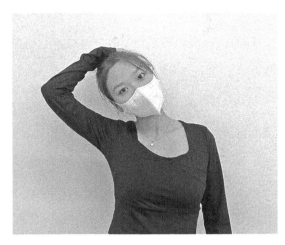

图 5-7-5　伸展上斜方肌

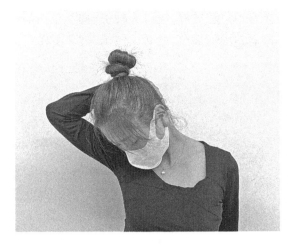

图 5-7-6　伸展肩胛提肌

（3）双手交叉向后拉伸

站直后，双手向后反向交叉相握，然后抬头向后拉。注意不要让颈部向前推动，直至胸部打开并感觉到深度伸展，每次保持 30 秒（图 5-7-8）。

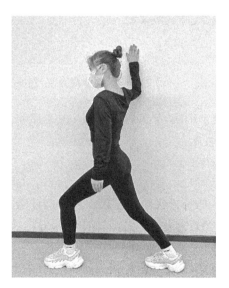

图 5-7-7　伸展胸部肌肉

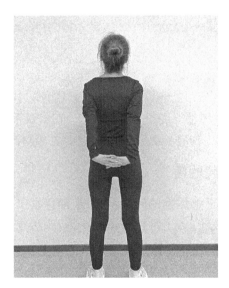

图 5-7-8　双手交叉向后拉伸

2. 强化训练

（1）训练颈部肌肉（深层颈屈肌）

双手十指相扣，置于头部后方，头向后顶，同时手往前推，维持 3 秒，重复 5～10 次。注意做此动作需收下巴，以免伤害颈椎（图 5-7-9）。

（2）训练背部肌肉（菱形肌、斜方肌中下束）

将肩胛骨往内夹，手握拳往后，与背部呈"W"形状，每组 10～15 次，休息 30 秒，重复 3 组（图 5-7-10）。

3. 其他方法

（1）仰卧位"LYW"训练

L：躯干和头仰卧于圆柱形泡沫轴上，双腿弯曲，双手打开呈"L"形，保持静态固定 20～30 秒，重复多次（图 5-7-11）。

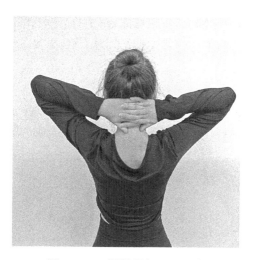

图 5-7-9　训练颈部深层肌肉

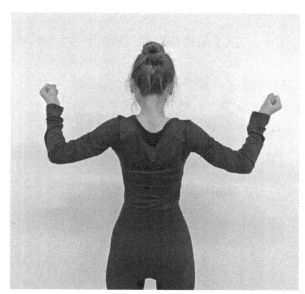

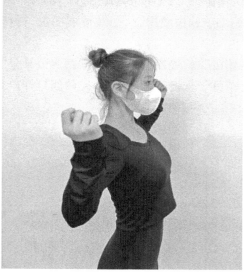

图 5-7-10　训练背部肌肉：肩胛内夹

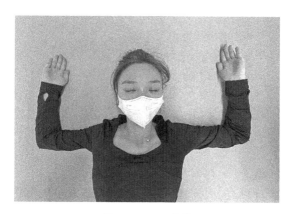

图 5-7-11　"L"

YW:躯干和头仰卧于圆柱形泡沫轴上,双腿弯曲,双手打开呈"Y"形和"W"形,肩胛尽量贴近地面,手臂带动双手交替进行"Y"和"W"两个动作,10~20个为1组,重复2~3组(图5-7-12)。

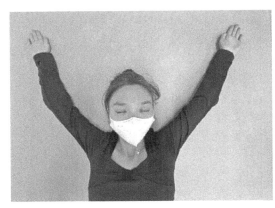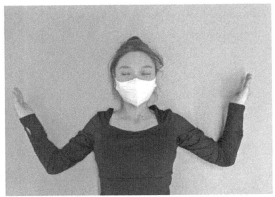

图 5-7-12 "YW"

(2)俯卧位"IYT"训练(图5-7-13)

I:俯卧于软垫或床上,上肢伸展向前,保持身体伸直,感受肌肉被牵伸,持续20~30秒,重复3~5次。

Y:俯卧于软垫或床上,上肢向两侧分开呈"Y"形,感受肌肉被牵伸,持续20~30秒,重复3~5次。

T:俯卧于软垫或床上,上肢向两侧打开,与躯干垂直呈"T"形,感受肌肉被牵伸,持续20~30秒,重复3~5次。

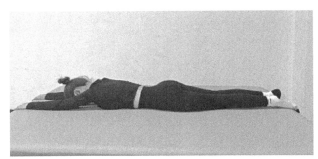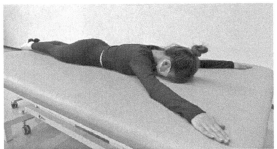

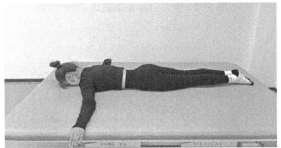

图 5-7-13 "IYT"

(3)站立位"YTWL"训练(图5-7-14)

轻微屈髋屈膝,抬头挺胸腰背挺直,大拇指向上,水平侧平举至大写"T",后转至"L",再转"Y",最后收至"W",重复3~5次,进行3~5组。

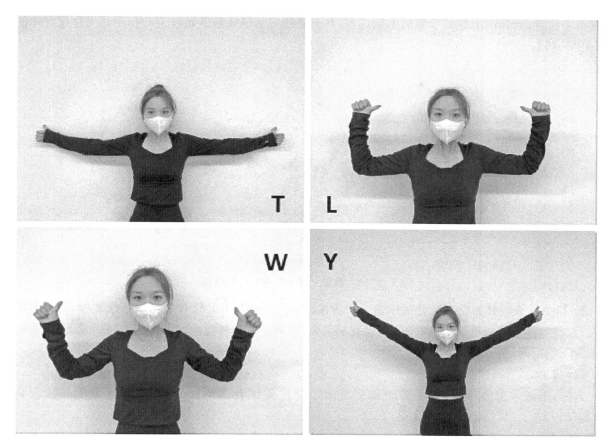

图 5-7-14　站立位"YTWL"训练

三、骨盆前倾的评估与矫正

骨盆前倾是临床上常见的疾病,指骨盆位置偏移(即向前倾斜)引起的一种病态现象。骨盆前倾角度不大时患者无明显的表现,但前倾角度严重时患者可表现出臀部后凸。骨盆变形后可能引起患者身体比例失衡、下半身肥胖、骨盆变形,严重的甚至引起内脏下垂、小腹凸起、臀部横向发展、便秘、痛经、肩颈酸胀、腰背疼痛等。

(一)骨盆前倾的评估

1. 视诊

(1)观察髂前上棘与耻骨联合的位置关系

被评估者脱去适当的衣服,如要想清楚地观察骶髂关节,通常还需暴露从胸部到脚趾的部位。髂嵴的后侧、上侧和下侧必须完全暴露。被评估者应呈站立姿势,以便检查者能够从前面、后面及侧面彻底地检查。

检查者从侧方姿势观察双侧髂前上棘与耻骨联合的位置:骨盆处于中立位时,从侧面观察髂前上棘和耻骨联合基本与地面垂直(图5-7-15A);骨盆前倾时,髂前上棘位于耻骨联合之后(图5-7-15B);骨盆后倾时,髂前上棘位于耻骨联合之前(图5-7-15C)。

(2)骨盆前倾角测量:观察髂前上棘与髂后上棘的位置关系

检查者从侧方姿势观察双侧髂前上棘与髂后上棘的位置,中立位时,髂前上棘与髂后上棘两点连线应在水平位置;若髂前上棘低于髂后上棘位置,两点连线与水平线角度超过 15°时,则认为骨盆存在前倾(图 5-7-16)。

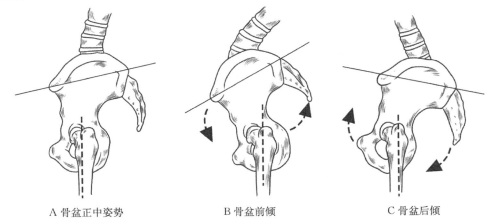

A 骨盆正中姿势   B 骨盆前倾   C 骨盆后倾

图 5-7-15 髂前上棘与耻骨联合的位置

2. 肌力检查 妊娠期在孕肚的压迫及产后抱娃等用力情况下导致骨盆悬吊系统失衡,包括腹肌松弛无力、髋后伸肌群松弛无力、髂腰肌与竖脊肌紧张等,均是产后骨盆前倾体态的主要因素,因此需对骨盆周围不同肌肉进行肌力检查。

(1)上腹部肌肉检查

方法:患者采用仰卧位,双手置于脑后。治疗师将受试者大腿固定,让患者尽量前屈抬起胸廓(图 5-7-17)。

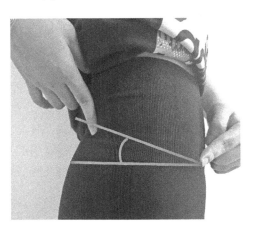

图 5-7-16 骨盆前倾角

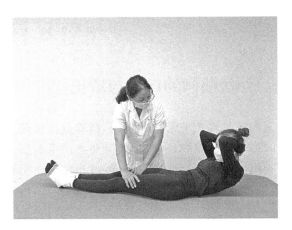

图 5-7-17 上腹部肌肉检查

体征:若患者双肩均能抬离床面,则上腹部肌肉正常;若不能抬离床面,则说明骨盆前倾可能与上腹部肌肉力量弱有关。

(2)臀部肌肉检查

方法:患者采用俯卧位,治疗师一只手将患者骨盆固定,另一只手在患者大腿远端施加阻力,让患者尽量后伸髋关节(图 5-7-18),两侧均需检查。

体征:若患者双腿均能抬起,则臀部肌肉正常;若不能抬离,则说明骨盆前倾可能与臀部肌肉力量弱有关。

(3)腘绳肌检查

方法:患者采用俯卧位,治疗师一只手将患者大腿固定,另一只手在患者小腿远端施加阻力,让患者尽量屈曲膝关节(图 5-7-19),两侧均需检查。

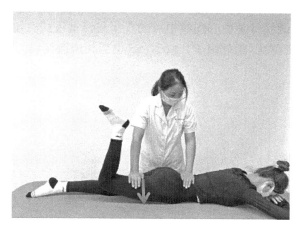

图 5-7-18　臀部肌肉检查

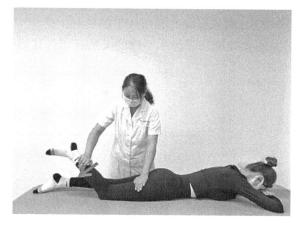

图 5-7-19　腘绳肌检查

体征:若患者双侧膝关节均能完成正常活动,则腘绳肌正常;若不能完成,则说明骨盆前倾可能与腘绳肌力量弱有关。

(4)托马斯试验　常用来检验髋关节伸的活动度,同时可以测试髂腰肌、股直肌和髂胫束的紧张程度。

方法:首先,让患者坐在床边,治疗师做如图 5-7-20 所示的动作,将下背部推平(骨盆后倾 10°左右)。之后,缓慢放下一条腿,并提醒患者放松。

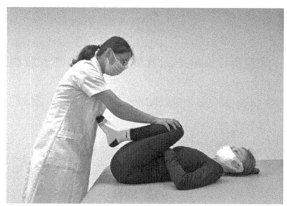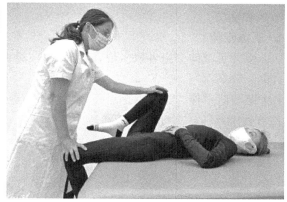

图 5-7-20　托马斯试验

阳性反应:

若髋关节无法到达 0°位,则说明髂腰肌紧张。

若在髋关节 0°位时,膝关节大于 90°,则说明股直肌紧张。

保持髋关节内收外展 0°,让其自然从高处落下,若小腿抬起,则说明髂胫束紧张。

3. 影像学检查

(1)X 线侧位片检查腰骶角　腰骶角系由水平线与 S1 上终板所成的夹角,正常值为 41.1°±7.7°。女性略大,腰骶角在不同个体有较大的差异,X 线侧位片上一般不应超过 45°。腰骶角增大时出现腰椎前凸加深以及骨盆前倾,反之亦然(图 5-7-21)。

(2)X 线侧位片检查骶骨倾斜角(sacral slope,SS)、骨盆倾斜角(pelvic tilt,PT)和骨盆入射角(pelvic incidence,PI)

测量方法:PI 经骶骨上终板中点作上终板的垂线,再经骶骨上终板中点和双侧股骨头中心连线中点作直线,两条直线的夹角;PT 经骶骨上终板中点和双侧股骨头中心连线中点的直线与铅垂线的夹角;SS 是骶骨终板切线与水平线的夹角。当骨盆后倾时 PT 增大,前屈时 PT 减小,SS 也会相应改变(图 5-7-22)。

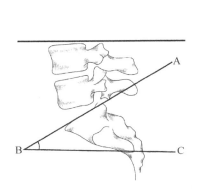

图 5-7-21　腰骶角

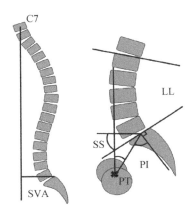

图 5-7-22　X 线侧位片检查骶骨倾斜角、
骨盆倾斜角和骨盆入射角

(二) 骨盆前倾的矫正

骨盆前倾的矫正基本原则是放松紧张的肌肉,如髂腰肌;对于松弛无力的肌肉,如腹肌和髋伸肌,则加强激活和动员。

1. 肌肉牵伸

(1) 腰方肌牵伸　患者取坐位,治疗师压住患者一侧肩部使其躯干向此侧屈曲,双侧腰方肌均需要牵伸(图 5-7-23)。

(2) 髂腰肌牵伸　患者取俯卧位,自然放松,膝关节屈曲 90°,治疗师托住患者大腿,向上牵伸,使患者髋关节处于后伸状态(图 5-7-24)。

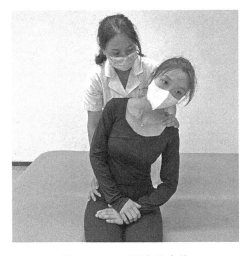

图 5-7-23　腰方肌牵伸

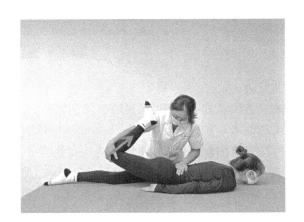

图 5-7-24　髂腰肌牵伸

(3) 竖脊肌牵伸　患者取长腿坐位姿势,治疗师双手置于患者双肩,使患者尽量做躯干前屈的动作(图 5-7-25)。

（4）阔筋膜张肌牵伸　患者取侧卧位,髋关节取后伸位,膝屈曲,治疗师一只手托住患者膝关节处,另一只手固定患者骨盆,治疗师尽量使患者大腿向下牵伸,即患者髋关节呈内收姿势(图5-7-26)。

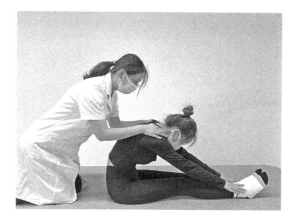
图 5-7-25　竖脊肌牵伸

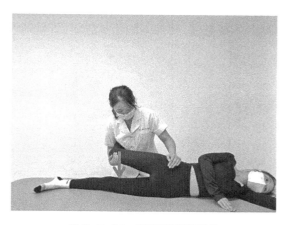
图 5-7-26　阔筋膜张肌牵伸

2. 肌力训练

（1）腹肌力量训练

卷骨盆运动(图5-7-27):患者取仰卧位,保持骨盆中立位,膝关节屈曲,两脚放松。呼气时收腹,卷动骨盆离开床面向上;吸气时保持不动;再次呼气时卷动骨盆下落。每组10次,共3组,组间休息15秒。

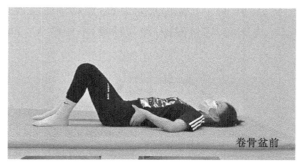
卷骨盆前

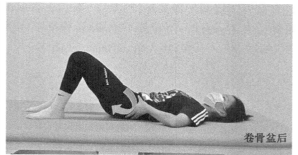
卷骨盆后

图 5-7-27　卷骨盆运动

上卷腹运动(图5-7-28):患者取仰卧位,屈髋屈膝,双腿分开与肩同宽,双手自然放于身体两侧,腹

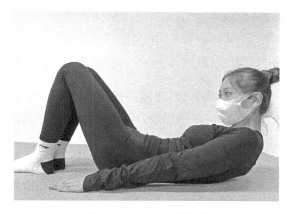
图 5-7-28　上卷腹运动

肌收缩使上半身抬离床面 30°,完成上卷腹动作,尽量保持,不要憋气,然后回到起始位置。每组 10 次,共 3 组,组间休息 15 秒。

下卷腹运动(图 5-7-29):患者取仰卧位,屈髋屈膝,腹部用力将下背部紧紧压在床面上,尽量保持,均匀呼吸,不要憋气,臀部不能抬离床面,骨盆随着腹部运动向上卷动。

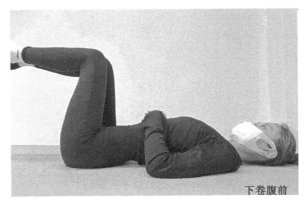
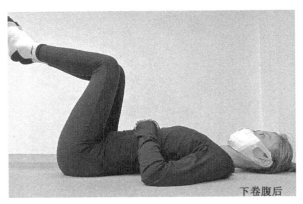

下卷腹前　　　　　　　　　　　　　　　　　下卷腹后

图 5-7-29　下卷腹运动

(2)臀部肌肉

臀大肌肌力训练(图 5-7-30):患者取俯卧位,治疗师在腘窝处徒手施加阻力,也可在大腿远端绑不同重量的沙袋提供阻力,做伸髋动作。每组 10 次,共 3 组,组间休息 15 秒。

骨盆后倾位的平板支撑(图 5-7-31):患者取俯卧位,屈肘 90°,上臂与床面垂直,双脚前脚掌踩地,尽量保持身体成直线,下背部不能塌陷,臀部不能拱起,抬离床面,尽量保持,均匀呼吸,不要憋气。每组 10 次,每次 30~60 秒,共 3 组,组间休息 15 秒。

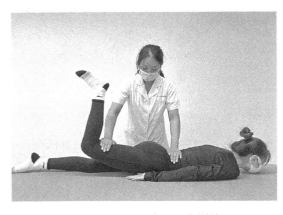
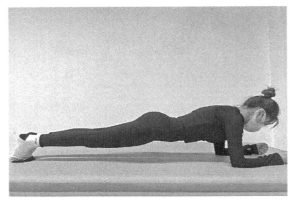

图 5-7-30　臀大肌肌力训练　　　　　　　　图 5-7-31　骨盆后倾位的平板支撑

五点支撑肩桥(图 5-7-32):患者取仰卧位,屈膝屈髋小于 90°,双脚分开与肩同宽。向上挺肚子使臀部抬离床面,保持髋、膝、肩呈一条直线,尽量保持,均匀呼吸,不要憋气。每组 10 次,每次 30~60 秒,共 3 组,组间休息 15 秒。

(3)腘绳肌肌力训练(图 5-7-33):患者取俯卧位,在小腿远端处绑一个适当重量的沙袋或者治疗师在小腿远端徒手施加阻力,做屈小腿训练。每组 10 次,共 3 组,组间休息 15 秒。

3. 臀桥训练(图 5-7-34):患者取仰卧位,屈髋屈膝,卷骨盆后抬臀,感受臀部有明显的发力感,尽量保持骨盆在后倾的位置上,左右脚可交替抬起做单桥运动,每边每组做 10~20 个,共做 3 组。

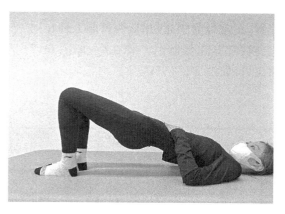

图 5-7-32　五点支撑肩桥

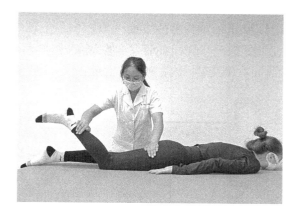

图 5-7-33　腘绳肌肌力训练

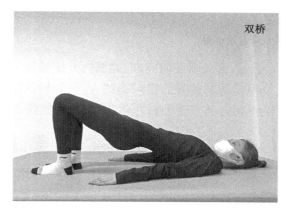

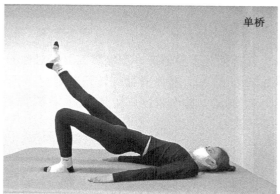

图 5-7-34　臀桥训练

四、骨盆旋转的评估与矫正

骨盆旋转是指骨盆左右两边不在一个平面上,即骨盆左右两边不在冠状面上,假若此时从上面观,骨盆呈现以脊柱为中心进行旋转(内旋、外旋)的状态。骨盆的旋转可分为水平旋转和立体旋转。

水平旋转　站立时(股骨、脊柱固定时),骨盆以脊柱为轴心水平旋转,即骨盆的水平旋转。使骨盆水平旋转的作用肌为同侧腹外斜肌和对侧腹内斜肌。此时,腹外斜肌收缩的那一侧骨盆会水平向后方(外旋)移动,同侧的背固有肌层(竖脊肌群中的多裂肌)、臀大肌、腘绳肌以及对侧的髂腰肌担当协同肌。这些肌肉左右交互运动,使得骨盆产生水平旋转。

立体旋转　扭腰时的动作,由骨盆的前倾、后倾、侧倾、水平旋转组合而成的复合姿势,就是骨盆的立体旋转,是一个多维度的姿势。在骨盆前倾、后倾、侧倾、水平旋转时,均有各自的主动肌和协同肌,因此在骨盆立体旋转时,不同的肌肉均进行运动,且根据旋转的角度不同,负责的肌肉也会改变,这些肌肉进行复杂的运动导致骨盆的立体旋转。

(一)骨盆旋转的评估

1. 视诊　患者应脱去适当的衣服。如要想清楚地观察骶髂关节,患者通常需要暴露从胸部到脚趾的部位。髂嵴的后侧、上侧和下侧必须完全暴露。患者应呈站立姿势,以便检查者能够从前后面、侧面及上面彻底地检查。

（1）从上面观骨盆的位置 观察髂前上棘的前后位置，正常骨盆中立位时，两髂前上棘在同一冠状面上，如图 5-7-35B。如骨盆向左侧旋转，则右侧髂前上棘在前，左侧髂前上棘在后，如图 5-7-35A。如骨盆向右侧旋转，则左侧髂前上棘在前，右侧髂前上棘在后，如图 5-7-35C。

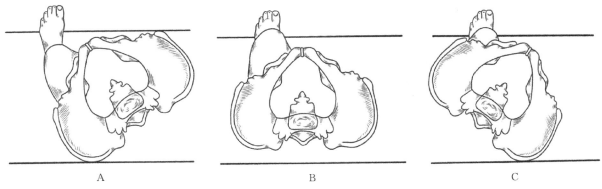

图 5-7-35 从上面观骨盆的位置

（2）从前面观下肢形态 双侧髂前上棘对称的正常骨盆，膝关节朝向前方，脚部内外侧的压力平均分散（图 5-7-36A）。整个骨盆旋转到右侧，左侧膝关节不再朝向前方而朝向右侧，右足外侧的压力增大（图 5-7-36B）。整个骨盆旋转到左侧，右侧膝关节不再朝向前方而朝向左侧，左足外侧的压力增大（图 5-7-36C）。

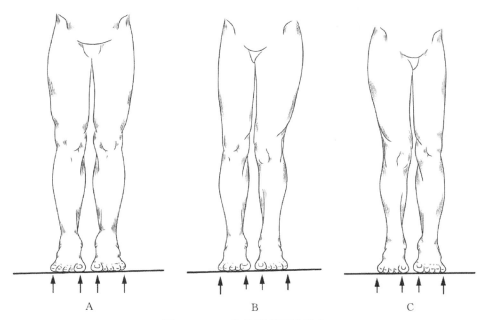

图 5-7-36 从前面观下肢形态

（3）从侧面观骨盆位置 观察左右两侧骨盆整体的位置，正常骨盆中立位时，左右两侧均只可见一侧骨盆形态。如骨盆向左侧旋转，从左侧可见两侧髂前上棘及左侧的髂后上棘，而从右侧可见右侧髂前上棘及两侧的髂后上棘。如骨盆向右侧旋转，从左侧可见左侧髂前上棘及两侧的髂后上棘，从右侧可见两侧髂前上棘及右侧髂后上棘。

（4）从后面观骨盆距离 观察左右两侧骨盆离检查者的距离，正常骨盆中立位时，左右两侧骨盆离检查者距离相等。如骨盆向左侧旋转，则左侧骨盆离检查者的距离小于右侧骨盆离检查者的距离。如骨盆向右侧旋转,则左侧骨盆离检查者的距离大于右侧骨盆离检查者的距离。

2. 体格检查

(1)腹内、外斜肌检查

1)腹内斜肌触诊

体位:受检者仰卧。

检查:治疗师面向受检者腹部,立于一侧,用手掌扪及胸廓前外侧下缘。手掌向下滑动至髂嵴与胸廓下缘之间。从腹白线到髂嵴外侧,扪及后下方走行的腹内斜肌纤维。受检者轻微向同侧转动躯干,以确认正确位置(图5-7-37)。

结论:左右侧对比有无形态异常,若一侧形态变小,则可判断该侧腹内斜肌肌肉有萎缩。

2)腹外斜肌触诊

体位:受检者仰卧。

检查:治疗师面向受检者腹部,立于一侧,双手掌扪及胸廓前外侧下缘。手掌向下滑动至髂嵴和胸廓下缘之间。扪及胸廓外侧至腹白线的向前下成角的腹外斜肌斜行纤维。受检者稍抬同侧肩部,以确认正确位置(图5-7-38)。

结论:左右侧对比有无形态异常,若一侧形态变小,则可判断该侧腹外斜肌肌肉有萎缩。

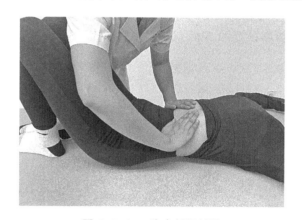

图 5-7-37　腹内斜肌触诊

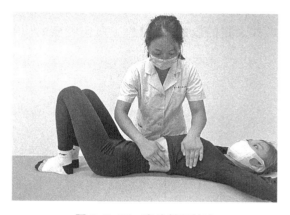

图 5-7-38　腹外斜肌触诊

3)腹内、外斜肌肌力检查

方法:受检者仰卧位,双手置于脑后。治疗师固定受检者的双下肢,令受检者胸廓向一侧旋转,屈曲(图5-7-39),左右侧均需检查。

体征:若受检者双侧肩胛骨均能离开床面,且完成躯干旋转,则表明腹内、外斜肌正常。若不能完成该动作,则表明骨盆旋转与腹内、外斜肌力量失衡有关。若左侧腹外斜肌和右侧腹内斜肌力量减弱,均能引起骨盆向右侧旋转;反之亦然。

(2)臀大肌检查

1)臀大肌肌力检查

方法:受检者取俯卧位,治疗师一只手固定住受检者的骨盆,另一只手施加阻力于大腿远端,阻力方向向下,让受检者抬起腿,左右侧均需检查(图5-7-40)。

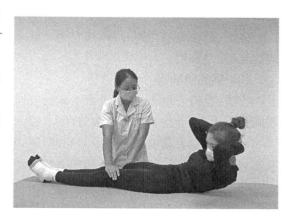

图 5-7-39　腹内、外斜肌肌力检查

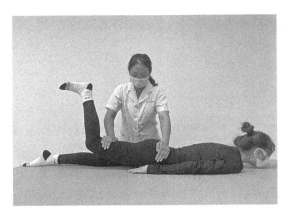

图 5-7-40　臀大肌肌力检查

体征:若受检者左右两侧均能抬腿,则表明臀大肌肌力正常。若不能完成该动作,则表明骨盆旋转与臀大肌力量失衡有关。若左侧臀大肌力量减弱,则可引起骨盆向左侧旋转;反之亦然。

2)臀大肌测试

方法:受检者取俯卧位,并屈膝90°。治疗师将受检者大腿移动至伸髋位置,并确保腰椎处于自然位置,治疗师一侧手从受试者大腿下方慢慢撤出,另一侧手对受检者臀部肌腹进行触诊和视诊,观察大腿的稳定性,以检查肌肉收缩的质量。分别测试受检者的双腿(图 5-7-41)。

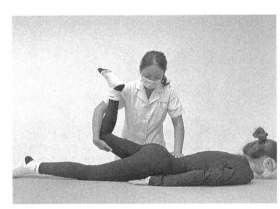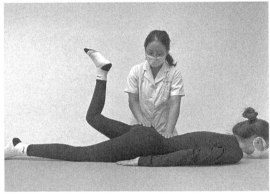

图 5-7-41　臀大肌测试

体征:若两侧肌力不一样,如左侧大腿不稳(阳性),则说明左侧臀大肌肌力减弱,可能导致骨盆向左侧旋转;反之亦然。

(3)髂腰肌检查

方法:受检者取坐位,双手置于床面或椅面。治疗师一只手固定患者躯干,另一只手于患者大腿远端施加阻力,令受检者屈曲髋关节(图 5-7-42),左右侧均需检查。

体征:若受检者能进行髋关节屈曲,则表明髂腰肌正常。若不能完成该动作,则表明骨盆旋转与髂腰肌力量失衡有关。若左侧髂腰肌力量减弱,则可引起骨盆向左侧旋转;反之亦然。

(4)腘绳肌检查

方法:受检者取俯卧位。治疗师一只手固定患者大腿,另一只手于患者小腿远端施加阻力,令受检者屈曲膝关节,左右侧均需检查(图 5-7-43)。

体征:若受检者能进行膝关节全范围屈曲,则表明腘绳肌肌力正常。若不能完成该动作,则表明骨盆旋转与腘绳肌力量失衡有关。若左侧腘绳肌力量减弱,则可引起骨盆向右侧旋转;反之亦然。

3. 影像学检查　通过骨盆 X 线正位片,观察骶髂关节、耻骨联合、髋关节等相对的位置,判断骨盆是否产生旋转。

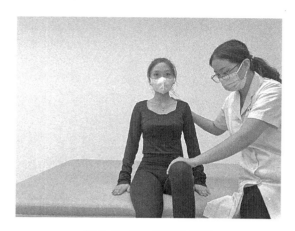

图 5-7-42　髂腰肌检查

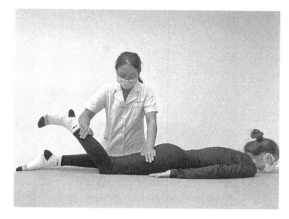

图 5-7-43　腘绳肌检查

(二)骨盆旋转的矫正

1. 放松

(1) 放松髋关节　髋关节周围附着着很多的肌肉,还围绕了许多血管、淋巴结构。训练前放松髋关节有助于促进骨盆的血液和淋巴流动,也能够使附着的肌肉放松,运动时更顺畅。

1) 髋关节内外旋放松

体位:仰卧位,双下肢张开与骨盆同宽,放松上下肢。

方法:左右摆动双下肢,同一方向摆动双下肢,相反方向摆动双下肢(图 5-7-44)。

功效:利用仰卧位的姿势进行髋内外旋的不同方向放松,不仅能够让维持站姿的肌肉放松,而且能够刺激髋关节周围肌肉的血液循环和淋巴回流。

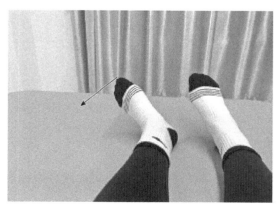
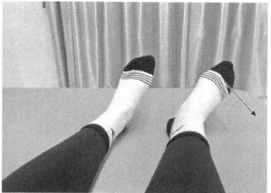

图 5-7-44　髋关节内外旋放松

2) 髋关节内收外展放松

体位:坐位,保持躯干的直立,身体不能向前弯曲,双脚掌贴合并拢,用双手抓住双脚。

方法:膝关节上下运动,进行的时候不需要过度用力(图 5-7-45)。

功效:利用这个动作,不仅能够使髋关节活动更顺畅,而且能使髋关节周围的血液和淋巴循环更顺畅。

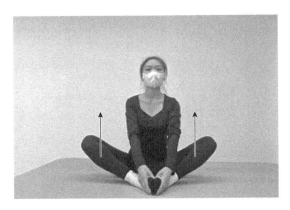

图 5-7-45　髋关节内收外展放松

（2）放松背面与侧面　人体为了维持一定的姿势，腰部及侧面的肌肉会长时间的收缩，通过放松这些肌肉，可以更好地改变身体姿势。

1）腿部放松

体位：仰卧位，保持放松状态，如膝关节不宜伸直，可以在膝关节下方垫一块毛巾。

方法：一侧下肢弯曲抬高，另一侧放松伸直，然后交替去拍打腿部肌肉，大约膝抬高一拳即可，不需要太高（图 5-7-46）。

功效：利用拍打这个动作，可以让站立时保持紧张的腿部肌肉放松。

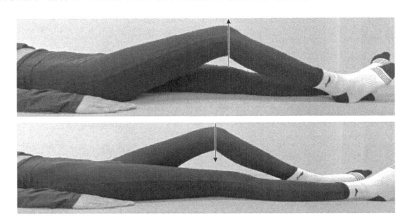

图 5-7-46　腿部放松

2）腰部放松

体位：仰卧位，放松状态。

方法：一边吸气，一边慢慢向上抬起腰部，直至不能抬起处，然后再慢慢呼气，同时腰部慢慢落下，直至平躺状态（图 5-7-47）。

功效：利用这个动作可以帮助放松背部及腰部的肌肉。

3）侧面放松

体位：仰卧位，双手置于两侧髂骨上，双下肢稍分开，与骨盆同宽。

方法：一侧手推骨盆向脚底方向的同时，该侧骨盆向脚底方向移动，然后另一侧重复此动作，左右交互进行，骨盆上下运动（图 5-7-48）。

功效：利用此动作进行骨盆的交互运动，放松身体两侧的肌肉。

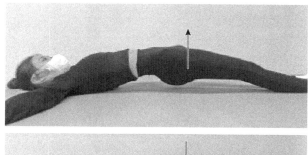
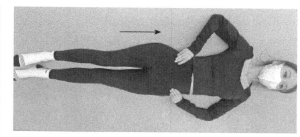

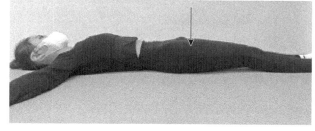
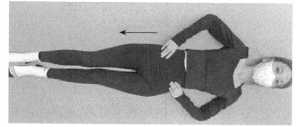

图 5-7-47　腰部放松　　　　　　　　　　图 5-7-48　侧面放松

（3）放松骨盆　坐位时,若能让身体重量重置于坐骨结节处,能帮助伸直腰背,并让骨盆处于正确的位置。骨盆的放松训练可以让身体记住骨盆的正确位置,亦可使身体学会如何使用腹内斜肌、腹外斜肌、腰方肌等,提高人体对肌肉的控制能力。

1）坐骨前后放松

体位:长腿坐位,坐骨结节与地面垂直,双手置于骨盆上方。

方法:一侧膝微弯曲,同侧手抵住骨盆推坐骨结节向前,接着另一侧重复此前动作,相互交替进行放松。进行时每次前移 1~2 cm,且需保持腰部的高度不改变(图 5-7-49)。

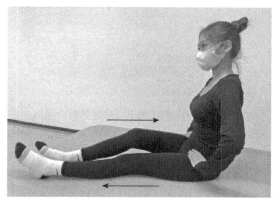
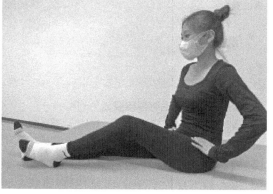

图 5-7-49　坐骨前后放松

2）坐骨上下放松

体位:长腿坐位,坐骨结节与地面垂直,双上肢外展 90°。若上肢平举困难,可双上肢抱胸。

方法:一侧屈髋屈膝抬起,需坐骨结节离开床面,然后另一侧再重复此动作,两侧交互运动(图 5-7-50)。

2. 肌力训练　骨盆发生旋转时,一侧肌肉紧张或缩短,相反的另一侧肌肉力量相对薄弱,此时需要进行薄弱肌群的肌力训练,从而改善骨盆的旋转。以骨盆向左侧旋转为例。

（1）右侧腘绳肌

体位:患者取俯卧位,治疗师固定其躯干。

147

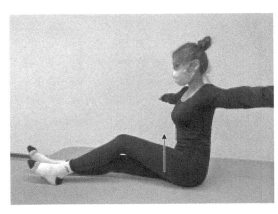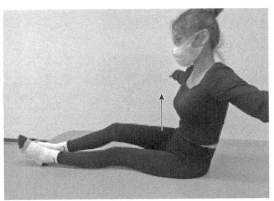

图 5-7-50 坐骨上下放松

方法:在患者右小腿处施加阻力,嘱其用力屈膝(图 5-7-51)。

(2)腹内、外斜肌

体位:患者取仰卧位,双上肢置于脑后,也可双上肢抱胸,治疗师固定其双下肢。

方法:侧向做仰卧起坐,两侧均需练习。在训练过程中,躯体抬高的那一侧肩胛骨必须离开床面(图 5-7-52)。

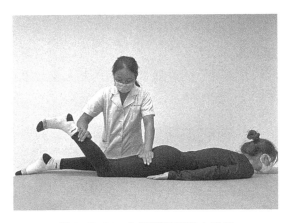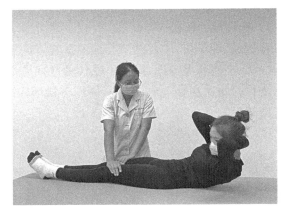

图 5-7-51 右侧腘绳肌肌力训练 　　　　　 图 5-7-52 腹内、外斜肌肌力训练

(3)右侧臀大肌

体位:四点跪位,两手撑地俯跪床垫上,自然呼吸,两眼平视。

方法:将右侧下肢向后上方抬起,至顶点后保持 3~5 秒,脚尖崩直(图 5-7-53)。

(4)左侧髂腰肌

体位:端坐位,双手可扶住床面,稳定躯干。

方法:左侧大腿向上抬起,抬起过程中保持躯干的稳定。若患者能轻松完成,可在左侧大腿处施加压力(图 5-7-54)。

3. 牵伸　　骨盆向左侧旋转时,左侧腹外斜肌、右侧腹内斜肌、左侧阔筋膜张肌、右侧髂腰肌会相对紧张甚至缩短,进行肌力训练的同时也需要进行缩短肌群的牵伸;骨盆向右侧旋转时,反之亦然。牵伸以骨盆向左侧旋转为例。

(1)腹内、外斜肌

体位:仰卧位,双上肢外展 90°,下肢屈髋屈膝。

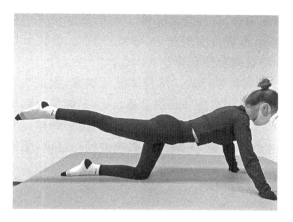

图 5-7-53　右侧臀大肌肌力训练

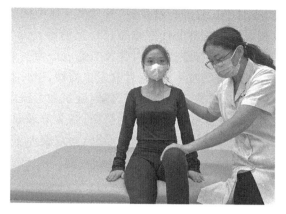

图 5-7-54　左侧髂腰肌肌力训练

方法:下肢保持屈髋屈膝姿势,向身体一侧旋转,尽量使下肢贴近床面,在牵伸过程中,保持躯干不离开床面。左右两侧均需牵伸(图 5-7-55)。

(2)左侧阔筋膜张肌

体位:直立位,双下肢交叉站立。

方法:牵拉侧腿在后面,身体向牵拉侧对面屈曲,尽量触摸牵拉侧脚踝的内侧面,可适当调整躯干屈曲的高度(图 5-7-56)。

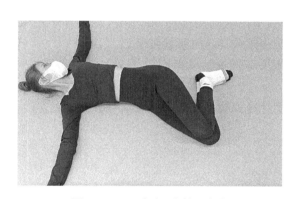

图 5-7-55　腹内、外斜肌牵伸

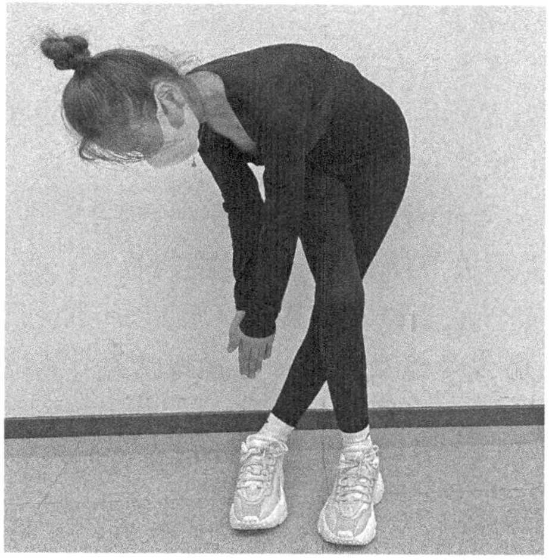

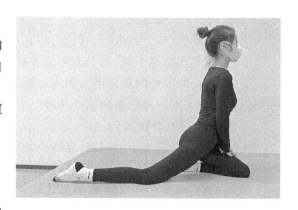

图 5-7-56　左侧阔筋膜张肌牵伸

(3)右侧髂腰肌

体位:单腿跪位,左侧腿在前,小腿垂直床面,膝盖和脚尖朝向正前方,右腿向后伸展,膝关节接触床面,髋向下沉,立直上身。

方法:保持呼吸,随吸气,脊柱向上延展;随呼气,髋重心下沉。保持 5～8 个呼吸,放松(图 5-7-57)。

五、骨盆前移的评估与矫正

骨盆前移又称为懒汉站姿或摇摆背,骨盆前移是相

图 5-7-57　右侧髂腰肌牵伸

对的,相对于正常的骨盆位置,骨盆离身体中线的位置向前偏移,称为骨盆前移。同时,胸廓位置也可能形成相对向后偏移的代偿体态。骨盆前移会对髋关节韧带造成很大的压力,导致弹响髋、髋关节疼痛等,同时还会伴有膝过伸,对膝关节造成压力。亦可能伴随含胸和圆肩等异常体态。

骨盆前移的常见特点:骨盆发生前移,但骨盆相对于地面是平行的。从身体侧面观察,髋关节向前方移位,此时髋关节容易内旋,髋内旋肌和大腿内收肌会缩短,相对髋外旋肌会延长,于是髋关节稳定性会变差。为了维持身体重心的平衡,膝关节采取过伸来代偿,此时股直肌容易缩短,大腿后侧腘绳肌呈现无力状态。整个脊柱容易向后凸,而双腿为了控制身体的中正位,大腿前侧肌肉会绷得过紧,肌肉也会变粗。

(一)骨盆前移的评估

1. 视诊 患者应脱去适当的衣服。若想清楚地观察骨盆位置,患者通常需要暴露从胸部到脚趾的部位。髂嵴的后侧、上侧和下侧必须完全暴露。患者应呈站立姿势,以便检查者能够从前后面、侧面及上面彻底地检查。

(1)从侧面观骨盆与人体的布局 观察骨盆位于躯干的位置,正常骨盆中立位时,耳屏、肩峰、股骨大转子、膝和踝五点应在同一垂直线上。如骨盆前移时,则股骨大转子在地面的投影点会明显置于踝前方。

(2)从侧面观膝关节位置 观察膝关节和踝关节的位置,正常中立位膝关节,膝关节中点与踝处于同一垂直线上。如骨盆前移时,膝关节中心点在地面的投影点明显置于踝后方。

2. 体格检查

(1)髋关节内、外旋关节活动度检查 一般内旋活动度在30°左右,外旋活动度在40°左右。若患者外旋活动度变小或内旋活动度变大,则考虑患者骨盆前移导致其内旋肌紧张缩短或髋外旋肌延长。

(2)髋关节内收、外展关节活动度检查 一般髋关节内收活动度在30°左右,髋关节外展活动度在45°左右。若患者外展活动度变小,则考虑患者骨盆前移导致其内收肌紧张缩短。

(3)膝关节伸展关节活动度检查 一般正常的膝关节伸展活动范围应是0°。若患者膝过伸,则考虑受检者骨盆前移导致其股直肌缩短、腘绳肌延长。

3. 影像学检查 通过骨盆和髋关节侧位片,观察骨盆和髋关节的前后位置可诊断出骨盆前移。

(二)骨盆前移的矫正

1. 放松

(1)放松髋关节 髋关节周围附着着很多的肌肉,还围绕了许多血管、淋巴结构。训练前放松髋关节有助于促进骨盆的血液和淋巴流动,也能够使附着的肌肉放松,运动时更顺畅。

1)髋关节内外旋放松

体位:仰卧位,双下肢张开,与骨盆同宽,放松上下肢。

方法:左右摆动双下肢,同一方向摆动双下肢,相反方向摆动双下肢(图5-7-58)。

功效:利用仰卧位的姿势进行髋内外旋的不同方向放松,不仅能够让维持站姿的肌肉放松,而且能够刺激髋关节周围肌肉的血液循环和淋巴回流。

2)髋关节内收外展放松

体位:坐位,保持躯干的直立,身体不能向前弯曲,双脚掌贴合并拢,用双手抓住双脚。

方法:膝关节上下运动,进行的时候不需要过度用力(图5-7-59)。

功效:利用这个动作不仅能够使髋关节活动更顺畅,而且能够使髋关节周围的血液和淋巴循环更顺畅。

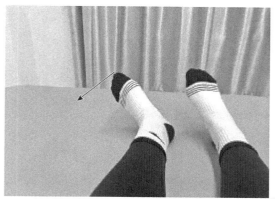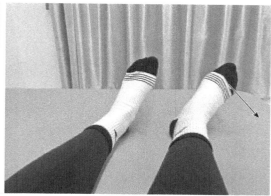

图 5-7-58　髋关节内外旋放松

（2）放松背面与侧面　人体为了维持一定的姿势,腰部及侧面的肌肉会长时间地收缩,通过放松这些肌肉,可以更好地改变身体姿势。

1）腿部放松

体位:仰卧位,保持放松状态,如膝关节不宜伸直,可以在膝关节下方垫一块毛巾。

方法:一侧下肢弯曲抬高,另一侧放松伸直,然后交替去拍打腿部肌肉,膝抬高大约一拳即可,不需要太高（图 5-7-60）。

功效:利用拍打这个动作,可以让站立时保持紧张的腿部肌肉放松。

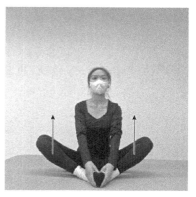
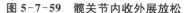

图 5-7-59　髋关节内收外展放松

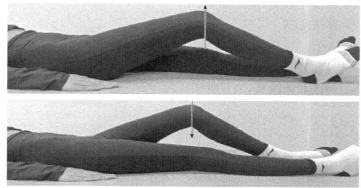

图 5-7-60　腿部放松

2）腰部放松

体位:仰卧位,放松状态。

方法:一边吸气,一边慢慢向上抬起腰部,直至不能抬起处,然后再慢慢呼气,同时腰部慢慢落下,直至平躺状态（图 5-7-61）。

功效:利用这个动作可以帮助放松背部及腰部的肌肉。

3）侧面放松

体位:仰卧位,双手置于两侧髂骨上,双下肢稍分开,与骨盆同宽。

方法:一侧手推骨盆向脚底方向的同时,该侧骨盆向脚底方向移动,然后另一侧手重复此动作,左右交互进行,骨盆上下运动（图 5-7-62）。

功效:利用此动作进行骨盆的交互运动,放松身体两侧的肌肉。

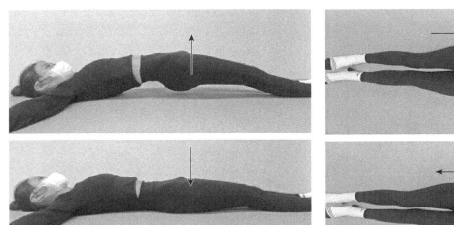

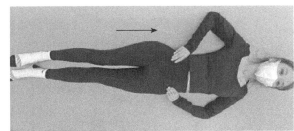

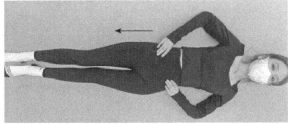

图 5-7-61　腰部放松　　　　　　　　　　　图 5-7-62　侧面放松

2. 肌力训练　骨盆前移时,髋关节向前移动,髋关节容易内旋,随着髋长时间内旋,髋外旋肌肌力减弱,膝关节过度伸直,大腿后侧腘绳肌无力。此时需要进行薄弱肌群的肌力训练,从而改善骨盆前移。

(1)腘绳肌

体位:俯卧位。

方法:腰椎向后延展,臀肌收缩,双腿向后伸直,踝关节呈背伸位,双腿并拢。吸气,双腿并拢,向上抬起;呼气,放松双腿(图 5-7-63)。

(2)髋外旋肌

体位:俯卧位,脚尖自然往外张开,膝关节伸直。

方法:单腿向上抬高,离床面 5～15 cm,进行一次呼吸后把腿放下,然后再抬高另一条腿,重复前面的动作。抬高时需注意,力量集中在腹部而非腰部(图 5-7-64)。

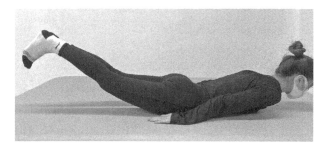

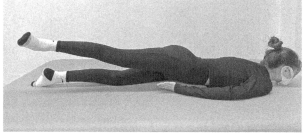

图 5-7-63　腘绳肌肌力训练　　　　　　　图 5-7-64　髋外旋肌肌力训练

体位:四点跪位,手置于肩关节下方,膝关节置于骨盆下方。

方法:单腿往外张开 30°左右,其他部位保持不动。腹部受压,腰部无须过度后弯。呼吸一次后,单腿收回,另一侧腿部再重复此前动作(图 5-7-65)。

(3)腹肌

体位:仰卧位,双手置于腰后,双手无须交叉或重叠。

方法:先微屈膝,双手推压腰部,对腹部施压。然后保持这个状态,慢慢抬起下肢,尽可能腿部抬高,膝关节伸直。最后,一边呼气,一边缓慢放下双下肢。若有难度,膝关节可弯曲,但必须下肢离开床面;或者抬腿时,单腿交替抬高(图 5-7-66)。

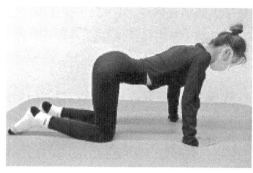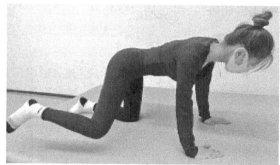

图 5-7-65　髋外旋肌肌力训练

体位：俯卧位，腹部完全贴合床面，上半身放松，双下肢并拢，脚尖着地。

方法：顺着呼气，用力让肋骨向内收，同时耻骨推床面，使腹部收缩。维持这个姿势，自然呼吸，并保持腹部收缩 5～10 秒（图 5-7-67）。

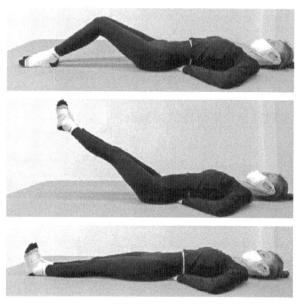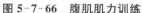

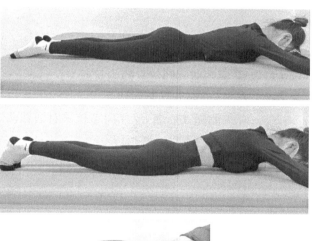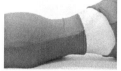

图 5-7-66　腹肌肌力训练

图 5-7-67　腹肌肌力训练

3. 牵伸　髋关节向前移动，髋关节容易内旋，髋内旋肌和大腿内收肌会缩短，膝关节窝会过度向后推，利用膝关节过度伸直来平衡身体重心，股直肌容易缩短。在进行肌力训练的同时，也应该对缩短肌群进行牵伸，以达到最佳治疗效果。

（1）股直肌

体位：左侧下肢弓步在前，右膝跪地同时保持伸髋（大腿向后伸）动作。

方法：用右手抓住右踝，做缓慢地屈膝（把脚跟靠近臀部），感受右侧大腿前侧肌肉的拉伸感。注意身体不要前倾，前脚膝盖不能超过脚尖。采用跪姿拉伸时，膝关节压力易增大，可在膝盖下方垫一毛巾或软垫。如果仍有挤压等不适感，可换其他拉伸方法。双下肢均需牵伸（图 5-7-68）。

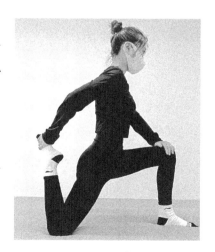

图 5-7-68　股直肌牵伸

体位:患者俯卧位,将右侧大腿垫高,治疗师一只手置于大腿根部固定,另一只手握住脚踝。

方法:使足跟缓慢靠近臀部,感受大腿前侧肌肉的拉伸感。尽量不要出现臀部翘起的情况(图5-7-69)。

(2)大腿内收肌群

体位:长腿坐位,双腿向两侧打开,伸展至极限位置。

方法:牵伸时,身体向前方伸展,双手尽量贴于床面。随吸气,延展脊柱;随呼气,身体向前伸展(图5-7-70)。

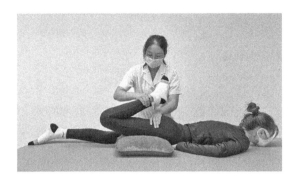

图5-7-69　股直肌牵伸

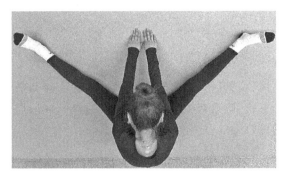

图5-7-70　大腿内收肌群牵伸

(3)阔筋膜张肌-髂胫束(髋内旋肌)

体位:直立位,双下肢交叉站立。

方法:牵拉侧腿在后面,身体向牵拉侧对面屈曲,尽量触摸牵拉侧脚踝的内侧面,可适当调整躯干屈曲的高度(图5-7-71)。

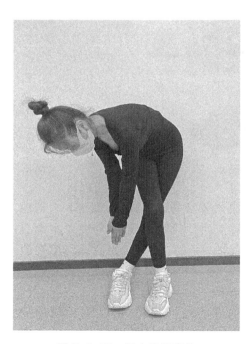

图5-7-71　髋内旋肌牵伸

(俞金敏　路飞扬)

154

第八节 产后肥胖的康复

一、产后肥胖的概述

随着国家经济的高速发展和居民生活水平的不断提高,体重问题越来越成为国家和个人重点关注的问题。标准体重是反映和衡量一个人健康状况的重要标志之一,过胖和过瘦均不利于人体健康。随着我国人民生活水平的不断提高,超重和肥胖的人越来越多。

肥胖症是由于机体脂肪细胞数目增多或体积增加,引起体脂占体重的百分比异常增加,并在某些局部过多沉积脂肪,造成体重过度增加,导致人体病理生理改变,是一种慢性代谢性疾病。而产后肥胖(postpartum obesity)是一种由妊娠造成丘脑下部功能紊乱,体质脂肪代谢出现异常,身体突增大量脂肪,造成体重增加,身体发胖的一种情况。医学上也把这种现象称为"生育性肥胖"或者"母性肥胖综合征",是一种常见的产后病态反应。

产后肥胖症可以分为单纯性肥胖和继发性肥胖两大类。单纯性肥胖又称为原发性肥胖,无明确病因,可能与遗传、饮食和运动习惯等因素有关,占产后肥胖症总人数的95%以上。继发性肥胖是指由于其他疾病所导致的肥胖,如垂体性肥胖、甲状腺功能低下性肥胖、库欣综合征、性腺功能低下等原因导致的肥胖,还包括因服用某些药物引起的医源性肥胖等。

依照脂肪在身体分布的部位不同,肥胖可分为中心型肥胖和外周型肥胖两种。中心型肥胖又称为腹型肥胖、内脏型肥胖、苹果型肥胖,脂肪主要沉积在腹部的皮下、腹腔内。外周型肥胖又称为非中心型肥胖、臀型肥胖、梨型肥胖,其脂肪主要沉积在臀部以及大腿部位,女性肥胖多为此类型。

依照脂肪组织的解剖特点,肥胖可分为多细胞性肥胖和大细胞性肥胖。多细胞性肥胖一般始于婴幼儿时期,脂肪细胞数量较正常人增加2~4倍。大细胞性肥胖是脂肪细胞数量正常,但细胞体积增大。大多数肥胖都属于大细胞性肥胖。

产后肥胖的原因可能与体质改变、生理结构变化、运动量改变、不合理饮食、不良情绪等因素有关。部分女性产后肥胖还可能是病理性原因,如库欣综合征、性功能降低、甲状腺功能减退、药源性、皮下肥胖、内脏脂肪、垂体性等。

产后轻度肥胖多无症状,产后中重度肥胖往往有怕热、多汗、易疲劳、关节痛、肌肉酸痛、皮肤褶皱处易患皮炎、反应迟缓、活动困难等表现,并易产生自卑、焦虑、抑郁等心理问题。

产后肥胖者患慢性疾病的风险增加,包括内分泌疾病、心血管疾病、呼吸系统疾病、消化系统疾病、关节骨骼疾病、月经紊乱、闭经和不孕等。研究证实,产后肥胖是导致糖尿病、心脑血管疾病、骨关节病和痛风、癌症等的重要危险因素。

二、产后肥胖的评估

肥胖常用的评估有体重和身高、体重指数、腰围、腰臀比、体脂肪计检测体脂含量、腹部B超检查、人体成分分析和实验室检查等方法。

(一) 体重和身高

体重和身高是衡量人体发育、营养状况的基本指标,是反映人体骨骼、肌肉、皮下脂肪及内脏器官发育状况的良好指标,也是人体测量指标中最方便、价廉的指标。

（二）体重指数

体重指数（body mass index，BMI）是以体重和身高的相对关系来判断营养状况和肥胖程度的指标。其计算公式为：BMI＝体重（kg）/身高的平方（m²）。其判断标准见表5-8-1。

表5-8-1　成人体重指数评价标准

分类	世界卫生组织成人标准	中国成人标准
体重过低	<18.5	<18.5
体重正常	18.5≤BMI<25	18.5≤BMI<24
超重	25≤BMI<30	24≤BMI<28
肥胖	≥30	≥28

（三）腰围

腰围与腹内脂肪含量相关，是反映腹部脂肪分布的重要指标。腰围作为中心型肥胖的诊断指标已得到广泛认可和应用。其测量方法为测量通过脐或第12肋骨尖端和髂前上棘连线中点的围度。世界卫生组织和中国正常成人腰围的判断标准见表5-8-2。

表5-8-2　世界卫生组织和中国正常成人腰围的判断标准

性别	腰围（cm）	
	世界卫生组织	中国
男性	<94	<85
女性	<80	<80

（四）腰臀比

腰臀比（WHR）是指腰围和臀围的比例。其计算公式为：腰臀比＝腰围（cm）/臀围（cm）。该指标反映身体脂肪的分布，也是衡量中心型肥胖（腹型肥胖）的重要指标，正常成年女性腰臀比的判断标准是：中国标准<0.8，世界卫生组织标准<0.85。

（五）体脂肪计检测体脂含量

利用体脂肪计可以测出体脂率，它是指人体内脂肪重量占总体重的百分比，主要反映人体内脂肪含量的多少。体脂肪计检测仪一般都用生物电阻抗测量法（BIA），可以在很短的时间内获得较准确的测量值，适合在家庭及咨询门诊使用。体脂含量（BF）是评价肥胖程度的客观指标，适用于成人和儿童。用BF来判断肥胖没有全国统一的标准，可以参考每台仪器的判断标准。实际工作中需要根据测量仪器和测量结果的不同，在专业人士的指导下，对评价标准进行适当的调整。

（六）腹部B超检查

B超是将声波转换为图像的一种医疗检测仪器，通过声探头得到各个检测脏器的二维或多维图像。B超比较适用于肝、胆、肾、膀胱、子宫、卵巢等多种脏器疾病的诊断。通过B超检查，可以准确判断有无脂肪肝等疾病。

（七）人体成分分析

人体成分分析仪可以对人体成分进行检测和分析，检测参数包括体重、身体脂肪率、内脏脂肪水平、肌肉量、骨骼量、水分含量等，可以较好地反映检测者身体的营养状况和健康状况。一般成年女性体脂率为 20％～30％，超过 30％为肥胖。

（八）实验室检查

营养相关的实验室检查项目有很多种，包括血常规、血白蛋白、血清铁、血钙、总胆固醇、三酰甘油、空腹血糖、餐后血糖和血尿酸等，很多医院或国家认证实验室都可以做这些检测。

三、产后肥胖的中西医康复干预方法

肥胖是世界性健康问题，而产后肥胖更是困扰着越来越多的女性，几乎所有的妊娠及产后妇女都会受到产后肥胖的困扰。作为康复医学常用的运动疗法和中医干预，受到很多学者的关注。

1. 运动疗法

（1）产褥期运动　产褥期是指从胎盘娩出至产妇全身各器官除乳腺外恢复或接近正常未孕状态所需的一段时期，一般为 6 周。现代医学研究认为，产后应尽早适当活动，早期可被动接受轻柔的推拿手法，再逐渐增加主动运动量。

1）腹式呼吸运动　产后第 1 天，由于分娩时体力消耗较大宜尽量卧床，可以先进行腹式呼吸运动。腹式呼吸是有意识的呼吸训练，是呼吸的同时需腹壁上下起伏配合的运动。正确的呼吸方法也为产后运动的进行打下良好基础。训练方法：均匀深缓而有节律地呼吸，尽量用鼻吸气，吸气时让小腹尽可能地鼓起，吸满气后稍作停顿。然后再缓缓呼气，呼气时小腹尽量收回，节律缓慢而深，肩部不能有明显地抬起。频率为 6～10 次/分，以不感觉憋气为标准，每次持续 15～20 分钟，每天 3～5 次。

2）产褥期体操　应根据产妇的具体情况逐渐增加，循序渐进。正常产妇在产后第 2 天开始，剖宫产则需要更长的恢复时间，一般在产后第 5 天开始，需酌情选择适当的运动方式，逐渐增加活动量。

胸部运动：平卧，两手臂左右平伸，随着缓慢呼气上举至胸前，两掌相遇，再往后伸展至头部，再伴随吸气回到前胸后回原位，重复 5～6 次。

提肛运动：平卧，收腹提肛时缓缓吸气，如忍大便状，屏气，屏气至极后张口呼气，呼气时下落肛门。一提一松伴随一吸一呼为 1 次，每次持续时间约为 25 秒，连续 30 次，早晚各 1 遍。

抬腿运动：平卧，呼气时将右腿尽量抬高，脚尖下压，膝部不许弯曲，角度可视体能状况渐增，呼气时缓缓放下，依法做另一只腿，最后可双腿并拢，一起抬高，重复 5～6 次。

腰部运动：跪姿，双膝分开，肩肘垂直，双手平放床上，腰部进行左右旋转动作，重复 5～6 次。

膝胸卧式运动：跪姿，双臂支撑于床面上，左右腿交替向背后高举，重复 5～6 次。

仰卧起坐：仰卧，双膝屈曲，脚平放于床上，双手抱头，用力坐起。使头接触膝部或手掌向脚尖接触，停留片刻，恢复原状。

（2）哺乳期运动　母乳喂养得到广泛的认同和接受，因为母乳能提供 6 个月内婴儿所需的所有营养，是最科学、最安全的天然食品。哺乳期包含了产褥期，在产褥期之后，产妇各项生理功能已经得到基本恢复，可以增加运动量强化减重效果。

1）有氧运动　有氧运动就是以糖和脂肪的有氧代谢方式提供能量的运动。主要特点是运动强度低，能维持较长时间而无明显的疲劳感。运动时，心率维持在 120～150 次/分。有氧运动有助于加快人体的新陈代谢，增加肝糖原的释放和肌糖原的摄取，提高机体脂肪分解的速度。有氧运动的方式有许多,产后妇女可根据喜好选择快走、慢跑、自行车、运动平板和健美操等运动项目。

2) 瑜伽 瑜伽是女性更易接受的运动项目,它相较于有氧运动更缓和。通过结合腹式呼吸,瑜伽可吸入大量氧气以促进身体功能的平衡。瑜伽运动是身心统一的运动,使全身的多数肌肉参与到运动当中,肌肉延展,脂肪就会消减,调整新陈代谢的更新。卧床、久坐和不运动延缓身体的新陈代谢,瑜伽可通过俯仰、拉伸、扭转等动作使相应的骨骼肌肉关节得到锻炼,相应部位以及全身的营养供给和代谢能力得到增强,帮助机体消耗热量,减少脂肪的合成和堆积,控制体质量平衡,减少体内脂肪多余量。

2. 中医康复方法 中医学认为,肥胖与饮食不节、劳逸失度、脾胃失调、痰湿壅滞和先天禀赋不足等因素相关,《丹溪心法》云"肥人多痰饮""肥人多寒湿"等。可见肥胖症多以脾肾气虚为主,夹杂痰湿等标实,病机多为本虚标实。而产后时期的肥胖多因身体虚弱,气血不足,脾肾阳虚;或因肝郁气滞,饮食不节等病机,造成患者多有痰湿内盛。因此,治疗上以运脾温肾、脾肾互补为治则,诸穴配合,水湿脂凝得化,痰湿浊物得排,从而使产后肥胖机体的运化及气化功能恢复正常,达到产后体重管理的目标。常用的方法有针灸治疗、耳穴贴压法、推拿法、穴位埋线法、拔罐等。

1) 针灸治疗 针刺一方面可以通过良性调整中枢神经系统,兴奋饱食中枢,抑制饥饿中枢,促使能量生成减少;另一方面可以改善交感-肾上腺系统和下丘脑-垂体-肾上腺(HPA)皮质系统及甲状腺系统的功能,增加能量消耗,促进脂肪分解,从而达到减肥的目的。

2) 耳穴贴压法 根据《灵枢》的"耳者,宗脉之所聚也",可以知道耳与脏腑关系密切,通过耳穴贴压治疗可调理脾胃、抑制食欲。相关研究确实表明,耳穴贴压可明显抑制食欲,降低饥饿感。

3) 推拿法 产后肥胖多以腹型肥胖为主。推拿法能疏导腰腹部肥胖,调节脏腑功能,加速气血运行,促使水湿、痰瘀自解。

4) 穴位埋线法 穴位埋线是将羊肠线或可吸收性外科缝线,根据中医辨证论治埋入所需穴位,通过羊肠线对穴位的持续生理物理和生物化学刺激作用,达到预防及治疗疾病的一种外治方法。有研究发现,穴位埋线可以有效调节丘脑分泌素/食欲素系统,改善局部脂肪分布及旁分泌系统,从而起到改善产后肥胖的作用。

5) 拔罐 拔罐就是通过吸拔人体刺激穴位,对人体内循环进行改善,使细胞活性得到增强,打通经络,排瘀疏松,刺激穴位,这样能有效分解和消耗体内堆积的脂肪。同时,能够对深层脂肪有很好的效果,并减去体表脂肪,达到加强脾肾功能的目的。通过疏通经络,使人体内的邪气得到祛除,具有非常好的减肥效果,而且能够对局部脂肪进行消除。

四、产后肥胖的营养与热量控制

产后肥胖是由妊娠造成下丘脑功能紊乱、脂肪代谢出现异常、体内脂肪大量堆积,造成体质量上升、身体发胖的情况。孕期及产后体质量过度增加,产后"月子"期间,产妇会进补较多高热量食物,活动较少,致使产妇从备孕期至产后哺乳期结束前热量摄入过多,消耗过少,导致肥胖。产后肥胖症的现代医学机制较为复杂,总体来说,治疗方向以改善内分泌、调节体内激素分泌水平为主。但产后激素还未从孕期及产前的分泌水平完全改变过来,加之产妇较难在产后立刻加大运动量以及保持正常合理的作息时间,因此内分泌系统较难迅速恢复理想状态。故饮食热量控制在产后肥胖管理中至关重要。

产后体重控制是一个综合治疗过程,基本方法包括运动锻炼、膳食控制、药物治疗、行为矫正等。一般认为,饮食控制与运动是治疗肥胖的基础。不管采取单一的还是综合的方法,肥胖的控制过程都是围绕机体能量摄入与消耗之间的能量平衡这一中心问题而进行的。

合理的配餐既可以达到肥胖控制的目的,又能使主要营养素之间保持合适的比例,从而使人体需要与膳食供应之间建立起平衡的关系,以免供应不足造成营养不良,也避免因供应过量而加重肥胖。肥胖症的营养干预原则主要有以下几点。

（一）控制膳食总能量

能量的摄入多于消耗是肥胖的根本成因，因此对肥胖症的营养措施首先是控制总能量的摄入，即饮食供给的能量必须低于机体实际消耗的能量，使机体造成能量的负平衡，促使长期入超的能量被代谢掉，直至体重恢复到正常水平。同时，产后肥胖症的能量供给还要根据肥胖程度及产后母乳喂养情况来考虑每天供给的最低热量，控制好能量摄入和消耗的平衡，并维持好这种平衡。

针对产后肥胖患者进行饮食热量定量控制，患者的体重和腰臀比可得到明显改善。有研究表明，全母乳产妇在基础代谢率基础上增加 700 kcal 热量，部分母乳的产妇在基础代谢率基础上增加 450 kcal 热量，全配方奶粉的产妇在基础代谢率基础上增加 200 kcal 热量。在治疗期间每天填写膳食记录单，并每周进行一次营养咨询热量计算以确保热量控制，可有效改善患者的体重和腰臀比。

（二）保证蛋白质供给

肥胖是能量入超的结果，那么任何过多的能量，无论来自何种能源物质，都可能引起肥胖，食物蛋白质自然也不例外。对于采用低能量饮食的中度以上肥胖患者，食物蛋白质的供给量应当控制在占饮食总能量的 20%～30%，即每 4.18 MJ（1 000 kcal）供给蛋白质 50～75 g 为宜。

（三）控制脂肪摄入

由于脂肪具有很高的能量，摄入过多易导致机体能量过高，因此限制饮食能量供给时，必须限制饮食脂肪的供给量，尤其需限制动物性脂肪的摄入。为使饮食含脂肪能量较低且耐饿性较强，同时又不要对饮食脂肪限制过于苛刻。因此，肥胖者饮食脂肪的供能比以控制在占饮食总能量的 25%～30% 为妥，任何过高或过低的脂肪供给均不可取。每天摄入脂肪 50～60 g 为宜，可选用含单不饱和脂肪酸或多不饱和脂肪酸丰富的食用油，如橄榄油、茶油、葵花籽油、玉米油、花生油、豆油和菜籽油等植物油；少食动物油，如猪油、牛油等。

（四）限制碳水化合物的摄入

碳水化合物是人体的主要能源物质。由于糖类在体内能转变为脂肪，尤其是肥胖者摄入单糖后更容易以脂肪的形式沉积，因此必须严格限制糖类摄入。同时因糖类饱腹感低，能增加食欲，而中度以上肥胖者常有食欲亢进，因此低能量饮食中糖类比例若仍按正常或高于正常要求给予，则不适合。此外，为防止酮症和出现负氮平衡，糖类供给一般应控制在占总能量的 40%～55% 为宜。

（五）保证维生素和矿物质的供应

节食减肥时，由于长期限制饮食，所以保证充足的维生素、矿物质和微量元素的供应非常重要。新鲜蔬菜和水果含有丰富的水溶性维生素，如维生素 B、维生素 B_2、维生素 C、烟酸和叶酸等。新鲜蔬菜和水果含能量低，营养丰富且饱腹感明显，所以在节食减肥时不要过分限制。进食过多的盐对健康不利，特别是有高血压的患者。食盐还能引起口渴并能刺激食欲和增加体重，多食不利于肥胖症治疗，故每天食盐摄入 3～6 g 为宜。

（六）保证膳食纤维的供给

膳食纤维含量高的食物对健康有利，尤其是对肥胖者。高膳食纤维食物包括粗粮、蔬菜、水果等。每天可以适量多摄入含膳食纤维多的食物，建议不低于 30 g 为宜。

（七）减肥营养治疗中的注意事项

1. 饮食变化应循序渐进，避免急于求成。
2. 感到焦虑时，应避免用进食来缓解。
3. 进食时充分咀嚼，避免进食速度过快。
4. 规律饮食，不暴饮暴食，避免吃饭过饱。
5. 晚餐要少吃，避免睡前加餐或晚餐吃得很多，又很少活动。
6. 多吃蔬菜，少吃荤菜。
7. 避免偏食、挑食，改掉喜吃甜食、零食、临睡前吃点心、饭后立即睡觉等习惯。

（祝芳芳）

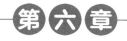

产后常见心理问题的康复干预

第一节　产后抑郁的评估与康复干预

一、产后抑郁的定义

产后抑郁(postpartum depression，PPD)指乳母在产褥期间出现抑郁症状，是产褥期精神综合征最常见的一种类型。主要表现为持续和严重的情绪低落以及一系列症状，如焦虑、失眠、悲观等，甚至影响对新生儿的照料能力，严重者有自杀或杀婴倾向。全美精神健康学会报道发病率为 10%～15%，通常在产后 2 周内出现症状。如果不进行干预治疗，会在 6 个月内逐渐改善甚至痊愈，但随着病程延长，其后遗症及严重程度会相应增加。

二、产后抑郁的病因

病因不明，可能与产后内分泌环境的变化、社会心理因素以及既往病史有相关性。

(1) 内分泌环境的变化　随着新生儿的出生，乳母体内激素水平急剧变化，其中下丘脑-垂体-肾上腺轴的失调对某些产妇发生 PPD 起到非常重要的作用；产后雌二醇及孕酮的迅速撤离是某些易感产妇发生 PPD 和心绪不良的可能原因。

(2) 社会心理因素　伴随分娩及随之而来的乳母角色的改变、生活作息规律的改变、哺乳的疲劳、喂养新生儿的压力等。

(3) 既往病史　既往有抑郁病史、抑郁病家族史、甲状腺功能减退等，均可能增加产后抑郁的发生风险。前一次妊娠出现抑郁症，再次出现抑郁症的发生率为 70%。

三、产后抑郁的临床表现

1. 情绪改变　心情低落、悲观厌世、沮丧、情感淡漠，甚至烦躁、易怒、焦虑，严重者可出现幻觉、妄想等精神病性症状。

2. 自我评价降低　自暴自弃、自罪感，对身边的人充满敌意，与家人关系不和谐。

3. 对生活缺乏信心　出现厌食、失眠、易疲乏无力、性欲减退，严重者甚至有自杀或杀婴倾向。

四、产后抑郁的评估

主要通过询问病史、心理评估和其他辅助检查,并根据诊断标准做出诊断。

产褥期抑郁症的诊断标准多采用美国精神学会 1994 年制定的产褥期抑郁症标准。

1. 在产后 4 周内出现下列 5 条或 5 条以上的症状,必须具备(1)和(2)两条。

(1) 情绪抑郁。

(2) 对全部或多数活动明显缺乏兴趣或愉悦感。

(3) 体重显著下降或增加。

(4) 失眠或睡眠过度。

(5) 精神运动性兴奋或阻滞。

(6) 疲劳或乏力。

(7) 遇事均感觉毫无意义或有自罪感。

(8) 思维能力减退或注意力不集中。

(9) 反复出现死亡的想法。

2. 在产后 4 周内发病

产褥期抑郁症诊断困难,许多指标具有一定的主观性,产后常规进行自我问卷调查对早期发现和辅助诊断很有帮助。

标准化的量表:目前,国际上对产后抑郁的筛查多使用各种自评量表,其中最常用的包括爱丁堡产后抑郁量表(Edinburg postnatal depression scale, EPDS)(表 6-1-1)及产后抑郁筛查量表(postpartum depression screen scale, PDSS)(表 6-1-2)。Beck 抑郁量表(Beck depression inventory-II, BDI-II)、汉密尔顿抑郁量表(Hamilton depression scale,HAMD)、抑郁自评量表(self-rating depression scale,SDS)也可酌情应用。

表 6-1-1　爱丁堡产后抑郁量表

请在下表中选择最能反映你过去 7 天感受的选项。

过去 7 天的感受	分值
1. 我能看到事物有趣的一面,并笑得很开心	
(1) 和以前一样多	0
(2) 没有以前那么多	1
(3) 比以前少很多	2
(4) 完全不能	3
2. 我欣然期待未来的一切	
(1) 和以前一样多	0
(2) 没有以前那么多	1
(3) 比以前少很多	2
(4) 完全不能	3
3. 出错时,我会不必要地责备自己	
(1) 大多数时候这样	3
(2) 有时候这样	2
(3) 偶尔这样	1
(4) 完全没有	0
4. 我无缘无故感到焦虑和担心	
(1) 完全没有	0
(2) 偶尔这样	1
(3) 有时候这样	2
(4) 大多数时候这样	3

（续表）

过去 7 天的感受	分值
5. 我无缘无故感到害怕和惊慌 （1）大多数时候这样 （2）有时候这样 （3）偶尔这样 （4）完全没有	 3 2 1 0
6. 很多事情冲着我来,使我透不过气 （1）大多数时候这样 （2）有时候这样 （3）偶尔这样 （4）完全没有	 3 2 1 0
7. 我很不开心,以致失眠 （1）大多数时候这样 （2）有时候这样 （3）偶尔这样 （4）完全没有	 3 2 1 0
8. 我感到难过和悲伤 （1）大多数时候这样 （2）有时候这样 （3）偶尔这样 （4）完全没有	 3 2 1 0
9. 我不开心到哭 （1）大多数时候这样 （2）有时候这样 （3）偶尔这样 （4）完全没有	 3 2 1 0
10. 我想过伤害自己 （1）大多数时候这样 （2）有时候这样 （3）偶尔这样 （4）完全没有	 3 2 1 0
得分	

注:1. 评分标准:总分 30 分,9～13 分为诊断标准。≥13 分,可诊断为产后抑郁症,建议及时进行综合干预。

2. 参考文献:LEE D T, YIP S K, CHIU H F, et al. Detecting postnatal depression in Chinese women. Validation of the Chinese version of the Edinburgh Postnatal Depression Scale. Br J Psychiatry [J]. 1998, 172: 433-437.

表 6-1-2　产后抑郁筛查量表

指导语:下面的问题是想了解一下您在过去 2 周内的心身状况,请仔细阅读每一个条目,然后选出最符合您实际情况的选项。每个条目只能选一个答案,请在您认为的最佳答案内画"√"。

	在过去的 2 周内	非常 不同意	不同意	不同意, 也不反对	同意	非常 同意
1	即使孩子睡着了,我也很难入睡					
2	只要与孩子有关,即使再小的事情,我都很担心					
3	我觉得我的情绪起伏不定					
4	我觉得我精神错乱了					
5	我担心我再也不是原来的我了					

（续表）

在过去的 2 周内	非常不同意	不同意	不同意，也不反对	同意	非常同意
6 我觉得我没有成为我理想中的母亲					
7 我曾经想过死亡或许是逃离目前这种噩梦般生活的唯一出路					
8 我没有食欲					
9 我真的觉得压力很大					
10 我害怕我以后都不会再开心了					
11 我对任何事情都不能集中精力					
12 我觉得我好像已经变成了一个连自己都不认识的陌生人					
13 我觉得很多母亲都比我优秀					
14 我开始觉得自己死了会更好					
15 我会在半夜自然醒来，然后很难再入睡					
16 我觉得自己坐立不安					
17 我经常无缘无故地哭泣					
18 我觉得我快要疯掉了					
19 我不再认识自己了					
20 我觉得很愧疚，因为我感觉不到我很爱我的孩子					
21 我想伤害自己					
22 夜间我辗转反侧，难以入睡					
23 我感到很孤独					
24 我很易怒					
25 即使做一个很简单的决定，我都感觉很困难					
26 我觉得自己不正常					
27 我觉得我不得不隐藏我对孩子的想法或感觉					
28 我觉得孩子没有我会更好					
29 我知道我应该吃些东西，但我吃不下					
30 我觉得我必须不停地走动					
31 我觉得我满腔的怒火就要爆发了					
32 我很难集中精力做一件事情					
33 我感觉不真实					
34 我觉得自己作为一个母亲很失败					
35 我只想离开这个世界					

注：1. 采用级评分法，按产妇同意的程度分别赋值 1 分非常不同意、2 分不同意、3 分不同意也不反对、4 分同意、5 分非常同意，得分范围为 35～175 分。一般以总分≥60 分作为筛查产后抑郁患者的临界值，以总分≥80 分作为筛查严重产后抑郁患者的临界值。

2. 参考文献：BECK C T, GABLE R K. Further validation of the Postpartum Depression Screening Scale. Nurs Res [J]. 2001, 50(3)：155-164.

五、产后抑郁的中西医康复干预方法

1. 心理治疗　心理治疗对产褥期抑郁非常重要,包括心理咨询、家人心理支持和理解、社会干预等。通过心理咨询,解除致病的心理因素。指导产妇对情绪和生活进行自我调节。嘱家人对产褥期妇女多加关心和照顾,调整好家庭关系,尤其是与丈夫的关系非常重要,指导其养成良好的睡眠习惯。

2. 药物治疗　适用于中重度抑郁及心理治疗无效的患者,哺乳期妇女使用药物应慎重,应在专科医师指导下用药。

3. 中医康复治疗

(1) 针灸治疗　取穴:肝俞、肾俞、关元、气海、三阴交等,用补法并加艾灸,适用于心血不足证。取穴:肝俞、心俞、内关、神门、三阴交等,用泻法,适用于肝气郁结证。

(2) 中药治疗　治疗以调和气血,安神定志为主。按照分型论治。心血不足,以养血滋阴,补心安神,处方:天王补心丹。肝气郁结,治宜:疏肝解郁,镇静安神,处以逍遥散加夜交藤、合欢皮、磁石、柏子仁等加减。血瘀型,治宜:活血化瘀,镇静安神,处以癫狂梦醒汤加龙骨、牡蛎、酸枣仁加减。

(3) 中成药治疗　选用天王补心丹,适用于心血不足证;逍遥丸,适用于肝气郁结证。按照医嘱或说明服用。

(4) 耳穴法　选择心、枕、皮质下、肝、内分泌、神门,每次选 3～5 穴,毫针刺,或加电针,留针 20分钟。

(5) 穴位注射法　风池、心俞、肝俞、足三里。丹参注射液,或维生素 B_1 注射液,或维生素 B_{12} 注射液,每穴注入 0.3～0.5 mL,每天或隔天 1 次。

(彭娟娟)

第二节　焦虑的评估与康复干预

一、焦虑的定义

焦虑(anxiety)是因不能达到目的或不能克服障碍的威胁,使个体自尊心与自信心受挫,或失败感和内疚感增加,预感到不详和担心而形成的一种紧张不安及带有恐惧和不愉快的情绪。焦虑在产后女性中也较为常见。

二、焦虑的临床表现

自觉没有能力面对威胁,感到危险马上即将发生,内心经常处于警觉不安的状态,或怀疑自己应对行为的有效性。患者自我表达的症状往往是与所处环境不相符合的痛苦情绪,比如常出现担忧、着急、焦虑、烦躁、不安、恐惧等情绪反应。

三、焦虑的评估

焦虑既是一种客观存在的心理问题,又是个人对于自身状态的主观感受,因此评定方法可以采用量表进行评定,常用的量表为汉密尔顿焦虑量表(Hamilton anxiety scale,HAMA)(表6-2-1)、焦虑自评量表(self-rating anxiety scale,SAS)(表6-2-2)。

表6-2-1 汉密尔顿焦虑量表

姓名:　　　　　　科别:　　　　　　床号:　　　　　　病案号:

		评 分				
焦虑心境	担心、担忧,感到有最坏的事情将要发生,易激惹	0	1	2	3	4
紧张	紧张感、易疲劳、不能放松,情绪反应,易哭、颤抖、感到不安	0	1	2	3	4
害怕	害怕黑暗、陌生人、一人独处、动物、乘车或旅行及人多的场合	0	1	2	3	4
失眠	难以入睡、易醒、睡得不深、多梦、梦魇、夜惊、醒后感疲倦	0	1	2	3	4
认知功能	或称记忆、注意障碍。注意力不能集中,记忆力差	0	1	2	3	4
抑郁心境	丧失兴趣、对以往爱好缺乏快感、忧郁、早醒、昼重夜轻	0	1	2	3	4
肌肉系统症状	肌肉酸痛、活动不灵活、肌肉抽动、肢体抽动、牙齿打颤、声音发抖	0	1	2	3	4
感觉系统症状	视物模糊、发冷发热、软弱无力感、浑身刺痛	0	1	2	3	4
心血管系统症状	心动过速、心悸、胸痛、血管跳动感、昏倒感、心搏脱漏	0	1	2	3	4
呼吸系统症状	胸闷、窒息感、叹息、呼吸困难	0	1	2	3	4
胃肠道症状	吞咽困难、嗳气、消化不良(进食后腹痛、胃部烧灼痛、腹胀、恶心、胃部饱感)、肠鸣、腹泻、体重减轻、便秘	0	1	2	3	4
生殖泌尿系统症状	尿意频数、尿急、停经、性冷淡、过早射精、勃起不能、阳痿	0	1	2	3	4
植物神经系统症状	口干、潮红、苍白、易出汗、易起"鸡皮疙瘩"、紧张性头痛、毛发竖起	0	1	2	3	4
会谈时行为表现	(1) 一般表现:紧张、不能松弛、忐忑不安、咬手指、紧紧握拳、摸弄手帕、面肌抽动、不停顿足、手发抖、皱眉、表情僵硬、肌张力高、叹息样呼吸、面色苍白 (2) 生理表现:吞咽、打呃、安静时心率快、呼吸快(20次/分以上)、腱反射亢进、震颤、瞳孔放大、眼睑跳动、易出汗、眼球突出	0	1	2	3	4
总分						

注:1. 所有项目采用0~4分的5级评分法,各级的标准为:"0"为无症状,"1"为轻度,"2"为中等,"3"为重度,"4"为极重度。

2. 结果分析:总分超过29分,可能为严重焦虑;超过21分,肯定有明显焦虑;超过14分,肯定有焦虑;超过7分,可能有焦虑;小于6分,没有焦虑症状。一般划界分,HAMA 14项分界值为14分。

3. 参考文献:王玉龙.康复评定学[M].北京:人民卫生出版社,2018.

表6-2-2 焦虑自评量表

焦虑自评量表是一个含有20个项目,分为4级评分的自评量表,用于评出焦虑患者的主观感受。

(1) 项目、定义和评分标准

采用4级评分,主要评定项目所定义的症状出现的频度,其标准为:"1"没有或很少时间,"2"小部分时间,"3"相当多的时间,"4"绝大部分或全部时间(其中"1""2""3""4"均指计分分数)。

填表注意事项:下面有20条文字(括号中为症状名称),请仔细阅读每一条,把意思弄明白,每一条文字后有四级评分,表示:没有或偶尔;有时;经常;总是如此。然后根据您最近一周的实际情况,在分数栏1~4分适当的分数下画"√"。				
1. 我觉得比平时容易紧张和着急(焦虑)	1	2	3	4
2. 我无缘无故地感到害怕(害怕)	1	2	3	4

（续表）

3. 我容易心里烦乱或觉得惊恐(惊恐)	1	2	3	4
4. 我觉得我可能将要发疯(发疯感)	1	2	3	4
5. 我觉得一切都很好,也不会发生什么不幸(不幸预感)	4	3	2	1
6. 我手脚发抖打颤(手足颤抖)	1	2	3	4
7. 我因为头痛、颈痛和背痛而苦恼(躯体疼痛)	1	2	3	4
8. 我感觉容易衰弱和疲乏(乏力)	1	2	3	4
9. 我觉得心平气和,并且容易安静坐着(静坐不能)	4	3	2	1
10. 我觉得心跳得快(心悸)	1	2	3	4
11. 我因为一阵阵头晕而苦恼(头昏)	1	2	3	4
12. 我有晕倒发作,或觉得要晕倒似的(晕厥感)	1	2	3	4
13. 我呼气、吸气都感到很容易(呼吸困难)	4	3	2	1
14. 我手脚麻木和刺痛(手足刺痛)	1	2	3	4
15. 我因胃痛和消化不良而苦恼(胃痛或消化不良)	1	2	3	4
16. 我常要小便(尿意频数)	1	2	3	4
17. 我的手常是干燥温暖的(多汗)	4	3	2	1
18. 我脸红发热(面部潮红)	1	2	3	4
19. 我容易入睡并且一夜睡得很好(睡眠障碍)	4	3	2	1
20. 我做噩梦(噩梦)	1	2	3	4

结果:1) 原始分　　　　　　　　2) 标准分

（2）主要统计指标为总分。在由自评者评定结束后,将 20 个项目的各个得分相加即得,再乘以 1.25 以后取得整数部分,就得到标准分。也可以查"粗分标准分换算表"做相同的转换。标准分越高,症状越严重。此系统的结果剖析图给出的是标准分,分数越高,表示这方面的症状越严重。

1	≤50	正常
2	50～60	轻度焦虑
3	61～70	中度焦虑
4	＞70	重度焦虑

参考文献:王玉龙.康复评定学[M].北京:人民卫生出版社,2018.

四、焦虑的中西医康复干预方法

1. 康复心理治疗

（1）健康教育　让患者明白疾病的性质,增进患者在治疗中的合作,在焦虑发作时对焦虑体验有正确的认知,避免进一步加重焦虑。鼓励患者进行适当的体育锻炼,并坚持正常生活和工作。

（2）认知行为治疗　对于焦虑症患者,应该专注于恢复患者的身体功能,尽可能解决刺激源的应对问题,适当的治疗方法旨在改善症状,以及提供应对心理痛苦的资源。对患者进行全面评估后,治疗者可以通过帮助患者改变不良认知并进行认知重建。除跟患者讨论使其担忧的问题外,还可以让患者参加互动小组或者支持性团体心理治疗。此外,松弛训练、呼吸控制训练亦能部分缓解焦虑。

2. 精神类药物治疗　中度或者重度焦虑的患者应该考虑药物治疗,针对症状,可以用安眠类药物促进患者睡眠,或抗焦虑药物减轻患者焦虑。一般而言,抗焦虑药物可在一天至几天内缓解焦虑症状。具体用药方法需要咨询专业精神科医师。

3. 中医康复治疗

(1)针灸　治法:调神疏肝,理气解郁。主穴:百会、印堂、神门、太冲、内关、膻中,毫针刺,按虚补实泻操作。

(2)其他治疗　耳穴法及穴位注射法参见产后抑郁症。

(彭娟娟)

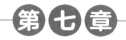

相关康复技术及中医康复方法在产后康复中的应用

第一节　核心力量训练

一、核心肌群的概念

在现代生活中，越来越多的自动化生产代替了人工作业，汽车和公共交通的高速发展，电脑和手机的频繁使用等，这些都使得人们的活动越来越少。在运动中本应优先启动支持稳定身体的核心肌群越来越弱，逐渐诱发出身体机能的各种退化和损伤，因此，强化核心力量和核心稳定性的训练越来越被人们所重视。对于经历了漫长孕产过程的女性，无论是自然生产还是剖腹生产，其核心肌群力量变弱、核心稳定性不足是普遍存在的问题，也是导致腰腿痛等疾患缠绵不愈的重要原因。

人体运动的核心肌群是指环绕在躯干周围负责维持脊椎稳定的相关肌肉，包括膈肌、腹部肌群和髋部肌群，以及与脊椎、骨盆联结的肌肉。这些肌肉通常分为两类。第一类为深层核心肌群，又称为局部稳定肌，这些肌肉处于躯干较深层，主要肌肉为腹横肌和多裂肌，此系统作为维持脊椎稳定的第一道防线，主要提供各脊椎椎体间的稳定功能。第二类为表浅核心肌群，又称为整体稳定肌，包括腹直肌、腹内斜肌、腹外斜肌、竖脊肌等，主要控制脊椎的动作方向，并在运动时产生较大的动作力矩，还可以作为维持脊椎稳定的第二道防线对抗相关冲击脊柱的外力。

人体的运动相当大部分可以看作是多个关节和多个肌群参与的全身整体运动，核心肌群在这些运动中扮演整合不同关节的运动和多肌肉的收缩，形成"运动链"，进一步为四肢末端发力提供帮助。核心肌群可以帮助人体出现肢体末端活动的时候保持身体稳定，也可以帮助身体保持正直、避免运动损伤的发生。核心肌群像一座精密的桥梁连接了人体的上下部位，人体运动损伤的发生多与核心肌群出问题相关。因此，预防运动损伤的发生可从核心肌群的收缩机制入手，强化核心肌群的功能。

产后康复的核心力量训练与两部分核心肌群最相关。第一部分是腹横肌，腹横肌在预防腰背损伤和提升运动表现方面发挥着非常重要的作用，由于腹横肌的肌肉纤维是横向的，又是腹肌中深层的肌肉，所以当它收缩时，可以像腰围一样，起到压缩内脏、提升腹内压和支持背部的作用；另一部分是盆底肌，由多层肌肉交错联结在骨盆的底部，盆底肌的薄弱是产后康复患者常见的共性问题，所以本身就是产后康复重点关注的对象。当盆底肌收紧时，可以提升腹内压并协助收缩腹横肌，最终起到稳定身体的作用。

核心稳定性通常指人体在完成功能性动作,如站立、步行和跑步的过程当中,在运动中控制骨盆和躯干部位肌肉的稳态,使动作力量的产生、传递和控制达到最佳化的一种能力。由于核心肌群位于身体的正中心位置,且有前馈机制的存在,不论身体的哪块肌肉参与功能性活动,它都会参与其中。拥有强健的核心肌群,可以为功能性活动中的其他肌肉提供最佳的支持。例如,当肩部平举一个哑铃时,核心肌群通过前馈机制先行收缩,再由三角肌和肱三头肌收缩完成动作,在双臂平举时由核心肌群帮助保持躯干的稳定。假如核心肌群较为薄弱,则完成动作会产生困难,且会有运动损伤发生的可能。

二、产后康复中保持核心稳定性的意义

首先,良好的核心稳定性能够避免孕产妇时常出现的下背部疼痛。以往研究发现,慢性腰背痛患者普遍存在腹横肌、骨盆底肌等核心稳定肌肉活跃性下降的情况。孕产妇腰背痛的发生也和核心稳定性的缺失有着重要的联系。核心肌群的正常运作,可以让脊椎在身体的各种功能性活动状态中维持在理想的相对位置上,椎间盘和脊柱周围韧带等组织所承受的负荷就会处在安全合理的范围,对腰背痛起到预防的作用。

其次,良好的核心稳定性能够提高功能活动中的动作效率。人体在运动中可以看作一个整体,力量的上下传导都离不开核心部位,核心稳定性的好坏直接决定了力量的传导质量。

良好的核心稳定性能够避免孕产妇在日常及运动中受到伤害,较弱的核心稳定性导致孕产妇出现过多的代偿及协同支配等情况。例如,上举手臂时会出现腰部屈度增大的代偿现象,臀大肌薄弱会导致臀部扁平现象,不良的代偿会使人体的部分环节压力增加或产生局部组织的过度使用,这些将大大增加孕产妇日常生活及运动中受伤的概率。

核心稳定性的训练和提高可以帮助加强产后康复患者对脊柱、骨盆的控制,保持正确的身体姿势,稳定重心,提高身体的控制力和平衡能力,提高运动时由核心肌群向四肢及其他肌群的能量输出,预防动作中的损伤。

三、产后康复常用核心力量训练方法

产后康复的核心力量训练目的就是提升整个机体的协调能力,确保产后康复患者在功能性活动时,核心肌群可以稳定地起到稳定躯体、传输能量的作用。

核心力量的训练需要整个躯干和骨盆部位的肌肉参与,且须注重深层肌群的训练。孕产妇在训练时可以按照"小负荷,多重复"的肌耐力训练原则,根据孕产妇的具体情况合理设计负荷和重复次数,并遵循循序渐进的运动治疗原则。

核心肌群训练的三要素包含呼吸、姿势和速度。孕产妇在训练时需要保持呼吸节奏始终自然稳定。姿势也是进行有效核心肌群锻炼的关键,每一项运动都需要有正确的开始姿势和动作程序。训练速度指在练习过程中采用自然舒缓的节奏,保持正确的身体姿势,训练速度维持在一个合理的范围。在孕产妇的核心力量训练中,要严格控制身体姿势,配合呼吸,强调注意力集中。

在练习方式上可以采用多种不同的方式,以增加训练的趣味性和患者的依从性。在动作设计上可以采用一端固定的向心收缩,也可以采用两端固定的静力性收缩。在运动方向上,可以设计难度逐渐增加的多维运动。在训练的方法和手段上,核心稳定训练施加的负荷较轻,许多练习甚至是徒手的克服自重练习。由于核心稳定力量的主要功能体现在对身体运动的控制,所以通常情况下是通过创造出不稳定的条件来帮助进行训练。在产后康复的核心训练中,需要注重培养孕产妇在产后康复运动中稳定关节和控制重心的能力,同时注意动作的安全性设计。

下面是适合产后康复患者练习的一些动作。

(一) 热身练习

1. 单腿蹲(图 7-1-1)

目的:增加股四头肌肌力,提高下肢关节的稳定性。

方法:双臂屈曲相叠于体前,身体直立站立于台阶上。选择一条腿作为支撑腿,另一条腿向体前伸出,保持膝关节伸直,与水平面成 45°角。保持身体的稳定性,逐渐下蹲,下蹲幅度以支撑腿的膝盖不超过支撑脚的脚尖部位为准。再回到动作起始位置,双侧交替重复以上动作。每组 8 次,每次 3 组。组间休息 1 分钟。

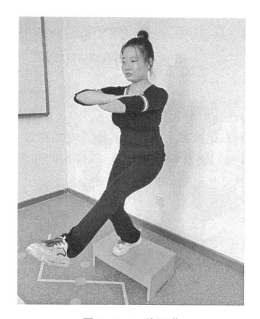
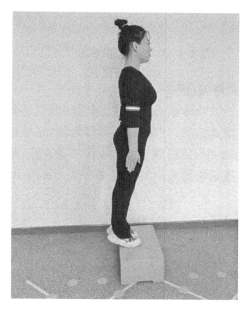

图 7-1-1　单腿蹲　　　　　　　　　图 7-1-2　站姿提踵练习

2. 站姿提踵练习(图 7-1-2)

目的:增强小腿三头肌力量,增强跟腱强度。

方法:保持身体正直,双手置于体侧自然下垂,利用脚尖站立于台阶后方边缘。以前脚掌为支撑,通过收缩小腿后群肌肉将人体缓慢抬起,停留一段时间后再缓慢地放下。每组 10 次,每次 3 组。组间休息 1 分钟。

(二) 正式练习

1. 侧向支撑举腿(图 7-1-3)

目的:提高身体核心稳定性,增强髋外展肌的力量与控制。

方法:侧向将腿置于台阶之上,同时肘部屈曲呈 90°,依靠肩部和髋部力量使身体形成一条直线。保持这种姿势,同时上方的腿有控制地抬起与放下。转换身体,用身体的另一侧进行相同的练习。每组 10 次,每次 3 组。组间休息 1 分钟。

2. 健身球仰卧起坐(图 7-1-4)

目的:提高身体核心稳定性,增强腹部肌肉的力量与控制。

方法:双手置于脑后,仰卧于健身球上,双足分开,平放于地面支撑,两膝逐渐弯曲至 90°,使腰臀部着力于健身球上,卷腹向上抬体至一定位置,再缓慢回到起始位置,重复以上动作。每组 10 次,每次 3 组。组间休息 1 分钟。

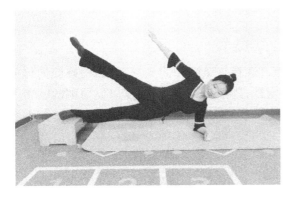

图 7-1-3 侧向支撑举腿

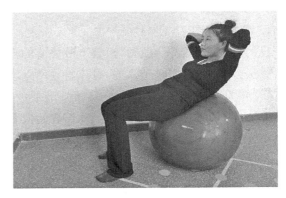

图 7-1-4 健身球仰卧起坐

3. 桥式练习(图 7-1-5)

目的:提高身体核心稳定性,增强腰背肌和臀肌的力量与控制。

方法:桥式运动,背部着垫,两膝弯曲,足平放于垫面,双上肢放于体侧。控制骨盆的稳定,将臀部逐渐抬起悬于空中,使腿部与身体保持一条直线,停留几秒钟后将身体缓慢地放下,停留时间可根据自身情况,也可逐渐增加停留时间提高难度。每组 10 次,每次 3 组。组间休息 1 分钟。

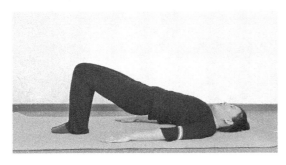

图 7-1-5 桥式练习

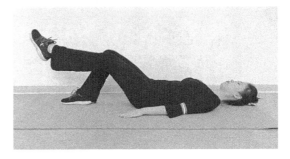

图 7-1-6 交替伸膝练习

4. 交替伸膝练习(图 7-1-6)

目的:促进核心肌与下肢肌群的协同,提升股四头肌力量。

方法:背部着地仰卧位,双上肢置于身体两侧。双足分开,平放于垫面,屈髋屈膝至 90°。身体核心肌群参与用力,将一侧足部抬离垫面,膝关节缓慢伸直,然后再回到起始位置。另一只脚重复上述动作。每组 10 次,每次 3 组。组间休息 1 分钟。

5. 健身球平卧蹬伸练习(图 7-1-7)

目的:提升核心稳定性,增强髂腰肌和腹肌的肌力。

方法:身体依靠肘部支撑于健身球上,背部保持正直,双腿伸直。以球体为支撑,做交替抬膝屈髋动作。保持动作的连续和动作幅度的控制。每组 10 次,每次 3 组。组间休息 1 分钟。

6. 健身球卷腹练习(图 7-1-8)

目的:提升核心稳定性,增强髂腰肌和腹肌的肌力。

方法:两臂伸直,背部保持平直,两腿伸直,脚背置于健身球的球体之上。保持人体在球体上的稳定平衡,然后屈髋屈膝将球体引向胸部,再缓慢蹬直,重复以上动作。每组 10 次,每次 3 组。组间休息 1 分钟。

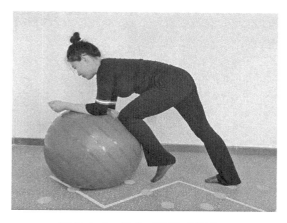

图 7-1-7　健身球平卧蹬伸练习

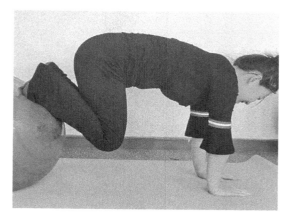

图 7-1-8　健身球卷腹练习

7. 健身球"超人"式练习(图 7-1-9)

目的:促进腰背肌、臀肌及核心肌的使用。

方法:将健身球置于腹部下方,整个身体充分伸展。然后交替举起一侧手臂和对侧的下肢,同时保持身体平衡。注意:确保球体四周的空间无危险因素,以防人体侧滚时造成伤害。每组 10 次,每次 3组。组间休息 1 分钟。

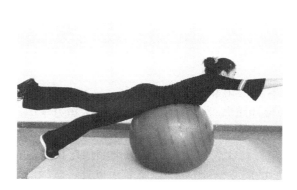

图 7-1-9　健身球"超人"式练习

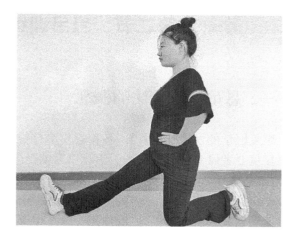

图 7-1-10　腘绳肌拉伸练习

（三）放松练习

1. 腘绳肌拉伸练习(图 7-1-10)

目的:更加有效地放松腘绳肌。

方法:一腿屈膝,跪撑于垫上,另一条腿伸直,足尖勾起,置于身体前方。身体缓慢向前倾侧压腿,拉伸前腿的后部肌群,维持 15～30 秒,换另一侧腿重复同样的练习。每侧腿练习 3 组,练习间隙休息 15～30 秒。

2. 屈髋肌拉伸练习(图 7-1-11)

目的:更加有效地放松股四头肌和髂腰肌。

方法:双手叉腰,一侧膝跪撑于垫上。尽量保持上体自然的正直姿式,向前压髋,做拉伸屈髋肌群的练习。在拉伸终末端保持 15～30 秒,换另一侧腿重复同样的练习。每侧腿分别练习 3 组,练习间隙休息 15～30 秒。

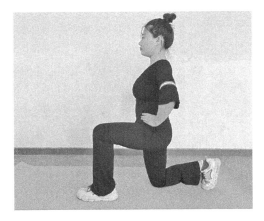

图 7-1-11 屈髋肌拉伸练习

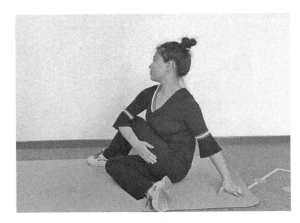

图 7-1-12 印度打结式拉伸练习

3. 印度打结式拉伸练习(图 7-1-12)

目的:放松阔筋膜张肌和髂胫束。

方法:身体保持正直,双腿弯曲,将一侧腿扭转置于另一条腿上方,将手臂放置于上方腿外侧,拉动上方腿进一步扭转。时间保持 15～30 秒,重复 3 次。练习间隙休息 15～30 秒。

(曹震宇)

第二节 悬吊训练在产后康复中的应用

一、悬吊训练疗法的概念

康复医学的发展日新月异,各种康复治疗技术层出不穷。20 世纪 60 年代至 90 年代初,来自挪威的康复从业者研究将吊带应用于治疗以活动受限为主的慢性肌肉骨骼系统疾病。依托生物力学的理论支撑,创造性地发展出一系列新的训练理念和原则,并通过大量临床实践,创造出全新的悬吊运动治疗(sling exercise therapy,SET)平台体系,以"弱链"理念作为其代表性标志。悬吊运动治疗体系以持久改善运动系统疾病为目标,广泛使用于脑卒中等神经疾病的康复治疗,在产后康复中也有一定的应用。

悬吊训练是一种运动感觉的综合训练系统,强调在不平稳状态下进行运动,运用此技术可加强中央躯干肌肉、髋部深层肌肉力量,提高身体在运动中的平衡、控制能力和稳定状态。

SET 悬吊训练系统是一个整合多种运动治疗的平台,主要用来增加关节活动度、训练核心稳定功能以及使肌肉感觉运动控制能力达到正常化。在肌力、肌耐力和心血管功能的训练中也有一定的应用。在悬吊运动治疗中,正确的治疗和训练有赖于康复治疗师对于患者情况的准确把握,如设计哪种运动及负荷水平对患者最为适合。悬吊运动治疗的优势在其一站式包含多种综合性治疗方法,得益于悬吊运动治疗的有效性、实用性以及治疗多样性,在产后康复的运动训练中也具有广阔的应用前景。

二、悬吊训练在产后康复中应用的基本要素

(一)"薄弱环节"诊断系统

SET 创造性地开发了一个独立的诊断系统,用来诊断其具有代表性的理论——"薄弱环节"(weak

link)。薄弱环节是指在人体功能动作进行的时候,一起工作的各个环节的肌肉,存在某部分肌肉力量太弱不能发挥它应有的作用而无法完成整个功能动作的现象。产后康复患者在全身的机能改变的情况下,通常存在一处或多处的"薄弱环节"。具体方法是让产后康复患者进行渐进式闭链运动,在运动中逐渐增大负荷或延长时间,直至其不能正确做出该运动或者感到疼痛为止。如果一开始在负荷较低时就出现疼痛和无法完成动作,或者左、右两侧的运动有明显差别时,就表明患者存在一处或多处的"薄弱环节",接着用开链运动检测各部分肌肉以确定具体薄弱环节,检查者注意观察是否存在其他肌肉代偿的情况。

(二)放松肌肉

在悬吊运动治疗过程中,可以通过悬吊装置使需要放松的身体部位置于理想化姿势来放松肌肉,然后缓慢、轻柔地移动该部分身体。在悬吊治疗的前后都可以应用此类操作使产后康复患者感到舒适和放松。

(三)增加关节活动范围

产后康复患者在发生肌肉骨骼系统疾病时常导致关节活动范围减小,可通过悬吊系统让患者自己进行增加关节活动范围的练习。由于重力影响的消除,患者可以感受他们受到全面保护且能有效控制运动,方便肌肉和关节逐渐活动至最大范围。

(四)核心稳定肌的训练

产后康复患者常出现盆底肌的功能下降,在悬吊运动治疗过程中可以利用对于提升核心稳定肌相关动作的设计,利用悬吊的不稳定性激活核心稳定肌的主动收缩,通过相关联的四肢动作与局部肌肉的协同,增强核心稳定功能。

(五)感觉运动功能的训练

产后康复患者的感觉运动控制能力往往比以往下降很多。研究表明,慢性背痛与感觉运动功能减退有关。感觉运动训练是悬吊运动治疗的重要组成部分,强调在不稳定的地面上进行闭链运动,目的是为了达到最佳诱发感觉运动器官的效果。通过采用悬吊装置和使用海绵橡胶垫、充气的橡胶垫枕来强化感觉运动刺激,这样的训练方式在产后康复悬吊运动治疗中非常容易达到治疗目的。

在产后康复的训练过程中,当治疗师在实施关节牵伸或手法活动治疗时,由于患者接受治疗的身体部位悬挂于悬吊系统中,使得治疗师可以空出上肢,更容易开展治疗工作。产后康复患者的悬吊运动治疗常使用开链运动训练单块肌肉,逐渐使其肌力和耐力得到改善,然后再用闭链运动训练原动肌,最终提升协同肌及拮抗肌的协同功能,使"薄弱环节"得到增强。

三、临床应用

(一)适应证

产后康复的早期干预和康复治疗;肌骨系统疾病的预防与治疗;神经系统疾病导致患者运动、感觉功能障碍的康复治疗;体育运动员的训练和运动损伤方面的治疗。

(二)禁忌证

新发骨折或骨折未愈合、发热、结核、肿瘤、出血倾向、皮肤伤口未愈合、意识障碍、关节脱位、严重骨质疏松、严重认知障碍者,以及严重心、脑、肾等疾病不能耐受训练的患者。

（三）注意事项

1. 训练前注意事项 需检查悬吊装置,包括绳、带等用具的牢固性,排除断绳、滑脱等安全隐患。检查患者肢体受力部位皮肤及感觉情况,排除禁忌证。治疗前充分和患者沟通,并向患者演示训练流程,使患者了解训练的作用和意义,方便患者配合。

2. 训练时注意事项 应根据循序渐进原则,选择适宜的起始负荷、正确的运动量和训练节奏。训练过程中若出现疼痛明显或不能坚持时,必须退回到较低的训练水平或及时停止训练。训练过程中注意密切观察,提醒患者控制身体姿势,避免代偿运动出现。对患者进行鼓励,并询问有无不适。保持呼吸节律,避免憋气。

3. 训练后注意事项 应再次询问患者有无不适,并注意检查悬吊部位皮肤情况,做好治疗训练记录。

四、常见悬吊控制训练技术

（一）悬吊训练的装置

悬吊训练是通过悬吊架来实现悬吊治疗的,常见的悬吊架装置一般配备了悬吊绳、悬吊带、滑轮、挂钩等。悬吊架上配备多个挂点,移动和锁定装置也较为方便(图7-2-1)。

（二）悬吊点的选择方式

悬吊点的选择主要有以下五种方式。

1. 悬点在运动关节上方 在此种悬吊点选择方式下,运动可以始终保持在水平方向上运动,阻力没有变化(图7-2-2)。

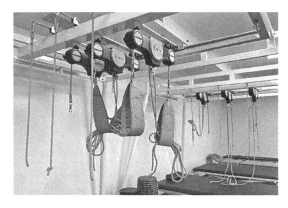

图7-2-1 悬吊训练装置

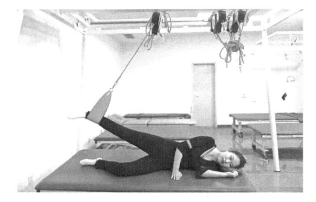

图7-2-2 悬点在运动关节上方

2. 悬点在运动关节远侧 在此种悬吊点选择方式下,运动在关节与悬点的连线上时,肢体高度最低,向两侧运动时阻力逐渐增加,返回时有重力的分力提供助力。运动轨迹呈凹形的弧线(图7-2-3)。

3. 悬点在运动关节近侧 在此种悬吊点选择方式下,运动在关节与悬点的连线上时,肢体高度最高,从两侧向中间运动时阻力逐渐增加,返回时有重力的分力提供助力。运动轨迹呈凸形的弧线(图7-2-4)。

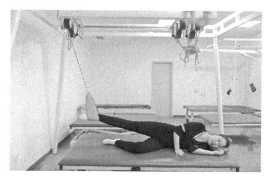

图 7-2-3　悬点在运动关节远侧

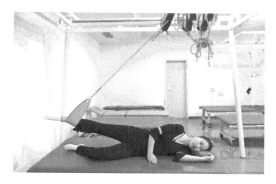

图 7-2-4　悬点在运动关节近侧

4. 悬点在运动关节外侧　在此种悬吊点选择方式下,关节向外运动时没有阻力,并且在重力作用下可加速向外运动。向内运动有阻力并逐渐增加。向外的运动轨迹呈逐渐下降的弧线(图 7-2-5)。

5. 悬点在运动关节内侧　在此种悬吊点选择方式下,关节向内运动时没有阻力,并且在重力作用下可加速向内运动。向外运动有阻力并逐渐增加。向外的运动轨迹呈逐渐上升的弧线(图 7-2-6)。

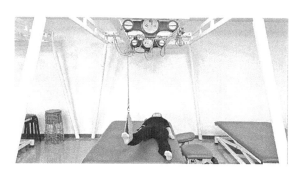

图 7-2-5　悬点在运动关节外侧

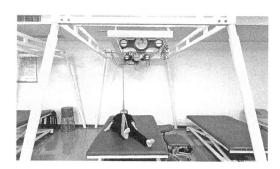

图 7-2-6　悬点在运动关节内侧

（三）弹力带的使用

弹力带在 SET 中使用目的是提供助力和作为抗阻的负荷。变量为所选弹力带的弹性大小和使用时拉伸的程度,可以通过设计不同的动作来实现助力和阻力的变化。

（四）强度阶梯的训练计划

运动疗法需要提供循序渐进的训练难度,强度阶梯训练计划可以根据评定的结果,给患者提供合适强度的训练。在悬吊训练中,阶梯强度的调节主要通过以下方式进行。

1. 悬吊点选择　选择不同的悬吊点位置可以为运动提供多种阻力或者助力的方式,需要根据实际情况进行合适的选择。

2. 弹力带选择　选择不同的弹力带和使用方式,可以利用不同厚薄的弹力带提供不同的助力和阻力。

3. 悬吊位置　悬吊带悬吊于肢体的近端或是远端,可以产生不同的力矩,力矩越大,难度越小,可以通过调节悬吊肢体的位置来调节运动负荷。

4. 运动时间　可以逐渐延长运动时间来增加运动强度。

5. 运动范围　运动范围的增加可以提升运动强度。

6. 阻力施加　可以提供额外的阻力来增加难度,人工和器械均可。

7. 同时整合其他运动　在进行某一肢体悬吊运动时,可以整合其他肢体进行相关运动来提高训练难度和强度。

五、悬吊运动在产后康复中的常用训练方法

(一) 产后颈肩部疼痛

动作一:减重开链运动

患者仰卧位,用宽吊带承托患者头部,治疗师坐于患者头顶上方,双手置于颈后,引导患者做颈部侧屈、旋转等动作,如发现患者颈部活动受限,可给予适当牵伸(图7-2-7)。

动作二:闭链抗阻训练

用宽吊带承托患者头部,使用弹性吊带将患者背部托起,保持下颌轻度内收,指导患者枕部用力下压,以枕部为支点,背部逐渐远离床面,到达一定幅度后保持此一姿势,直至患者感觉疼痛或疲劳,记录维持时间。重复此训练3~4次,中间休息1分钟。如患者单次维持时间可超过3分钟,则进行更高难度动作的训练(图7-2-8)。

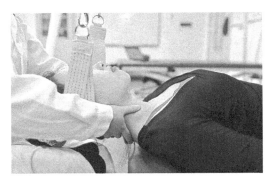

图7-2-7　减重开链运动

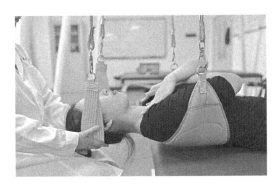

图7-2-8　闭链抗阻训练

动作三:动态闭链训练

用宽吊带承托患者头部,使用弹性吊带将患者背部托起,指导患者在此悬吊状态下在三个维度(冠状面、矢状面、水平面)进行运动,即左右侧屈、前屈后伸、左右旋转。每组动作15次左右(图7-2-9)。

动作四:动态开链运动

患者仰卧位,用宽吊带承托患者头部,患者双手交叉于胸前,使用弹性吊带将患者背部托起,治疗师坐于患者头顶上方,双手固定患者头部,引导患者做颈部前后屈伸、左右侧屈和左右旋转动作(图7-2-10)。

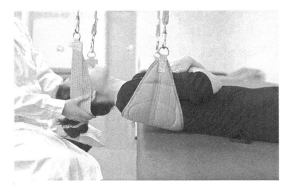

图7-2-9　动态闭链训练

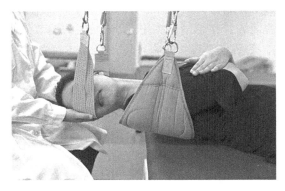

图7-2-10　动态开链运动

（二）产后腰背痛

训练方法：可以采用仰卧、侧卧、俯卧等不同体位，结合静态闭链、动态闭链等多样化运动。主要训练核心稳定肌群及下肢参与髋关节和膝关节各方向活动的肌群。

动作一：下腰部局部运动控制训练

患者仰卧，悬吊点在头部正上方、胸部上方、腰部区域和大腿远端。在没有代偿的情况下，使腰椎保持在中立位的时间保持在2分钟以上。治疗师可先用手放在骶尾部和腹部，轻轻地用手互相挤压，减少脊柱前凸，再慢慢手离开让患者保持姿势（图7-2-11）。

动作二：俯卧屈髋

患者俯卧，双上肢屈肘支撑身体，肘关节在肩关节下方，悬吊点在小腿上方，吊带在膝关节下方，膝关节和肩关节保持水平。患者抬高骨盆使身体呈水平位置，吊带上的腿向下压并且将双膝向胸前屈曲（图7-2-12）。

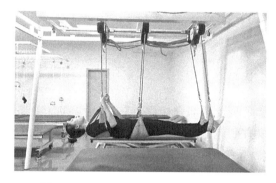

图7-2-11　下腰部局部运动控制训练

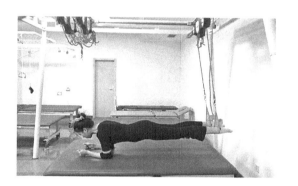

图7-2-12　俯卧屈髋

动作三：侧卧位髋内收

患者侧卧枕于下方手上，上方手置于体侧，悬吊点在膝关节上方，窄带在膝关节下方，上方腿内踝与肩关节水平，抬高下方的腿，上方腿下压，将身体抬成一条线（图7-2-13）。

动作四：仰卧位骨盆上抬

患者仰卧位，双手置于体侧，一条腿屈曲90°角平放在床上，悬吊点在膝关节正上方，宽带在屈曲的膝关节处，悬吊的高度为膝关节屈曲的高度。吊带里的腿伸直，将悬空的腿抬高和吊带里的腿保持平行，抬高骨盆，使身体呈水平位置（图7-2-14）。

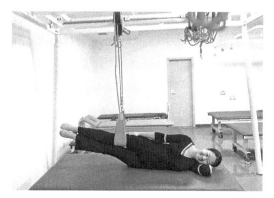

图7-2-13　侧卧位髋内收

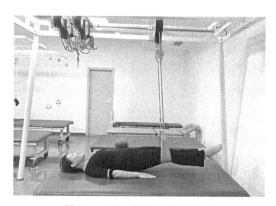

图7-2-14　仰卧位骨盆上抬

（曹霞宇）

第三节　呼吸训练在产后康复中的应用

一、产后康复与呼吸训练

日常生活中,如情绪紧张、受伤、不良的动作模式以及相关疾病,都会引发姿势和呼吸的代偿,这些都会导致人们产生姿态不良和呼吸效率降低,在产后康复患者中存在这样问题的不在少数。

人体中很多姿势肌和呼吸肌都是相同的,如膈肌、腹横肌和盆底肌。产后康复患者因为盆底肌薄弱等潜在因素,导致了不良的呼吸模式和身体姿态,长时间无意识的处于错误呼吸模式状态会对身体造成潜在的伤害。错误呼吸模式会抑制重要的核心稳定肌群,这会迫使身体调用低效率的肌肉来维持呼吸功能。常见的呼吸障碍会迫使身体向上和向下调动肩膀和髋关节周围的肌肉来完成呼吸,从而引发身体的慢性疼痛,如腰背痛和骶髂关节疼痛。

二、呼吸肌解剖

呼吸的主要肌肉有膈肌、肋间肌、斜角肌、腹横肌、盆底肌及深部脊柱固有肌。这些肌肉除了具有呼吸的作用,还有稳定姿势的作用。所以,正确的呼吸不仅有利健康,而且能激活锻炼脊柱周围维持脊柱稳定的核心肌群。因此,正常的呼吸力学在神经肌肉骨骼系统中具有重要作用。

所有的呼吸肌中,膈肌的功能占了主要的部分,膈肌是分离胸腔和腹腔的肌肉肌腱薄组织膈膜。它呈穹窿状,由胸腔开口边缘上升的肌肉组织构成其边部,而中心部为腱膜。膈肌的起止点可以分为三部分:膈肌胸骨部起源于剑突后骨面;肋部起源于下六对肋骨和肋软骨的内侧面,组成了左右的膈肌隆起;脊柱和腰部起源于上三块腰椎,组成左右膈脚和弓形韧带。

膈肌是最重要的吸气肌,收缩时膈肌下拉中心腱增加胸腔的垂直径长,膈肌收缩时腹压增加,促进排尿、通便及分娩活动;当人深吸气抱住重物时,膈肌帮助腹前部肌肉收缩,进一步提升腹压;借助训练膈肌的局部运动,可以加强核心肌群的肌耐力,维持人体躯干中心的稳定,提供脊椎足够的支撑力,分散脊柱所承受的负担。帮助核心肌群更有力地支撑上半身,达到改善姿势、增强脊柱躯干稳定性的目的。

错误的呼吸还有可能以多种方式造成腰部功能障碍,因为膈肌、腹横肌、盆底肌、深部脊柱固有肌具有共同协调作用,如果其中任一肌肉存在功能障碍,就会最终影响参与协同工作的其他肌肉,进而不可避免地影响到脊柱的稳定性。当膈肌受到抑制时,正常的肋骨运动就会改变甚至失去,即丧失稳定腰部核心肌肉的能力。因而形成木桶效应,脊柱稳定性也会随之降低。错误的呼吸机制可能导致反复的中胸部疼痛,这是因为缺乏正常的肋骨运动的活动效果,从而影响整个胸腰椎脊柱。

三、呼吸训练的概述

在完成呼吸运动的过程中,平静呼吸时,吸气运动是由主要吸气肌,即膈肌和肋间外肌的收缩而实现的,是一个主动过程。由于脊椎的位置是固定的,而胸骨则可上下移动,所以当肋间外肌收缩时,肋骨和胸骨上举,同时肋骨下缘向外侧偏转,从而增大胸腔的前后径和左右径。胸腔的上下径、前后径和左右径均增大,引起胸腔扩大,肺的容积随之增大,肺内压降低。当肺内压低于大气压时,外界气体流入肺内,这一过程称为吸气。平静呼吸时,由膈肌和肋间外肌舒张所致,是一个被动过程。膈肌和肋间外肌舒张时,肺依其自身的回缩力而回位,并牵引胸廓,使之上下径、前后径和左右径缩小,从而引起胸腔和肺的容积减小,肺内压升高。当肺内压高于大气压时,气体由肺内流出,这一过程称为呼气。用力吸气时,膈肌和肋间外肌加强收缩,辅助吸气肌也参与收缩,胸廓和肺的容积进一步扩大,更多的气体被吸入肺内。用力呼气时,除吸气肌舒张外,还有呼气肌参与收缩,此时呼气运动也是一个主动过程。肋间内肌的走行方向与肋间外肌相反,收缩时使肋骨和胸骨下移,肋骨还向内侧旋转,使胸腔的前后径和左右径进一步缩小,呼气运动增强,呼出更多的气体;腹肌收缩可压迫腹腔器官,推动膈肌上移,同时也牵拉下部肋骨向下向内移位,从而使胸腔容积缩小,加强呼气。

根据参与活动的呼吸肌的主次、多少和用力程度不同,呼吸运动可呈现不同的型式。

1. 腹式呼吸和胸式呼吸　膈肌的收缩和舒张可引起腹腔内器官位移,造成腹部的起伏,这种以膈肌舒缩活动为主的呼吸运动称为腹式呼吸。肋间外肌收缩和舒张时主要表现为胸部的起伏,因此,以肋间外肌舒缩活动为主的呼吸运动称为胸式呼吸。一般情况下,成人的呼吸运动呈腹式和胸式混合式呼吸,只有在胸部或腹部活动受限时才会出现某种单一形式的呼吸运动。在婴幼儿时期,肋骨倾斜度小,位置趋于水平,主要呈腹式呼吸。

2. 平静呼吸和用力呼吸　安静状态下,正常人的呼吸运动平稳而均匀,每分钟 12～18 次,吸气是主动的,呼气是被动的,这种呼吸运动称为平静呼吸。当机体运动或吸入空气中 CO_2 含量增加而 O_2 含量减少或肺通气阻力增大时,呼吸运动将加深加快,此时不仅参与收缩的吸气肌数量更多,收缩更强,而且呼气肌也参与收缩,这种呼吸运动称为用力呼吸或深呼吸。在缺氧、CO_2 增多或肺通气阻力增大较严重的情况下,可出现呼吸困难,表现为呼吸运动显著加深,鼻翼扇动,同时还会出现胸部困压的感觉。

慢性疼痛或者核心失稳,多数与呼吸问题有关,而呼吸问题更多地来自膈肌的功能是否正常,随着呼吸功能训练的重要性逐渐被人们认识,通过呼吸功能训练提高产后康复患者呼吸功能,改善不良身体姿势和减轻骨骼肌肉系统疼痛的价值更加被肯定,因此呼吸功能训练在产后康复治疗中占有重要地位。

四、产后康复常用呼吸训练方法

在产后康复训练中,呼吸训练扮演着非常重要的角色。通常的产后康复呼吸训练包含两大类:一类是腹式呼吸训练;一类是呼吸放松训练。通过这两大类呼吸训练,可帮助产后康复患者有效提高呼吸效率,改变身体不良姿势,并可以调整情绪,缓解紧张和疼痛,调整植物神经功能。

在进行正式呼吸训练前可通过膈肌激活训练来热身,辅助呼吸训练的进行。膈肌激活训练方法:让患者仰卧在垫面上,屈膝屈髋,双脚平放在垫上,把整个后背平贴于垫面上,腰椎不要拱起来;然后闭上眼睛完全放松,患者将手放在肚脐上方、肋弓下方,开始进行呼吸训练。吸气的时候肚脐上的手轻轻下压腹部,感受膈肌下沉,腹部向上鼓起来;呼气的时候,感觉手慢慢下降,气体排出体外;放在胸口的手要去感受胸腔的位置,让胸部尽量不要上下起伏。治疗师的手放在患者膈肌附近给予一定的压力,当患者进行 3～5 次呼吸后,在呼气末突然弹开,重复 3～5 次为一组,每天做 3～5 组。

(一)腹式呼吸训练

产后康复患者通过腹式呼吸可以有以下益处:①改善呼吸系统,扩大肺活量,提高心肺功能和呼吸效率。②激活收紧深层腹横肌,增强腹压,可以收紧腹部,起到一定的收腰减小腹的作用,特别是对于有些较瘦弱但小腹脂肪又有些堆积的患者。③由于腹腔压力的规律性增减,腹内脏器活动加强,改善了消化道的血液循环,促进肠胃功能,保护内脏。

产后康复患者腹式呼吸的训练方法：

（1）正坐姿（图 7-3-1）

（2）站姿（图 7-3-2）

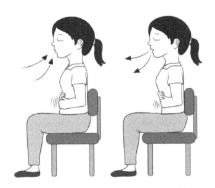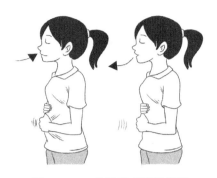

图 7-3-1　正坐姿腹式呼吸训练　　　　图 7-3-2　站姿腹式呼吸训练

（3）仰卧姿（图 7-3-3）

第一步：调整呼吸，左手放于肚脐上方，右手放于胸部。

第二步：想象腹部是一个未充气的皮球，用鼻缓缓吸气进入腹部，腹部慢慢鼓起，感受左手一点点被腹部向外顶，最大限度地向外扩张腹部，注意胸部保持不动。

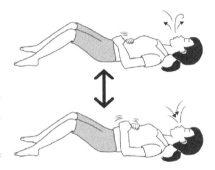

第三步：当腹部不能再吸入气体的时候，用嘴部呼出气体，感受左手随着腹部向内塌陷，想象腹部尽量往脊柱靠拢，最大限度地向内收缩腹部，胸部保持不动。感觉气体全部呼出后，再保持 1~2 秒。

图 7-3-3　仰卧姿腹式呼吸训练

重复以上循环，一般情况下，吸气 4~6 秒，呼气 5~7 秒，保持 1~2 秒。能力较高者可以调整保持的时间。每天可练习 2 次，每次训练 10 分钟左右，能力较高者可以逐步延长单次训练时间。

（二）呼吸放松训练

在熟练掌握腹式呼吸方法的基础上，深呼吸的同时做缓慢扩胸、伸展四肢或手势引导等运动，配合意念想象使身体放松。有意识的练习呼吸会引领身体进入一个放松的状态。呼吸放松不仅对于治疗功能障碍和改善动作质量有益，而且能让身体切换到副交感神经激活状态，调节自主神经功能，调整情绪。本方法可用于存在紧张、焦虑、盆底肌张力增高、慢性盆腔疼痛及膀胱过度活动症的女性，也可与其他运动方法交叉进行。

方法一：侧弯式呼吸训练

取站位，两腿分开，缓慢吸气，左手抱右侧腰部，右手过头顶，伸向左侧，向左侧弯腰同时缓慢呼气，还原，再反方向进行练习。左右交替，各进行 10 次。

方法二：节律式呼吸训练

双手叉腰，拇指向后，向右侧弯腰时，右臂下伸，同时缓慢呼气，还原时缓慢吸气。左右交替，各进行 10 次。

方法三：抱膝式呼吸训练

正直站立，两臂抬起与肩平，呼气时屈髋屈膝，用双手抱住左膝屈曲贴近胸部，还原时吸气。左右交替，各进行 10 次。

方法四:牵拉胸廓呼吸训练

正直站立,两腿分开,与肩同宽。两臂侧平举,呼气时弯腰,左转上身,右手伸向左足,还原时吸气。左右交替,各进行 10 次。

方法五:自由式呼吸训练

立位放松,吸气时将双手举于头上方,目视双手,可配合舒缓的音乐,仿佛置身于海边和竹林等美景,自然放松,缓慢呼吸,时间为 5～10 分钟。

(曹震宇)

第四节　肌肉能量技术

一、肌肉能量技术的概述

肌肉能量技术(muscle energy technique,MET)亦称为等长收缩法,是针对软组织、肌肉、骨骼系统紊乱,以软组织整骨疗法为载体,由操作者精确控制方向和施力大小,通过患者的主动参与、利用肌肉等长收缩抗阻的方法,用以改善肌肉骨骼系统功能和减轻疼痛的一类操作技术。该技术从生物力学的角度出发,要求患者使用肌肉主动地、有意识地对抗治疗师施加的阻力,通过对特定肌肉实施收缩-放松和交互抑制等肌肉能量的一种技术,以达到调整肌肉长度与张力、增强肌肉力量和稳定性,以及恢复关节正常的生物力学等作用。

(一) MET 的起源

肌肉能量技术是卡巴特(Kabat)在 20 世纪 40 年代创立的,他在 1950 年开始介绍该技术。这些技术主要用于主动地活动肌肉,并将这种技术命名为本体感觉神经肌肉易化(PNF)。20 世纪 50 年代,弗雷德·杨达(Fred Janda)在此基础上进行了改良,应用这种技术来活动患者的关节,使 MET 疗效得到了进一步提高,并命名为肌肉能量技术。该技术主要针对肌肉等软组织所产生的疼痛和关节活动受限。MET 在应用上十分独特,因为患者为主动,而治疗师只在这一过程中起辅助作用。应用中,主要力量来自患者软组织(肌肉)的收缩,这将用来帮助改善患者现存的骨骼肌肉功能障碍。

(二) MET 的原理

肌纤维可分为慢缩肌纤维和快缩肌纤维,它们各自有着不同的功能。快缩肌纤维进行爆发性的运动,而慢缩肌纤维进行持久低强度的运动,例如维持正确的姿势。MET 主要有两个生理效应,且这两个效应可通过两个独立的生理过程的功效来解释,即等长收缩后放松(PIR)和相互抑制(RI)。当某一肌肉保持等长收缩时,神经反馈会通过脊髓到达该肌肉本身,并导致 PIR,引起收缩肌肉张力的下降。这种肌肉张力的下降会持续 20～25 秒,这一过程中,组织可以更为容易地被拉长至一个新的休息长度。当利用 RI 时,肌张力的下降依靠生理上拮抗肌对收缩肌的抑制作用。也就是说,收缩肌的收缩或长时间地受牵拉,必定会导致其拮抗肌放松或受抑制;当然,快速地牵拉某一肌肉也将促使该肌肉反射性地收缩。在接下来放松的大约 20 秒内,会伴随着 RI 的发生;然而 RI 被认为不如 PIR 有力。

肌肉能量技术的原理建立还基于查尔斯·谢灵顿爵士(Sir Charles Sherrington)在 1890 年确立的两个重要的神经生理学原则。第一项原则是肌肉收缩后会对外来刺激产生一段短暂的不应期,即就算肌肉受到刺激,也不会在不应期内收缩。第二项原则是在任何关节的活动中,在主动肌收缩时,拮抗肌便会放松。

（三）MET 的基本操作原则

1. 无痛原则　采用 MET 技术最重要的是无痛原则，即使是轻度疼痛也要停止。通过调整力量找到患者感到舒服及能够对抗的阻力。如患者收缩肌肉时仍感到疼痛，可采用交互抑制的方式进行。例如，患者肩关节的抗阻力内外旋引起疼痛，可以尝试肩关节的抗阻力内收、屈曲或外展。

2. 治疗顺序　首先对张力过高或有主动收缩能力的肌肉采用 MET，因为这些肌肉可以抑制它们的拮抗肌。用 MET 放松这些紧张的肌肉后，再用 MET 来增强那些相对力量比较弱的肌肉。

3. 治疗体位　患者应处于最佳发力的舒适体位，被治疗肌肉最好处于长度中立位，该位置能够准确测量肌肉长度，也是最舒服的体位。如果某些肌肉不能保持在中立位，则使其保持在无痛位。

4. 指导语　MET 技术强调物理治疗师完全地控制患者的运动，一般要求患者对抗的阻力为肌肉最大力量的 30%～50%，但是有些特殊情况，可超过 50% 的力量，物理治疗师逐渐施加阻力，嘱患者对抗、保持、对抗，引导既定方向的运动。

5. 施加阻力　不同部位、不同时期的损伤，治疗师施加的阻力和患者相对应给予的抗阻是有变化的。在急性损伤时，患者只需要提供很小的力量就可以出现肌肉收缩，从而产生挤压控制水肿。慢性损伤时，患者需要超过 50% 的力量对抗治疗师使肌肉产生更多的热，对结缔组织产生更大的牵张力，从而抑制疼痛，提高肌肉力量，增强运动控制能力。

6. 抗阻时间　急性软组织损伤患者每次需要抵抗物理治疗师的阻力 5～10 秒，而慢性损伤患者可以多持续一段时间。

7. 治疗频率　急性软组织损伤患者，MET 收缩-放松循环通常重复 3～5 次；慢性损伤患者，可以重复 20 次左右。

8. 其他　对一些没有知觉的肌肉高张力状态者，轻柔拍打正在收缩的肌肉可以恢复其知觉。

（四）MET 的使用目的

1. 降低张力过高肌肉的张力，延长肌肉中短缩的筋膜，使过度紧张的肌肉恢复正常的紧张度。
2. 增加关节周围组织的延展性并降低其敏感性。
3. 使虚弱的肌肉和肌群力量得以增强。
4. 为肌肉接下来的牵拉做好准备，重建正常的运动模式。
5. 增加活动受限关节的活动范围。
6. 帮助感觉和运动的整合，恢复患者习惯性收缩部位的感觉。
7. 通过交互抑制和刺激机械感受器避免了治疗时的疼痛。
8. 促进局部血液循环。
9. 改善肌肉骨骼功能。

二、肌肉能量技术的基本方法

（一）收缩-放松

1. 目的　延长短缩的肌肉、筋膜，降低疼痛的触发点。以踝跖屈肌牵张为例演示。

2. 操作过程　患者仰卧位，踝背伸到适当的位置，使跖屈肌紧张；治疗师一只手放在小腿远端固定，一只手放在足底，向足背方向施加阻力；患者跖屈抗阻等长收缩 5～10 秒；跖屈肌放松；治疗师被动将患者踝背伸，拉长跖屈肌。

3. 注意事项　在无痛状态下完成紧张肌肉的等长抗阻收缩;牵拉前,紧张肌肉并非一定要进行最大强度的等长抗阻收缩,亚极量、较长时间的等长抗阻收缩可以有效抑制紧张肌肉,也便于治疗者控制。

（二）收缩-放松-收缩

1. 目的　放松张力过高的肌肉,恢复肌肉的感觉,评估肌肉的虚弱和疼痛。以踝跖屈肌紧张为例演示。

2. 操作过程　患者仰卧位,踝背伸到适当的位置,使跖屈肌紧张;治疗师一只手放在小腿远端固定,一只手放在足底,向足背方向施加阻力;患者跖屈抗阻等长收缩 5～10 秒;患者放松紧张的踝跖屈肌;主动做踝背伸。

3. 注意事项　同"收缩-放松"技术。

（三）拮抗肌收缩

1. 目的　主要用于急性损伤。以踝跖屈疼痛、紧张为例演示。

2. 操作过程　患者将踝关节处于一个舒适的位置;主动踝背伸,同时治疗师在足背处施加轻微阻力,但允许关节活动。

3. 注意事项　避免加太大的阻力,因其可以引起紧张肌肉的张力扩散,限制关节运动或引起疼痛;当肌肉痉挛限制了关节运动时,也可以用此技术。如果患者不能在"放松-收缩"技术中完成紧张肌肉无疼痛范围内的强力收缩,用主动抑制技术很有帮助。

（四）收缩-放松-拮抗肌收缩

结合了收缩-放松以及拮抗肌收缩方法,先施行一种技术,再施行另一种技术即可。这种技术只适用于慢性问题者用于牵张粘连、拉长结缔组织以及减低肌肉张力。

（糜　迅）

第五节　骨盆关节的矫正技术

孕产过程中骨盆关节错位(半脱位)是比较常见的现象,耻骨联合分离、骶髂关节半脱位、骶尾关节错位均属此类。骨盆关节错位不仅仅引发局部症状,还可引起诸如腰背痛、臀腿痛等。由于盆底肌附着于骨盆诸骨内面,故骨盆关节错位会影响盆底肌功能的正常发挥。也由于骨盆关节错位可能引发多种问题,故本节将骨盆关节的矫正作为一种专门技术加以介绍。对于不同功能障碍或症状涉及骨盆关节评估中有异常表现的,均可尝试进行骨盆关节矫正。骨盆内关节,特别是骶髂关节,与耻骨联合之间存在联动关系,前面章节已经讲述了耻骨联合分离及尾骨错位的处理方法,本节所述骨盆关节的矫正主要介绍骶骨髂骨的矫正技术。

一、骨盆功能解剖与生物力学

（一）骨盆骨性构成

骨盆(pelvis):由左、右髋骨和骶、尾骨以及其间的骨连接构成。界线:由骶骨岬、弓状线、耻骨梳、耻骨结节、耻骨联合上缘构成的环形线。在骨盆关节矫正中,应重点关注骶骨、两侧髋骨(包括髂骨与坐骨），由于耻骨联合处较为私密且感受器丰富敏感，因此一般不在耻骨处做手法矫正。骨盆相关解剖内容详见第一章。

（二）骨盆周围神经系统

骨盆周围的神经系统主要包括脊神经在腰椎和骶椎节段发出的腰骶丛神经。

1. 腰丛　脊神经前支分布支配腰部肌肉和皮肤以及生殖功能。腰丛由第12胸神经前支的小部分、第1～3腰神经前支和第4腰神经前支的一部分组成。例如，髂腹下神经和髂腹股沟神经、生殖股神经，这些神经支配腹横肌和腹内、外斜肌，其余的脊神经前支形成股神经、闭孔神经和股外侧皮神经。由于受到腰大肌保护，腰丛的损伤较为少见。腰丛损伤时会导致大腿屈曲、内收无力，小腿不能前伸，大腿和小腿前区感觉障碍。

2. 骶尾丛　骶尾丛由L4～S4脊神经前支组成，行走于梨状肌前面，髂内动脉的后方。主要分支包括：臀上神经、臀下神经、股后皮神经、阴部神经、坐骨神经及其分支的胫神经和腓总神经。分支分布于盆壁、臀部、会阴、股后部、小腿以及足肌和皮肤。阴部神经支配盆底肌和括约肌，使膀胱或直肠的括约肌收缩。骶尾丛损伤会导致大腿后部、小腿以及足底部肌肉及括约肌收缩无力，大腿后部、肛门及鞍区的感觉减弱。

二、骨盆关节半脱位的分类

骨盆主要由骶骨和髋骨构成，因此骨盆半脱位也主要是以骶骨、髋骨、骶骨髋骨之间（即骶髂关节）三者的半脱位为主。由于髋骨包括髂骨、坐骨和耻骨，因此在骨盆半脱位当中，髋骨的半脱位可以用构成髋骨的三块骨头的任意一块的半脱位来表示，但因为耻骨的位置较为隐私，在习惯上采用对髂骨和坐骨的半脱位来表示髋骨半脱位的情况。综上，骨盆半脱位可以分为髂骨半脱位、骶骨半脱位和坐骨半脱位，但在临床上几乎不对坐骨进行半脱位编码，所以本节只讨论髂骨和骶骨的半脱位及其编码。

1. 髂骨半脱位　髂骨半脱位是指髂骨相对骶骨发生半脱位。在脊骨神经医学中，有如下四种主要的髂骨半脱位的基本形式：

（1）向前向上（编码：AS）：指髂骨相对于骶骨发生向前向上的半脱位。由于髂骨类似于圆形，因此在脊骨神经医学中以髂后上棘作为参考点，因此AS也指的是髂后上棘向前向上运动，或可理解为该侧髂骨发生了前倾。

（2）向后向下（编码：PI）：指髂骨相对于骶骨发生向后向下的半脱位。由于髂骨类似于圆形，因此在脊骨神经医学中以髂后上棘作为参考点，因此PI也指的是髂后上棘向后向下运动，或可理解为该侧髂骨发生了后旋。

（3）向内（编码：IN）：指髂骨相对于骶骨发生向内的半脱位。由于髂骨类似于圆形，因此在脊骨神经医学中以髂后上棘作为参考点，因此IN指向内运动，或可理解为该侧髂骨发生了内旋或者内翻。

（4）向外（编码：EX）：指髂骨相对于骶骨发生向外的半脱位。由于髂骨类似于圆形，因此在脊骨神经医学中以髂后上棘作为参考点，因此EX指向外运动，或可理解为该侧髂骨发生了外旋或者外翻。

根据这四个基本的髂骨半脱位的形式，在实际评估的时候会发现复合半脱位的形式，比如PIEX、PIIN、ASEX、ASIN。

（1）编码：PIEX是指髂骨的髂后上棘发生向后向下向外的半脱位。

（2）编码：PIIN是指髂骨的髂后上棘发生向后向下向内的半脱位。

（3）编码：ASEX是指髂骨的髂后上棘发生向前向上向外的半脱位。

（4）编码：ASIN 是指髂骨的髂后上棘发生向前向上向内的半脱位。

2. 骶骨半脱位 骶骨半脱位指的是骶骨相对于髂骨发生了半脱位，主要的半脱位的形式为五种，编码为 BP、P-R、P-L、PI-R、PI-L。

BP：指骶骨基底部向后发生半脱位。

P-R：指骶骨右侧向后发生半脱位。

P-L：指骶骨左侧向后发生半脱位。

PI-R：指骶骨右侧向后向下发生半脱位。

PI-L：指骶骨左侧向后向下发生半脱位。

三、骨盆关节半脱位的评估

（一）观察法

可以通过直接观察来初步评估骶骨或者髂骨相关的半脱位，但不能完全依赖观察法得到的结果，建议把观察法和试验法以及特殊检查法得出的结论相结合，最后得出骨盆关节半脱位的编码。观察法主要包括两个方面：臀部褶皱法与足偏法。

1. 臀部褶皱法（图 7-5-1） 患者取俯卧位，处于放松状态。如果发现患者紧张，可以要求患者抬起两侧的臀部，再突然放松让臀部下落。检查者从患者双腿的位置往臀部去观察，看哪一侧臀部的外形较为高耸，那么该侧髂骨相对于对侧来说是内旋的（IN）。同理，臀围外形较为平坦，那么该侧髂骨相对于对侧来说是外旋的（EX）。

2. 足偏法（图 7-5-2） 患者取俯卧位，处于放松状态。如果发现患者紧张，可以要求患者抬起两侧的臀部，再突然放松让臀部下落，双脚自然下垂于床外。检查者从双脚的正上面观察两只脚脚尖的朝向，如果一侧脚尖相对于另一侧脚尖朝向外侧，则该侧的髂骨相对来说是内旋的。同理，一侧脚尖相对于另一侧脚尖朝向内侧，则该侧的髂骨相对来说是外旋的。

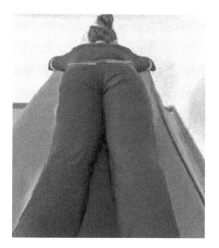

图 7-5-1 臀部褶皱法

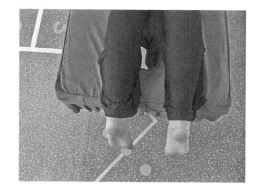

图 7-5-2 足偏法

（二）试验法

1. 抬膝试验（图 7-5-3） 患者取站立位。检查者站在患者背后，双手拇指固定在患者髂后上棘处，让患者交替缓慢抬高自己双侧膝盖，膝盖抬起一侧的髂后上棘应产生向后向下的相对运动。如果没有产生,则该侧活动相对另一侧受限,且该侧髂骨的半脱位编码为 AS(向前向上)。

2. 腿扇形试验(图 7-5-4)　患者取坐位。检查者站在其背后,双手拇指固定在患者髂后上棘处,让患者双腿从闭合缓慢向两侧打开,然后再缓慢闭合。患者双腿打开的过程中,两侧髂后上棘应缓慢向内侧运动。如果有一侧髂后上棘向内运动的幅度小于另一侧,则该侧髂骨的半脱位编码为 EX(向外),对侧髂骨半脱位编码为 IN(向内)。

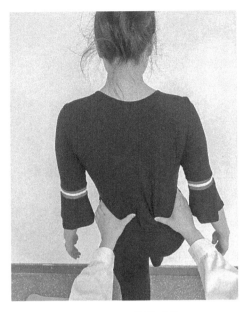

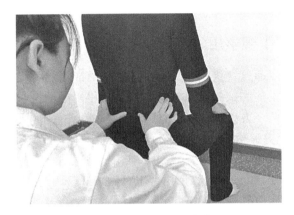

图 7-5-3　抬膝试验　　　　　　　　　　图 7-5-4　腿扇形试验

3. 液体移动试验　患者取俯卧位。检查者站在一侧,用一侧手的豌豆骨固定在所站位置对侧患者的髂后上棘,另一侧手握住该侧手腕保持稳定,朝向髂后上棘一侧轻轻推,观察该侧下肢是否随着推力而有节律地移动,并观察对侧下肢是否也移动。如果髂后上棘被推的一侧下肢移动比对侧下肢要更明显,则该侧骶髂关节活动正常;如果髂后上棘被推的一侧下肢移动和对侧下肢保持同步,则该侧骶髂关节活动受限。

4. 骶骨敲击试验　患者取俯卧位。检查者站在一侧,用一个或两个重叠的手指对患者骶骨的左侧或者右侧进行垂直向下地敲击,结合下文特殊检查法里的 Derifield 长短腿评估中的检查流程,可以根据短腿一侧的相对长度变化来判断骶骨半脱位的形式。如果敲击左侧,发现短腿变长,则说明左侧骶骨向后翘起,对应半脱位 P-L 或者 PI-L;反之,如果短腿变短,则说明对侧(右侧)骶骨向后翘起,对应半脱位 P-R 或者 PI-R。

(三)特殊检查法

特殊检查法指的是脊骨神经医学中的长短腿评估法,也称为 Derifield 长短腿评估法。操作流程相对来说复杂,且对细节要求较高,所得出的结论一般来说较为准确,当然也可能因人而异存在一定误差,建议与观察法和试验法所得出的结果进行比较。

Derifield 长短腿评估主要是为了得出髂骨的半脱位编码。其操作流程为首先确定短腿一侧,可以先判断该侧下肢是解剖性短腿还是功能性短腿。病理性短腿可以用皮尺测量肚脐到一侧内踝的长度,如果两侧相差很大,可以确定为解剖性短腿。然而,Derifield 法主要是针对功能性短腿。患者俯卧位,双脚置于床外,检查者用双侧拇指和其余四指轻轻将患者双脚置于完全与地面垂直的方向,并从正上方去观察得出短腿的一侧。然后,将患者双脚轻轻托起至屈膝 90°的位置,并用大拇指将患者足底轻轻置于水平位置,在后面观察短腿一侧的足底高度与对侧的高度差。如果在屈膝位下短腿侧与对侧的长度差比伸膝位下的长度差小,可以认为是短变长,得出的结论是该侧髂骨发生了向后向下(PI)的半脱位;反之,可以认为是短变短,得出的结论是对侧骶骨发生了向前向下(AI)的半脱位(图 7-5-5)。

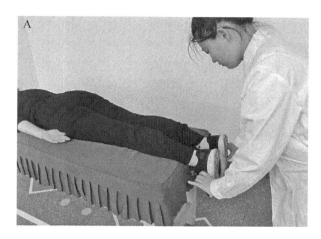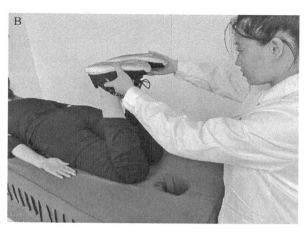

图 7-5-5　Derifield 长短腿评估法

四、西医骨盆关节半脱位的矫正

骨盆关节半脱位可以通过手法加以矫正,以帮助错位关节恢复至正常位置。因为耻骨的位置较为隐私,并且直接在耻骨上进行矫正可能会带来剧烈疼痛,因此,一般选择更加舒适的位置,如髂后上棘和坐骨结节,作为接触点对骨盆关节半脱位进行矫正。

(一)髂骨、坐骨矫正

髂骨的主要半脱位形式是 PI、AS 再结合 EX 和 IN,在日常矫正中主要是解决 PI 和 AS 的半脱位形式。矫正包括一般治疗床上的徒手矫正和在专业的顿压床上徒手矫正。在本文中主要以介绍一般治疗床上的徒手矫正为主。

患者体位:侧卧位,上方的下肢尽可能地屈髋屈膝,下方的下肢尽量伸直,下方的上肢尽量把肩关节拖出来,双手抱胸前,身体尽可能与床面垂直。

操作者体位:站在患者面前,交叉步,上位手固定在患者上方上肢的肱三头肌处。

发力手:下位手。

稳定手:上位手。

PI矫正(图 7-5-6):操作者下位下肢的大腿靠近患者上位下肢的大腿,操作者发力手的虎口或者豌豆骨固定在患者上方的髂后上棘的下后方。与此同时,操作者稳定手对患者上臂进行牵拉,操作者下肢对患者下肢往下压,结合呼吸指令,最终在患者呼气末的时候回对髂后上棘采取向前向上的发力。

AS矫正(图 7-5-7):操作者下位下肢的大腿靠近患者上位下肢的大腿,操作者发力手的掌根部固定在患者上方的坐骨结节的下后方。与此同时,操作者稳定手对患者上臂进行牵拉,操作者下肢对患者下肢往下压,在患者呼气末的时候,对患者坐骨结节采取向后向下的发力。

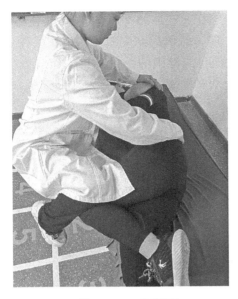

图 7-5-6　PI 矫正

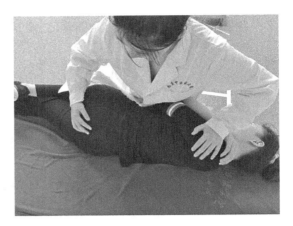

图 7-5-7　AS 矫正

（二）骶骨矫正

骶骨主要半脱位形式是 BP、P-R、P-L、PI-R、PI-L，表现为骶骨的整体或者左右部分的向后半脱位，所以矫正的重点在于将骶骨的整体或者局部向前推。矫正包括一般治疗床上的徒手矫正和在专业的顿压床上徒手矫正，在本文中主要以介绍一般治疗床上的徒手矫正为主。

患者体位：侧卧位，上方的下肢尽可能地屈髋屈膝，下方的下肢尽量伸直，下方的上肢尽量把肩关节拖出来，双手抱胸前，身体尽可能与床面垂直。

操作者体位：站在患者面前，交叉步，上位手固定在患者上方上肢的肱三头肌处。

BP 矫正：操作者下位下肢的大腿靠近患者上位下肢的大腿，操作者发力手的虎口或者豌豆骨固定在患者骶骨中间。与此同时，操作者稳定手对患者上臂进行牵拉，操作者下肢对患者下肢往下压，结合呼吸指令，最终对患者骶骨采取向前的发力。

P-L 或者 PI-L 矫正：操作者下位下肢的大腿靠近患者上位下肢的大腿，操作者发力手的虎口或者豌豆骨固定在患者骶骨中间偏左侧位置。与此同时，操作者稳定手对患者上臂进行牵拉，操作者下肢对患者下肢往下压，结合呼吸指令，最终对患者骶骨偏左侧位置采取向前的发力。

P-R 或者 PI-R 矫正：操作者下位下肢的大腿靠近患者上位下肢的大腿，操作者发力手的虎口或者豌豆骨固定在患者骶骨中间偏右侧位置。与此同时，操作者稳定手对患者上臂进行牵拉，操作者下肢对患者下肢往下压，结合呼吸指令，最终对患者骶骨偏右侧位置采取向前的发力。

五、中医整脊骨盆矫正技术

在中医整脊中骨盆手法的运用也十分广泛，本节节选几个比较主要的手法，包括腰骶侧扳法、手牵顶盆法和过伸压盆法。

腰骶侧扳法：患者取侧卧位。以右侧卧位为例，操作者面向患者站立，左手或前臂置于患者左腋前，右手前臂置于患者左臀部，在患者充分放松的情况下，两手相对同时瞬间发力，力的交点在腰骶枢纽关节处。左侧卧位与此相反。

手牵顶盆法：患者取侧卧位。操作者站立在患侧，用一手肘托起患侧大腿，使其后伸，另一只手与托腿手相握,肘部按住患侧骶髂关节,后慢慢使患侧下肢后伸至极限,按压之手肘部稍用力往下按压。

过伸压盆法:患者取侧卧位,患者在上,健侧屈膝。操作者用一足跟蹬住健侧小腿,双手握住患侧踝部,待患者放松后,手足同时协调突然用力做上牵下蹬动作。

(田梦晨)

第六节　筋膜手法简介

一、筋膜的基本概念

筋膜是一种在压力作用下能改变黏稠度,具有可塑性的特殊组织,并可以通过手法操作恢复其弹性与柔韧性。筋膜手法(fascial manipulation)早期被称为神经相关手法治疗或"节段治疗",近年来的"筋膜手法"一词,是基于筋膜是整个身体的连接组织这一观念而提出的,相对而言,筋膜更侧重其功能性。

筋膜的宏观结构由三层基本结构组成:浅筋膜、深筋膜和肌外膜。

(一)浅筋膜

浅筋膜是由含网状胶原蛋白的皮下疏松结缔组织及大部分弹性纤维组成。

(二)深筋膜

深筋膜是由一个包裹着所有肌肉的结缔组织膜构成。它是形成神经和血管鞘,或在关节周围加强和参与韧带构成,包绕各种腺体、器官、结构的牢固紧密的复合体,而不含脂肪。

(三)肌外膜

肌外膜指包裹独立肌肉的筋膜,与肌束膜和肌内膜相连,这些筋膜结构把肌肉分成不同束。肌外膜以腱外膜和腱鞘延续至肌肉末端。肌外膜直接参与肌梭和高尔基腱器之间的张力活动。它与深筋膜[含有肌间隔运动介质协调中心(centre of coordination,CC点)]、腱膜和肌腱相合。

目前,临床康复常用的手法主要有内脏松弛术和筋膜手法等。

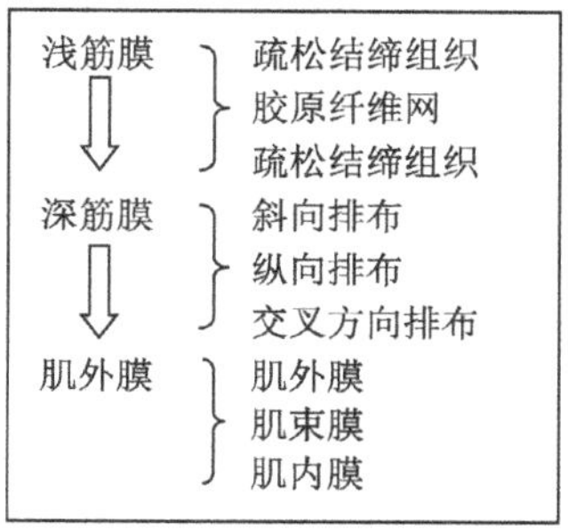

图 7-6-1　筋膜的宏观结构

二、内脏松弛术

内脏松弛术源于19世纪欧洲的内脏手法调理术,得益于克洛德·伯纳德(Claude Bernard)、菲尔绍(Virchow)、奥斯勒(Osler)三位博士的推动,逐渐发展出整复医学筋膜体系,经过140余年的历史沉淀,如今在欧洲已成为抗衰老和疾病康复的重要医学手段,对人类健康发挥着越来越大的作用。

世界知名的骨病学大师与临床医师尚-皮耶·巴洛(Jean-Pierre Barral)博士(任职于英国梅德斯通欧洲骨病学院)和皮埃·米西尔(Pierre Mercier)(任职于法国瓦约纳克期市的骨病医学诊所)是内脏松弛术的创编者,他们研究并较为广泛地推广了内脏松弛术的临床应用。

(一)基本原理

1. 健康的脏器皆有其独特的生理律动(physiological motion),人体脏器不仅被浆膜(serousmem-

brane)所覆,同时也被筋膜、韧带等各种组织连结到其他器官,因此不同律动之间又有着相互连动的特性(interdependent),身体各种运动关系和谐时,内部的每个脏器、组织、筋膜的运动,保持在最佳健康状态。内脏与体表神经肌肉骨骼系统的深层筋膜也紧密相连。

2. 内脏等器官的生理律动可分为三类。①能动律(mobility):来自主动动作或呼吸时因横膈肌运动所引发的脏器律动。②原动律(motility):既是所有脏器本身固有的律动,也是脏器独有的特征。原动现象是一种内源性律动(inherent),正常功能下不受到限制。当所有的外在因素(脏器组织因遭遇炎症、外伤、运动劳损、饮食、情绪压力等导致脏器与筋膜活动异常时,就会出现粘连、下垂或痉挛等)或生理律动(横膈运动)被否定后,就可以触诊到这种特殊的律动。任何脏器受限或因其他组织引发黏滞后,脏器活动逐渐发生微小而长期的变化,进而会影响脏器与浆膜、筋膜、韧带相连的结构,进一步影响人体的正常功能,可以出现脊椎或关节活动异常及疼痛、神经压迫等症状。③脏器关节(visceral articulations):骨骼动作由中枢神经通过运动系统自主性操控肌肉活动。这些不同类型的运动方式决定了各个自主动作的运动轴向与振幅。内脏律动也有一定的轴向与振幅,如同骨骼运动的轴向与振幅,这种现象就是脏器关节的概念。

3. 根据主控或影响脏器律动的动力来源,脏器律动可分为以下 4 种:①外周神经系统所驱动的律动(somatic nervous system);②自主神经系统所驱动的律动(autonomic nervous system);③颅荐椎脉动(craniosacral rhythm);④内脏原动律(visceral motiliy)。

4. 病理性律动(pathology of motion)主要包括 3 种状况:①律动的轴向或振幅发生变化;②器官本身原动律改变;③某一器官(结构、组成)通过内脏关节影响了另一个器官的能动性。

(二)主要评估与检查

内脏松弛术在评估内脏时特别强调常规检查(classical physical examination)的重要性,主要是能动律测试和原动律测试(触诊)。方法包括触诊(palpation)、叩诊(percussion)和听诊(auscultation),其中以触诊最为重要,医师或治疗师可以通过这种特定的触诊技能去深入感知内脏器官的异常律动状态。

(三)主要手法技术

1. 直接技术(direct techniques)　直接技术主要用于影响脏器的能动律,方法是根据目标器官的类型采用单手或双手的指腹来操作。操作时要确认所做的任何动作都让患者感到舒服。

2. 间接技术(indirect techniques)　间接技术主要用来影响脏器的原动律,操作方法是配合较长的力臂间接发动器官。间接技术与直接技术通常联合使用。

3. 强化技术(induction techniques)　每个器官都有其特殊的律动方向与轴向。操作强化手法时,要先明确了解每个器官的原动方向,再进一步将触诊的注意力放到脏器律动的振幅与方向上面。

临床可以通过这些主要的内脏松弛术徒手治疗方式,恢复脏器正常律动,改善脏器功能。

(四)产后腰痛的内脏手法调理术康复实践

产后腰痛是产妇分娩后的一种常见病,主要的临床症状表现为腰部及骶髂关节周围疼痛酸胀,同时伴有腰椎及臀部肌肉的压痛,若未进行科学有效的治疗,往往反复发作,严重影响产后妇女的生活质量。一部分产后腰痛妇女可伴有一定程度的腹痛,其原因可能是子宫能动律与原动律受限所致,究其主要原因与妊娠过程对脏器(如子宫、膀胱、肾脏、肝脏、骶骨、尾骨等)位置产生了较大的影响有关。因此,对产后盆腔脏器的能动律、原动律及脏器关节进行调理有一定的必要性和科学性。

对于产后腰痛或同时伴腹痛的产妇,可以通过内脏手法调理术对子宫来回推动、反复牵拉,作用于子宫周围的相关组织(腹膜、韧带、血管等),起到松解相关组织粘连、降低相关韧带高张力,解除子宫自身悬吊与支撑系统的限制,从而恢复子宫自身生理节律运动,恢复能动律与原动律,消除骨盆循环阻塞或停滞这一因素,改善血液循环,达到缓解产后腰痛以及伴有腹痛症状的康复目的。

1. 主要测评方法

(1)能动律测评　进行腹部触诊时,产后患者仰卧,下肢屈曲,脚踩在垫上以增加髋关节的屈曲角度,用以检查子宫的能动律。将手指放在耻骨联合的上缘(腹直肌下段),再直接往后深入,用以检查膀胱。检查子宫时,手指触感到腹腔壁,小肠或膀胱与子宫的位置。

(2)原动律测评　子宫与膀胱的原动律测试方法类似。掌根置于耻骨联合上,手指朝向腹中线肚脐。在消退期,手背会朝肚脐移动触诊,可以完整地感受到原动律。

2. 治疗手法概要

(1)仰卧位手法　产后患者取仰卧位,屈髋屈膝,使腹肌放松便于治疗师的手指深入腹腔。治疗开始时,治疗师先以右手定位并触及子宫底,力度和缓、节律一致地将子宫底做往左、往右横向地推动,一来一回进行 15 次推动,以松弛局部韧带及组织。

(2)侧卧位手法　产后患者侧卧位,屈髋屈膝,使腹肌放松。治疗师以双手拇指力度和缓、节律一致地将子宫外侧往床面牵拉,重复 15 次,再反过来,利用手指将对侧的子宫外侧朝向天花板牵拉 15 次,以松弛局部韧带及组织。

(3)坐姿下手法　产后患者取坐位,治疗师将双手指置于耻骨联合上方,定位脐正中韧带与内侧韧带,双手四指稍深入腹腔,做向上牵拉的动作,牵拉过程中嘱患者后仰,增加耻骨联合与剑突间距离,每次牵拉时间持续 1 分钟,重复 5 次。

(4)强化手法　产后患者取坐位,治疗师将右手掌置于耻骨联合之上,手掌施加往后、往上的推力,左手贴在骶椎后方,施加与右手反方向的转动,动作轻柔并保持渗透有力。

(五)压力性尿失禁的内脏松弛术康复

经过能动律与原动律评估,膀胱与子宫的原动律极为相似。同时,也需要注意子宫内避孕器、怀孕妇女、泌尿道感染为手法禁忌证,与子宫相似,可以采用直接与综合技术进行手法治疗。

(六)内脏松弛术的注意事项与禁忌证

1. 注意事项　坐位或仰卧位手法治疗前,需要注意嘱咐产妇先排空膀胱,并询问关注产妇的饮食过饱、过饥及饮酒、精神状态。

2. 禁忌证　需要重视妇女的子宫内避孕器、妊娠期、宫腔内生殖器官感染、肿瘤等为内脏手法调理术的禁忌证。

三、筋膜手法

(一)筋膜手法的起源

筋膜手法起源于意大利,由意大利物理治疗师路易吉·斯德科(Luigi Stecco)发展和创立,是一种专注于深层肌筋膜的徒手治疗方法,此手法将筋膜视为结缔组织呈现出连续性的三维结构。

(二)筋膜手法的基本原理

肌筋膜单元(myofascial unit,MF)是继运动单元(motor unit)之后,运动系统的另外一个结构基础。它是由身体的某个节段向某一特定方向运动的运动单位及与介质相连的筋膜构成。每个肌筋膜单元都有一个协调中心(centre of coordination，CC)和一个感知中心(centre of perception，CP)。这两个中心(CC 和 CP)负责神经系统在外周的活动,协调中心与肌梭互动,能够引导肌力的走行,而感知中心则能觉察运动时的关节状态。筋膜单元内的协调情况取决于筋膜张力的连续性。协调中心指使远端关节运动的所有力的向量合成为点,是一个明确的点,一般是实施治疗的部位。感知中心为各种关节感受器提供有关每一个动作的方向信息,主要反馈关节囊、肌腱和韧带的牵引张力的变化。当肌筋膜单元某一方向的张力不协调,或关节囊感受器受到异常牵拉、过度刺激时,感知中心便产生疼痛感。所以,感知中心是评估患者主诉疼痛的部位。

筋膜疗法定义了人体 14 个节段,所有节段都在 6 个空间方向运动或维持稳定,每个节段包括 6 个肌筋膜单元以控制不同的运动。人体每个关节的运动由 6 个单向肌筋膜单元协调进行。每个肌筋膜单元含有 3 类肌肉纤维:①位于筋膜鞘中的能部分自由滑动的单关节和双关节肌肉纤维;②能够将张力通过肌内膜、肌束膜和肌外膜传递至浅表筋膜层的深部肌肉纤维;③与拮抗肌筋膜单元相连的一部分主动肌筋膜单元的肌肉纤维。

值得一提的是,目前有关肌筋膜序列的研究还将筋膜组织分为两种不同形式:一种是指单一筋膜腔中对躯干或四肢的单向肌筋膜单元进行协调统一的筋膜组织;另一种是指在一个空间平面上保持身体一致性的连接序列。肌筋膜序列主要影响姿势控制,是单向运动单元施加于筋膜上的张力作用的结果,同时也是融合性协调中心施加于筋膜上的螺旋张力作用的汇总,这些张力干预复杂的运动或姿势控制。由于在不同区域间的复杂运动中,两个及以上的肌筋膜结构经常协同参与,这就构成了肌筋膜螺旋序列。

肌筋膜单元功能失调的病理表现因人而异,但其病因主要是协调中心的致密化。致密化是指筋膜不能拉长,或不能调节其下方肌纤维的张力。筋膜致密化一般是由于长期的炎症(过度使用、重复拉伤)引起胶原纤维数目增多而形成的。基质的致密化不能被自然清除,因为身体不能区分多余的胶原纤维与正常的生理性纤维,只有准确地外在干预才能改变结缔组织的性状。协调中心的改变可造成关节(感知中心)疼痛以及关节运动障碍,对于已造成协调中心的致密化,需要直接对协调中心施以手法治疗。

筋膜在受到外在刺激时会改变它的性状,研究提示当温度超过 40 ℃时,筋膜胶原蛋白层之间的透明质酸(hyaluronic acid)三维超结构链的分子间及内部的水合状态会逐渐被分解,筋膜层间黏滞度逐渐下降,并可重塑,从而恢复筋膜的弹性,减轻疼痛。这种热可改变基质的黏滞性,并启动炎性恢复过程,逐渐消除阻碍协调中心功能的纤维连接蛋白网,恢复筋膜的生理弹性,新的胶原纤维会沿着正常力线重新排列。筋膜手法操作时非常容易触及筋膜致密化的改变,并促进筋膜致密化的自我修复。医师及治疗师在筋膜致密化的协调中心进行手法操作时,必须要有足够的时间,以便筋膜摩擦产生热量,临床对不同部位以及不同层次筋膜进行治疗时,需要对筋膜的特定局部区域进行评估,而后通过对筋膜组织连续按压,可提高筋膜局部的温度,缓解症状。

医师及治疗师通过个性化的评估分析症状与致病原因来确定致密化的点,并依据被作用组织的不同类型,从深度、强度、时间方面对筋膜手法治疗进行分级,以提高筋膜手法的疗效。筋膜功能失调的治疗难点在于正确地找到个体的治疗点,并选择最适合的治疗强度以恢复筋膜的延展性和弹性。

(三) 产后腰痛的筋膜手法康复实践

筋膜手法治疗属于非侵入、非药物的物理治疗,产后妇女容易接受。筋膜手法已被证明能有效治疗多种肌肉骨骼疾病及内脏疾患,对产后妇女慢性下背痛与腰痛、压力性尿失禁、慢性盆腔疼痛等具有较好的治疗效果。

临床常见的产后腰痛究其原因,主要是围产期盆底及骶髂关节长期受压牵拉损伤后,不同筋膜胶原蛋白层之间的透明质酸的潴留,筋膜层间黏滞性增加,滑动受阻,影响到筋膜本体感受器的正常信号输入,基质的逐渐变性导致疼痛、炎症和功能障碍的发生。以腰部和骶髂关节周围疼痛以及功能障碍为主要临床表现。疼痛反复发作或者持续存在,若未能及时治疗,对产后患者的情绪有极大的影响,进而可能引起产后乳汁减少、产后尿频等症状,严重影响婴儿发育与产妇的生活质量。

1. 治疗前的康复评估(分为三个部分)

(1)疼痛的常规量表评估　例如视觉模拟评分法(visual analogue score,VAS)、疼痛语言评定量表(verbal rating scale,VRS)、数字疼痛强度量表(numerical rating scale,NRS)等。

(2)运动评估　包括主动运动评估(记录运动疼痛节段关节的活动受限);被动运动评估(记录被动运动的疼痛节段,或者避开关节活动而进行的代偿运动);阻力运动评估(记录造成关节功能障碍的肌筋膜单元)。

(3)触诊评估　以比较肌筋膜单元协调中心 CC 的致密化程度,主要有①疼痛:有时即使轻轻地触摸 CC 也会引起疼痛。触诊时应当由浅入深,并用触及筋膜所需的最小压力。②致密化:协调中心所在的位置可以很容易地确定;可在致密化的组织上触到肉芽组织或结节。③牵涉痛:通常会从协调中心延至感知中心;不会马上出现,而是受压一段时间后出现。所有患者都会有针刺样或刀割样感觉,而非单纯的压力感。

2. 筋膜手法治疗的概要

协调中心有疼痛感、致密化和涉及感知中心的牵涉痛,那么该协调中心即为最适合的治疗部位。进行手法治疗时,治疗强度或深度视评估情况而调整,对于皮下疏松结缔组织的致密化或肿胀,可以进行表层摩擦。当触诊到基质有严重肿胀或致密化时,需要进行静态牵拉或按压,而肉芽组织或筋膜组织出现致密化时,需要进行深层地摩擦。

治疗时,医师或治疗师可用适当的身体重量进行施压,保持姿势正确,重力与施加压力的方向一致,由轻到重逐渐增加压力,同时,接触面逐渐扩大直至触及到致密的协调中心。这时,压力不再增加,但要持续保持压力,直至达到调整组织黏滞性所需的温度。当温度升高至凝胶变液体的临界点时,筋膜基质便可发生改变,局部痛(游离神经末梢放松)和牵涉痛(因为运动不协调和关节运动的幅度受限)可改善或减轻。

最新的研究提示,应用筋膜手法按摩联合低频脉冲电刺激对产后妇女骨盆带疼痛治疗,能够有效缓解产妇的疼痛,促进其盆底肌力恢复,减轻女性性功能障碍,并稳定病情,改善生活质量。临床应用筋膜手法联合仿生物电刺激治疗产后妇女的肥胖和超重,减重与减肥效果也显著。

3. 筋膜手法的具体手法(以肌筋膜螺旋手法操作为例)(表 7-6-1)

肌筋膜螺旋就像单向序列一样,在整个躯体中连续不断。在许多复杂的运动中,两个及以上的肌筋膜结构经常协同工作。对于运动系统的功能障碍,首先需要调整该螺旋紧张的动作,然后再促进整个肌筋膜螺旋序列的正常化。

表 7-6-1　肌筋膜螺旋操作中局部 CC 与融合 CP 的比较

	节段性 CC	融合性 CP
疼痛点	疼痛固定并且持续	疼痛移动
疼痛的运动	只有一个动作引起疼痛	多个动作都引起疼痛
伴随的疼痛	疼痛分布于一个平面	疼痛沿着一个螺旋分布
触诊评估	致密化发生在肌腹内或者肌腹上进行 6 个方向比较	致密化位于支持带进行 4 个斜线比较
治疗	恢复肌束膜、肌外膜的流动性	松解网状胶原纤维
操作深度	较为深层	较为浅表

参考文献:LUIGI S,关玲. 筋膜手法治疗肌肉骨骼疼痛(翻译版)[M]. 北京:人民卫生出版社,2018.

4. 肌筋膜手法的注意事项与禁忌证

（1）注意事项　坐位或仰卧位手法治疗前,需要注意嘱咐产妇先排空膀胱,并询问关注产妇的饮食过饱、过饥及饮酒、精神状态。

（2）禁忌证　任何不明原因的炎症反应导致发热的患者、骨折与关节脱位、肿瘤、部分妊娠期妇女。

（景　涛　刘叶兰　糜　迅）

第七节　中医针灸推拿治疗技术

一、中医针灸推拿治疗技术的概述

经络是经脉和络脉的总称,是人体联络、运输和传导的体系。经,有路径的含义,经脉贯通上下,沟通内外,是经络系统中的主干;络,有网络的含义,络脉是经脉别出的分支,较经脉细小,纵横交错,遍布全身。《灵枢·脉度》说:"经脉为里,支而横者为络,络之别者为孙。"

经络内属于脏腑,外络于肢节,沟通于脏腑与体表之间,将人体脏腑组织器官联系成为一个有机的整体;并借以行气血,营阴阳,使人体各部的功能活动得以保持协调和相对的平衡。针灸临床治疗时的辨证归经,循经取穴,针刺补泻等,无不以经络理论为依据。《灵枢·经别》说:"夫十二经脉者,人之所以生,病之所以成,人之所以治,病之所以起,学之所始,工之所止也。"说明经络对生理、病理、诊断、治疗等方面的重要意义。

中医学研究中能够依据人体经络和穴位特点,借助于中医针灸、中医推拿等方法实施穴位刺激,实现经络畅通,加快血液循环,提高代谢,调节脏腑功能,帮助产妇改善产后的相关症状。临床文献中有关于经络疗法在产妇产后乳涨、缺乳及产后肥胖等方面的报道,均指出经络疗法对产妇产后恢复具有促进作用。如通过采取中医康复穴位按摩联合中医药膳法,产后便秘、腹胀、肠梗阻、切口感染等相关并发症发生率明显降低。

中医学中的针灸、推拿等治疗方法,是以中医学中的经络理论为基础的。中医学指出,产妇产后乳络不畅的情况下可引起产妇产后缺乳,因而临床产后缺乳可使用针灸、推拿等中医治疗方法。针灸治疗期间常用穴位包括乳根、膻中、少泽穴等,实际治疗期间还会根据不同患者的中医证型实施中医辨证治疗,比如对肝郁气滞所致的缺乳加用太冲穴,对气血两虚所致的缺乳加用足三里穴。

产妇在产后通过对三阴交、关元等穴位针灸,配合患者子宫以及宫底按摩,可提早产妇产后泌乳的初始时间,帮助产妇产后子宫的快速恢复,在帮助产妇改善身体状态的同时还能够调节心理功能。针对产妇产后存在的脏器功能、盆底肌肉功能障碍等问题,针灸中可选择三阴交、子宫、关元、足三里、百会等穴位,通过上述穴位,针灸配合盆底肌功能锻炼,能够促进各类盆底功能障碍性疾病的恢复。

穴位埋线疗法也是适用于产后女性调理的一种方法。较多妊娠期妇女为保证胎儿的营养,在妊娠期营养摄入较多,产后则存在减肥的诉求,同时过度肥胖也是较多产妇产后面临的主要问题,虽然运动疗法、饮食疗法能够辅助减肥,但是效果不明显,且需要较长时间,产妇依从性差。穴位埋线疗法在产后妇女减肥方面逐渐得到应用,通过确定出相关穴位,并在穴位埋入羊肠线,一次埋线即可持续较长时间的穴位刺激,通过穴位埋线疏通产妇经络,调整机体代谢,达到减肥目的。

二、产后疾病康复常用经络及按摩方法

1. 任脉（图 7-7-1）　任脉最早记载于《黄帝内经》,为人体经脉之一,属于奇经八脉。任脉起于胞

中,止于下颌,共有关元、气海等 24 腧穴。此经主要有调节阴经气血、调节月经的作用,主要治疗经脉循行部位的相关病症。该脉总任一身之阴经调节阴经气血,为"阴脉之海":任脉循行于腹部正中,腹为阴,说明任脉对一身阴经脉气具有总揽、总任的作用。另外,足三阴经在小腹与任脉相交,手三阴经借足三阴经与任脉相通。任脉对产后女性康复具有重要作用,故临床上常用任脉按摩法来进行康复治疗,重点按摩部位为从天突穴至剑突下。

　　具体方法:患者仰卧位,医者以掌根紧贴任脉,从鸠尾穴平推至天突穴,再从天突穴平推至鸠尾穴,反复操作 20 遍。

　　2. 足少阴肾经(图 7-7-2)　足少阴肾经,简称肾经,是十二经脉之一,起于涌泉穴,止于俞府穴,左右合 54 穴。足少阴肾经与足太阳膀胱经相表里。主治泌尿生殖系统、神经精神方面、呼吸系统、消化系统和循环系统某些病症,以及本经脉所经过部位的病症。足少阴肾经,流注时辰为下午五至七点,即酉时。肾经对产后女性康复也具有重要作用,故临床上常用肾经按摩法来进行康复治疗,重点按摩部位为从俞府穴至神封穴。

　　具体方法:患者仰卧位,医者以掌根紧贴肾经,从步廊穴平推至俞府穴,再从俞府穴平推至步廊穴,如此反复操作 20 遍。医者再以拇指指腹紧贴体表,沿足少阴肾经循行通路从太溪穴推至阴谷穴,点按涌泉、太溪、复溜、阴谷穴,每穴 15 秒,反复操作 20 遍。

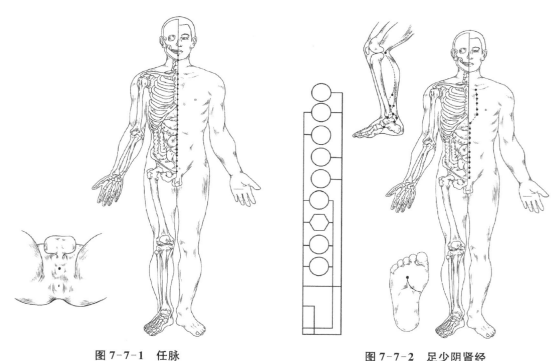

图 7-7-1　任脉　　　　　　　　　　　　　图 7-7-2　足少阴肾经

　　3. 足阳明胃经(图 7-7-3)　足阳明胃经是人体十二经脉之一,简称胃经。足阳明胃经分布在身体的正面,从眼部下边的承泣穴开始向下走行,直至脚部的厉兑穴,贯穿全身。在人体经络当中是分支最多的一条经络。首穴承泣,末穴厉兑。主治肠胃等消化系统、神经系统、呼吸系统、循环系统某些病症和咽喉、头面、口、牙、鼻等器官病症,以及本经脉所经过部位之病症。主要治疗肠鸣腹胀,腹痛,胃痛,腹水,呕吐或消谷善饥,口渴,咽喉肿痛,鼻衄,胸部及膝髌等本经循行部位疼痛,热病,发狂等证。足阳明胃经为多气多血之经,胃经与女性乳房、腰腹部脂肪囤积,卵巢和子宫功能,腰酸腿疼等息息相关,对产后女性临床上常用胃经按摩法来进行康复治疗,重点按摩部位为从缺盆穴至乳根穴。

　　具体方法:患者仰卧位,医者以掌根紧贴胃经,从缺盆穴平推向乳中穴,再从乳根穴平推向乳中穴,反复操作 20 遍。医者再以拇指指腹紧贴体表,沿足阳明胃经循行通路从足三里穴推至内庭穴,点按屋翳、足三里、上巨虚、丰隆穴,每穴 15 秒,反复操作 20 遍。

4. 足厥阴肝经(图 7-7-4) 足厥阴肝经,简称肝经。十二经脉之一,该经一侧有 14 个穴位(左右两侧共 28 穴),起于大敦,止于期门。该经发生病变,主要临床表现为腰痛不可以俯仰,胸胁胀满,少腹疼痛,疝气,巅顶痛,咽干,眩晕,口苦,情志抑郁或易怒。同样包括:肝病,妇科、前阴病以及经脉循行部位的其他病证。如腰痛,胸满,呃逆,遗尿,小便不利,疝气,少腹肿等证。肝有藏血和调节血量的功能,主疏泄而司血海,而胞宫行径和胎孕的生理功能,恰是以血为用的。如肝出现问题,会影响产后妇女冲任督三脉和胞宫的功能,引发诸多产后问题并导致妇科疾病的发生。故临床上常用肝经按摩法来进行康复治疗,重点按摩部位为从期门平推至乳头。

具体方法:患者仰卧位,医者以掌根紧贴肝经,从期门平推至乳头,点按期门穴 15 秒,反复操作 20 遍。医者再以拇指指腹紧贴体表,沿足厥阴肝经循行通路从行间穴推至膝关穴,点按太冲、蠡沟穴,每穴 15 秒,反复操作 20 遍。

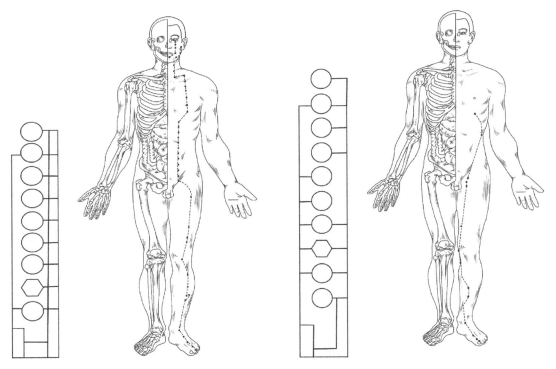

图 7-7-3 足阳明胃经　　　　　　　　图 7-7-4 足厥阴肝经

5. 足太阴脾经(图 7-7-5) 足太阴脾经是人体十二经脉之一,简称脾经。循行部位起于足大趾内侧端(隐白穴),沿内侧赤白肉际,上行过内踝的前缘,沿小腿内侧胫骨后缘上行,在内踝上 8 寸处,交出足厥阴肝经之前,上行沿大腿内侧前缘,进入腹部,属脾,络胃,向上穿过膈肌,沿食管两旁,连舌本,散舌下。本经脉分支从胃别出,上行通过膈肌,注入心中,交于手少阴心经。脾经对产后女性康复也具有重要作用,脾经通过冲任二脉与胞宫相联系。脾为气血生化之源,内养五脏,外濡肌肤,是维护人体后天生命的根本。同时,脾司中气,对血液有收摄、控制的作用。故临床上常用脾经按摩法来进行康复治疗,重点按摩部位为从周荣穴至腹哀穴。

具体方法:患者仰卧位,医者以掌根紧贴脾经,从隐白平推至乳头,点按食窦、天溪、胸乡穴 15 秒,反复操作 20 遍。医者再以拇指指腹紧贴体表,沿足太阴脾经循行通路从太白穴推至血海穴,点按血海、三阴交穴,每穴 15 秒,反复操作 20 遍。

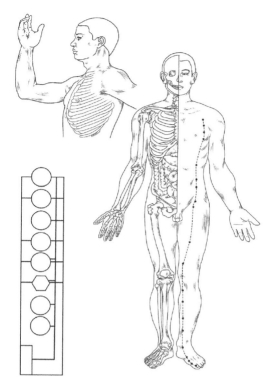

图 7-7-5　足太阴脾经

三、产后疾病康复常用穴位配伍

1. 产后乳少

常用主穴:少泽、合谷、膻中、中庭、乳根、屋翳、乳中、天池、膺窗、神封、神阙、足三里(气血两虚证)

配穴:云门、中府、曲池、合谷、三阴交、阴陵泉、肩井、丰隆、中脘、太冲(肝郁气滞证)、内关

耳穴:胸、子宫、交感、内分泌等耳部反射穴位

2. 产后盆底功能障碍

常用主穴:八髎、三阴交、长强、会阴

3. 剖宫产后肠道功能恢复

常用主穴:足三里、神阙、天枢穴(艾灸)

4. 产后子宫复原及产后恶露不绝

常用主穴:气海穴、中极穴、关元穴、子宫穴

配穴:石门穴、阴交穴、中都穴

5. 产后抑郁

常用主穴:百会、三阴交、内关、足三里、太冲

耳穴:神门、耳穴心、耳穴肝

6. 产后血晕

常用主穴:足三里、三阴交、内关、支沟

7. 产后身痛

常用主穴:三阴交、气海、水分、膏肓、照海、列缺

8. 产后乳房痛肿

常用主穴：足三里、下巨虚、足临泣、乳根、神封、膺窗

9. 产后风疾

常用主穴：外关、申脉、临泣、后溪

10. 产后大小便不通

常用主穴：神阙、气海、足三里、三阴交（艾灸法）

11. 产后汗出不止

常用主穴：太冲、后溪、申脉

12. 产后腹胀

常用主穴：神阙、外关

13. 产后呃逆

常用主穴：期门

14. 产后失语

常用主穴：列缺、照海

四、点穴疗法操作要领

1. 概念　点穴疗法是在患者体表穴位和特定的刺激线上，运用点、按、拍、掐、叩、捶等不同手法，促使机体的功能恢复正常，以防治疾病的一种方法。

2. 适应证　本疗法对女性产后康复效果显著，尤其可针对产后臀部恢复、骨盆矫正、腹部恢复等都具有很好的疗效。

3. 禁忌证　对肌肤破损、烫伤、出血的部位，不宜采用本疗法。

4. 用物准备　75%酒精棉球，必要时准备屏风。

5. 操作步骤　取穴方法参见"产后疾病康复常用穴位配伍"。

（1）点法：掌指关节微屈、示指按于中指背侧，拇指抵于中指末节，小指、无名指握紧。操作时，医者以中指端快速点于选定的经络和穴位上，利用手腕和前臂的弹力迅速抬起，如此反复叩点。一般每秒2～3次。叩点时可采取一虚二实节律。即在每一节律中，虚点时力轻，速度快；实点时力重，速度慢。施用点法时，要求医者既要有灵活的弹力，又要有坚实的指力和强劲的臂力。只有弹力而无指力，其力不能深透；只有指力而无弹力，易致局部损伤。因此，须指力与弹力结合，方能刚柔并济，恰到好处。点法有轻、中、重之分。轻叩只运用腕部的弹力，属弱刺激，作用偏于补，多用于妇女。中叩需运用肘部的弹力，属中刺激，平补平泻。重叩要运用肩部的弹力，强刺激，作用偏于泻，主要用于青壮年、体质强壮及临床表现为"实证"的患者。点法适用于全身各部位。运用点法时，应掌握频率的快慢始终如一，否则会影响治疗效果。

（2）按法：将拇指伸直，其余四指伸张或扶持于所按部位的旁侧。操作时，拇指端在穴位上，用力向下按压，指端不要在按的穴位上滑动或移位，否则易擦伤皮肤，属强刺激手法。

（3）拍法：示指、无名指、小指并拢微屈，拇指与示指第二关节靠拢，虚掌拍打，以指腹、大小鱼际触及被拍打部位的皮肤。操作时，以肘关节为中心，腕关节固定或微动，肩关节配合，手掌上下起落拍打。切忌腕关节活动范围过大，以免手掌接触时用力不均。

（4）掐法：以拇指或示指的指甲，在穴位上进行爪切，只适用于手指、足趾甲根和指、趾关节部。操作时，一只手握紧患者应掐部位的腕、踝关节，以防止肢体移动；另一只手捏起肢端，对准穴位进行爪切。掐法的轻重、频率应视患者的病情而定。爪切时力量不宜过重，避免掐伤皮肤。

（5）叩法：五指微屈并齐，指尖靠拢。操作时以手腕带动肩、肘部，叩击选定的经络、穴位。此法与点法一样，要求指力与弹力相结合，达到既不损伤组织，又有满意效果，可用于全身各部位。叩法分指尖叩法和指腹叩法两种：指尖叩法与穴位接触面是指尖，多为重手法；指腹叩法与穴位接触面是指腹，多为轻手法。

（6）捶法：五指微握拳，将大拇指端扣于示指内下方，以小鱼际外侧面接触穴位。操作时应沉肩、垂肘、悬腕，以腕关节为活动中心，根据轻重刺激的不同要求进行捶打，使患者既感到一定的力度，又柔和轻快。

6. 注意事项

（1）点穴治疗后患者往往在施术部位有酸、胀、麻、热、抽动感，此为正常现象。

（2）临床上有个别患者经点穴治疗后症状暂时加重，一般 3～4 天后即可消失。病情随之好转，应告知患者，不必顾虑。

（3）在运用手法时，应按照轻→重→轻的原则，手法不宜过重，以防造成骨折。

7. 术中观察　治疗时，如因患者体质较弱或医者手法过重，而出现头晕、恶心、面色苍白，甚至晕厥等症，应及时处理，一般按压水沟穴，掐手指、足趾根后即能迅速恢复。

8. 术后评价　详细记录实施手指点穴治疗后的客观详细情况，根据症状调整治疗方案，并签名。

五、刮痧疗法操作要领

中医刮痧中以刮痧板的薄边、厚边和棱角在人体皮肤上进行直行或横行地反复刮拭被称为刮痧手法。

1. 角揉法　角揉法主要是用刮痧板厚边棱角在人体体表的穴位、病灶点附近进行回旋摆动运动。

操作要领：手握刮痧板，以厚边棱角边侧为着力点或厚棱角面侧为着力点，着力于患者皮肤（穴位或病灶点），并附着其上施以旋转回环的连续动作。

注意事项：用刮痧板厚边棱角着力于患部皮肤穴位处，或刮痧、走罐出痧后的病灶点处。

2. 角推法　角推法是用刮痧板厚边棱角在人体肤表的一定部位（穴位或病灶点）稍施压力，做单方向直线推移运动。

操作要领：手握刮痧板，以刮痧板厚边棱角面侧为着力点，着力于体表穴位或病灶点，施术者上肢肌肉放松、沉肩、垂肘、悬腕，将力贯注于刮痧板厚边棱角面侧，并有节奏地往返呈直线向前推进，注意用腕部的摆动带动刮痧板厚边棱角的摆动，使之产生持续均匀的推力与压力作用于经络、穴位、病灶点。

注意事项：刮痧板厚边棱角着力于体表，施推过程中，腕部要摆动自如、灵活、不可跳跃或略过。此法可为用刮法刮痧出痧后的配套手法，亦可单独使用（但需先涂刮痧润肤油或乳）。

3. 边揉法　边揉法是用刮痧板厚边在施治皮肤上或刮痧出痧部位并以"病灶点"附近为其重点，进行前后左右、内旋或外旋揉动的方法。

操作要领：手握刮痧板，以薄边对掌心，厚边为着力点，着力于患者皮肤，将手腕及臂部放松，使手握刮痧板，腕部灵活自如地旋动。动作应连续，着力由轻渐渐加重，再由重渐渐减轻，均匀持续而轻柔地旋转，具体施治部位局部软组织及肌肉的薄厚，决定施力之轻重。

注意事项：用刮痧板厚边着力于患部，以腕的回旋随之移动，避免触打或跳跃。此法适用于全身各部位，局部操作时间以 20～30 次或 5～10 分钟为宜。

4. 拍法　拍法是以刮痧板面为工具拍击需施治穴位或部位。

操作要领：施术者以单手紧握刮痧板一端，以刮痧板面为着力点在腕关节自然屈伸的带动下，一落一起有节奏地拍而打之。一般以腕为中心活动带动刮痧板拍打为轻力，以肘为中心活动带动刮痧板拍打为中力，在拍打施力时，臂部要放松，着力大小应保持均匀、适度，忌忽快忽慢。此法常用于肩背部、腰部及上下肢和肘窝。

注意事项：操作中不宜用暴力，小儿及年老极虚者慎用。

5. 按法　按法是用刮痧板厚边棱角面侧着力于一定的腧穴或体表部位上,逐渐加深施力,按而留之,谓之按法。

操作要领:手握刮痧板,用刮痧板厚边棱角面侧为着力点,着力于施治部位或穴位,由浅入深而缓慢地着力,以臂腕之合力以贯之。用力平稳,逐渐加重,当达到一定深度时(以受术部位有明显酸、麻、胀、痛感为度),稍作停留(5～10秒),然后轻缓提起,一起一伏,反复10余次。

注意事项:刮痧板厚边棱角面侧与肌肤做直上直下的按压,胸肋部一般禁用。

6. 点法　用刮痧板棱角(厚面、薄面均可运用)着力于施治穴位或部位,用力按压深层组织的手法,称之点法。

操作要领:手握刮痧板,以刮痧板厚棱角边侧为着力点或以刮痧板薄棱角边侧靠棱角端为着力点,着力于体表一定的穴位。本法是一种较强的手法,用力要逐渐加重,使患者产生强烈的得气感(酸、麻、胀、痛的感觉)。点法在治疗中,一般都针对肌肉较丰厚的穴位或病灶点,以及关节缝隙、骨头之间的狭小部位等,如环跳穴可用刮痧板厚边棱角点,膝眼穴可用刮痧板薄边棱角点。

注意事项:本法作用于人体上,刺激都是很强烈的,一般以刮痧板厚边棱角着力为主,薄边棱角着力少用(仅用于膝眼等穴)。操作中忌用暴力,而应按压深沉,逐渐施力,再逐渐减力,反复操作。亦可在使用时略加颤动,以增加疗效。

六、艾灸疗法操作要领

1. 概念　用艾绒或以艾绒为主要成分制成的灸材,点燃后悬置或放置在穴位或病变部位,进行烧灼、温熨,借艾火的热力以及药物的作用,达到治病、防病和保健目的的一种外治方法。

2. 操作方法

(1)艾条灸法:分温和灸、回旋灸、雀啄灸。施术者手持艾条,将艾条的一端点燃,直接悬于施灸部位之上,与之保持一定距离,使热力较为温和地作用于施灸部位。其中将艾条燃着端悬于施灸部位上距皮肤2～3 cm处,灸至患者有温热舒适无灼痛的感觉、皮肤稍有红晕者为温和灸。将艾条燃着端悬于施灸部位上距皮肤2～3 cm处,平行往复回旋熏灸,使皮肤有温热感而不至于灼痛者为回旋灸。将艾条燃着端悬于施灸部位上距皮肤2～3 cm处,对准穴位,上下移动,使之像鸟雀啄食样,一起一落,忽近忽远地施灸为雀啄灸。

(2)温灸器灸法:架灸法、艾灸盒灸法。

3. 施术后处理　施术后,皮肤多有红晕灼热感,不需处理,可自行消失。灸后如对表皮基底层以上的皮肤组织造成灼伤可出现水肿或水疱。小的水疱一般不必特殊处理,让其自然吸收。大的水疱应以消毒针具挑破其底部,排尽其底部液体,消毒以防感染。破溃的水疱应做消毒处理后,外用无菌纱布包扎,以防感染。

4. 注意事项　注意防止艾灰脱落或艾炷倾倒而烫伤皮肤或烧坏衣服。尤其幼儿患者更应认真守护观察,以免发生烫伤。

5. 禁忌证　①患者疲乏、饥饿或精神高度紧张时;②皮肤有感染、瘢痕或肿瘤部位;③妊娠期妇女腰骶部和小腹部不宜用瘢痕灸。

七、拔罐操作要领

1. 概念　拔火罐是以罐为工具,利用燃烧热力,排出罐内空气形成负压,使罐吸附在皮肤穴位上,造成局部瘀血现象的一种疗法。此法具有温通经络、驱风散寒、消肿止痛、吸毒排脓等作用,是产后康复常用的方法。

2. 用物准备　治疗盘、火罐(玻璃罐、竹罐、陶罐)、止血钳、95％乙醇、火柴、小口瓶、必要时备毛毯、屏风、垫枕。根据拔罐方法及局部情况备纸片、凡士林、棉签、0.5％碘伏、镊子、干棉球、三棱针或梅花针、纱布、胶布等。

3. 操作方法

(1) 点火　选用下列方法之一,将火罐吸附于所选部位上。

1) 闪火法:用长纸条或用镊子夹95％酒精棉球1个,用火将纸条或酒精棉球点燃后,伸入罐内中段绕一周(切勿将罐口烧热,以免烫伤皮肤),迅速将火退出,立即将罐按扣在所选部位或穴位上。

2) 贴棉法:用大小适宜的95％酒精棉1块,贴在罐内壁中段(不要过湿),点燃后迅速按扣在应拔的部位。

3) 投火法:用易燃烧纸片或95％酒精棉球(拧干)1个,点燃后投入罐内,迅速将罐按扣在应拔的部位,此法适用于侧位横拔。

(2) 拔罐　根据病情需要,可分为下列几种拔罐方法。

1) 留罐法:又名坐罐法,将罐吸附在皮肤上不动,直至皮肤呈现瘀血现象为止,一般留置10～15分钟,此法适用于镇痛治疗。

2) 闪罐法:即将罐拔住后,立即起下,如此反复多次地拔住起下,起下拔住,至皮肤潮红充血或瘀血为度。多用于局部肌肤麻木、疼痛等症,尤其适用于不宜留罐的患者,如小儿、年轻女性的面部。

3) 走罐法:又称推罐法,即拔罐时先在所拔部位的皮肤及罐口上涂一层凡士林等润滑油,再将罐拔住,然后医者用右手握住罐子,向上、下或左、右需要拔的部位,往返推动,至所拔部位的皮肤红润、充血,甚或瘀血时,将罐取下。此法宜于面积较大、肌肉丰厚部位,如脊背、腰臀、大腿等部位的酸痛、麻木、风湿痹痛等症。

4) 刺血拔罐法:在患部常规消毒后,先用梅花针叩打,或用三棱针浅刺出血后,再行拔罐,留置5～10分钟,起罐后消毒局部皮肤。多用于治疗丹毒、扭伤、乳痈等。

5) 留罐拔罐法:简称针罐,即在针刺留针时,将罐拔在以针为中心的部位上,5～10分钟,待皮肤红润、充血或瘀血时,将罐起下,然后将针起出。此法能起到针罐配合的作用。

(3) 起罐　右手扶住罐体,左手以拇指或示指从罐口旁边按压一下,待空气进入罐内即可将罐取下。

4. 操作程序

(1) 备齐物品,携至床旁,做好解释,取得患者配合。

(2) 取合理体位,暴露拔罐部位,注意保暖。

(3) 根据部位不同,选用合适火罐,并检查罐口边缘是否光滑。

(4) 根据拔罐部位及所备用物,选用不同的点火方法。

(5) 根据病情选用不同的拔罐方法。

(6) 起罐后,如局部有水疱或拔出脓血,应清洁局部皮肤,做常规消毒,外涂所需药物,必要时覆盖消毒敷料。

(7) 操作完毕,协助患者衣着,安排舒适体位,整理床单元。

(8) 清理用物,归还原处。

5. 注意事项

(1) 高热抽搐及凝血机制障碍患者;皮肤过敏、溃疡、水肿及大血管处;孕妇的腹部、腰骶部均不宜拔罐。

(2) 拔罐时应采取适当体位,选择肌肉较厚的部位。骨骼凹凸和毛发较多处不宜拔罐。

(3) 拔罐过程中随时观察并检查火罐吸附情况和皮肤颜色。

(4) 防止烫伤和灼伤。拔罐时动作要稳、准、快,起罐时切勿强拉。如拔罐局部出现较大水疱,可用无菌注射器抽出泡内液体,外涂龙胆紫,保持干燥,必要时用无菌纱布覆盖固定。

（5）凡使用过的火罐,均应清洁消毒,擦干后备用。

（赵丰润）

第八节　中医传统康复养生运动疗法实训

本教材精选的传统康复养生功法,适用产后及产褥期产妇,产妇能够较为轻松地选择并掌握功法,产妇持之以恒地锻炼将促进产后常见症状的康复,对于正常产妇亦可起到"治未病"养生保健作用。

一、站桩功与放松功

（一）引言

站桩功是传统的站式练功法,虽重视调身,但也非常注重调整意念和呼吸。"桩"有树木深根在地,固定不动之意。站桩功是武术气功的代表功法,但也用于康复养生和治疗。《诸病源候论》中有"倚壁、立身"等站式名称。站桩功流派众多,纷纭繁复,但总以站姿练习为基础,故简称桩功。该桩式是以松静自然的态势,将机体调整到相对平衡的状态,是气功、武术、太极拳等最为基础的入门锻炼方法。多年的医疗实践表明,站桩功与放松功法对各类人群及妇女的神经内分泌系统、运动系统、消化系统、呼吸系统、循环系统均有很好的平衡内稳作用,也适用于产后产妇的康复。

（二）自然式站桩

1. 调身预备式　调身,以立正姿势做准备,身体保持自然直立,气静神宁。然后左脚向左横跨一步,两脚平行,相距与肩等宽或稍宽于肩。膝关节微屈,松胯收小腹。两手垂于体侧,掌心向内,肘关节微屈。十指分开,指间关节自然微屈,掌心内凹,掌面距身体5~10 cm。保持头正身直,虚灵顶劲,沉肩虚腋,含胸拔背,直腰蓄腹,扣地展膝。两目微闭或凝视正前方较远处的某一目标。齿轻合,口稍张,舌微卷,颏内收。面部含似笑非笑之意(图7-8-1)。

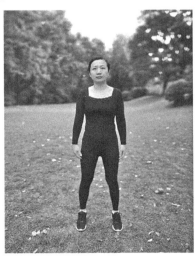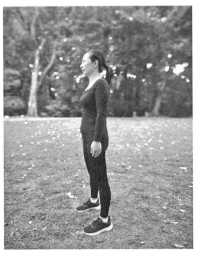

图7-8-1　自然式站桩示例

2. 呼吸　开始时宜自然呼吸,随着练习的深入,呼吸越来越绵长,频率减低,幅度加大,吸气时微鼓小腹,呼气时微收小腹,逐步过渡为腹式呼吸。

3. 意念　可先采用三线放松法进行全身放松,放松2～3个循环后,逐渐以意守法为主。吸气时鼓小腹,以意领气,纳入下丹田。呼气时,则意守下丹田,感受小腹的充实感和温热感。待小腹温热感明显时,以意念引导温热感逐渐向整个腹部布散,于3个深呼吸后,再将意念收回丹田。

4. 习练要领

（1）站桩功是以站式为主,躯干、四肢保持特定的姿势,身体放松,但并不是松懈。要求身体的肌张力呈适度的持续静力性紧张状态,做到"松而不懈,紧而不僵"。

（2）注意力集中,思想不能涣散,亦不可过于执着,做到若即若离。

（3）呼吸要自然,逐步过渡为腹式呼吸,切记不可操之过急,出现憋气、气急的现象。

（4）如此调整姿势、意念、呼吸,自然舒畅,上虚下实,循序渐进,方可逐渐进入身、心、息三者合一,浑然一体的境界。

5. 康复作用　自然式站桩松静自然,可以安神定志、放松精神、缓解疲劳,对产妇神经系统有很好的调节作用,并且改善产妇盆底微循环障碍,对产后失眠、焦虑症状等有一定的康复治疗作用。

（三）三线放松功法

放松功是静功的一种,是通过有意识的放松,把身心调整到自然、轻松、舒适的状态,解除紧张,消除身体和大脑的疲劳,恢复体力和精力;同时能使意念逐渐集中,排除杂念,安定心神,疏通经络,协调脏腑,有助于增强体质,防治疾病。该功法安全有效,不受环境条件限制,易学、易练、易见康复疗效,站、坐、卧、行均可;既适合孕期妇女练习,又适合产后康复练习,是产后身痛、焦虑、失眠、身痛、神疲乏力等症状的首选功法之一。

1. 调身预备式

（1）坐式:两足分开,与肩同宽。双手掌心向下置于大腿之上。头微上顶,微收下颌,闭口松齿,舌抵上腭,面带微笑,双目轻闭或微露一线。含胸拔背,沉肩垂肘。

（2）仰卧式:仰卧于床上,床不宜过软。头部正直,枕头高低适宜,不宜过软。四肢自然伸直,双手置于身体两侧,或重叠置于脐上(男右手在下、女左手在下),闭口松齿,舌抵上腭,面带微笑,双目轻闭。

（3）站姿:起于自然站桩,而后膝关节稍弯曲,手臂稍外展,腕关节自然下垂(图7-8-2)。

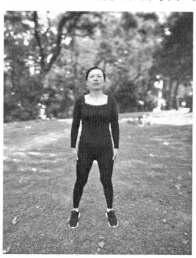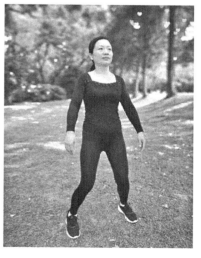

图 7-8-2　三线放松功法示例

2. 呼吸　初学者以自然呼吸为主,练习熟练后,可采用腹式呼吸。在吸气时,意守放松部位,呼气时默念"松"字,并感受该部位的轻松舒适感。

3. 意念　身体前、后、侧面三线路,自上而下分别意念在足大趾、足跟、中指。

4. 习练要领　①"心息相依,神气相合"。②放松功的目的不仅是放松身体,更是放松精神,从而进入"静"的状态。精神放松的要点在于两点:一是摒除杂念;二是用意不要太重。

5. 康复作用　本功法的练习可以放松身心、调节精神、疏通经络、调和脏腑,对消除疲劳、改善睡眠有明显的疗效。本功法适用于产妇的盆腔脏器疼痛性疾病、焦虑与抑郁、失眠症状等的改善,同时对产后骨关节软组织损伤等亦有较好的止痛作用。

(四) 三环式站桩

1. 调身预备式　两足开立,与肩同宽,足尖略向内站成一个圆形。两膝微屈,含胸拔背,即腰直、胸平、不挺不弯。头顶项竖,即头向上轻轻顶,意想向上顶天,不偏不斜,项部直立,筋肉松紧自然。上肢姿势分为抱球式和环抱式两种。手臂弯曲角度较小的称为抱球式,双上肢弯曲呈半圆形,双手呈抱球状,掌心相对,五指自然分开,形似虎爪,高与胸平。手臂弯曲角度较大的称为环抱式,两臂抬起与肩平,肘略低于肩,做环抱树干状,掌心向内,五指自然分开,相距约两拳。双目轻闭,平视远处(图7-8-3)。

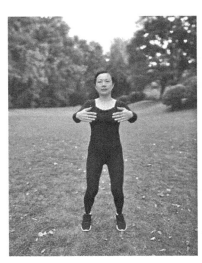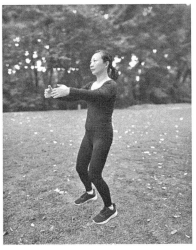

图7-8-3　三环式站桩示例

2. 呼吸　自然呼吸法(顺腹式呼吸法)、逆腹式呼吸法、调息法。

3. 意念　意守丹田。

4. 习练要领　三环式站桩功要求做到"形松意紧"。所谓"三环",是指手环、臂环、足环。

5. 康复作用　三环式站桩功可以有效地提高组织供血供氧量,有效地改善肺功能,可以全面调节产妇神经内分泌系统,并有利于产妇改善睡眠质量,缓解产后骨关节、盆底软组织损伤等。

(五) 三焦运气站桩

1. 调身预备式　同于自然站桩,双手掌心向上,托气后,双手掌下按,从上至下,经过上、中、下三焦,下按的高、低位置可以视身体情况调节,量力而行,循序渐进(图7-8-4)。

2. 呼吸　开始时宜自然呼吸,随着练习的深入,呼吸越来越绵长,频率减低,幅度加大,吸气时微鼓小腹,呼气时微收小腹,逐步过渡为腹式呼吸。

3. 意念　可先采用三线放松法进行全身放松,放松2～3个循环后,逐渐以意守法为主。

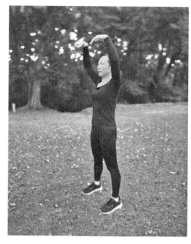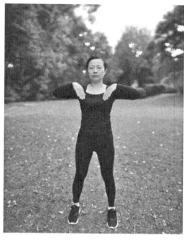

图 7-8-4　三焦运气站桩示例

4. 习练要领　同自然式站桩。

5. 康复作用　三焦运气桩松静自然,可以安神定志、放松精神、缓解疲劳,调节三焦脏腑气机,行气止痛,对神经系统、消化系统有很好的调节作用,并且对产妇下肢与盆腔的微循环障碍、便秘、身痛症状等有一定的康复治疗作用。

6. 注意事项　产后产妇有严重高血压病及颈椎病发作期,不适用三焦运气站桩练习。

(六)三心并站桩

1. 调身预备式　同自然式站桩,单脚独立支撑,提膝屈肘立同侧手掌站立,对侧手掌按于胯前(图 7-8-5)。

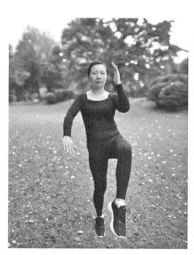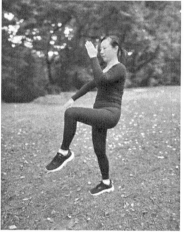

图 7-8-5　三心并站桩示例

2. 呼吸　初练可采用顺腹式呼吸法,逐步过渡为逆腹式呼吸法。

3. 意念　三心并站桩强调对身形的站式调整,注重意念导引,通过意识将"三心"之气凝聚于下丹田具有良好的聚气,发动真气的效应,康复作用明显。

4. 习练要领　两臂要平直,躯干要放松,初练时屈膝可用低位或单脚虚步,逐步过渡到高位提膝单脚支撑站立。

5. 康复作用 该桩功对产后产妇的盆底骨骼肌、关节、韧带,尤其是脊柱椎体、膝关节、骨盆关节、髋关节的平衡稳定有明显的锻炼作用。可适用于产后产妇脊柱失稳、骨盆关节失稳、盆底软组织损伤与盆腔脏器脱垂、压力性尿失禁等的康复治疗。

(七) 休息式站桩

1. 调身预备式 身体准备状态同自然式站桩。双臂屈曲后伸,以双掌背面置于脐水平的脊柱两侧的命门处,腕关节微屈,五指自然弯曲,掌心微凹。头正项直,沉肩、虚腋、坠肘。自然呼吸,放松静守(图7-8-6)。

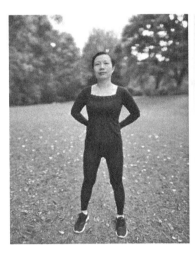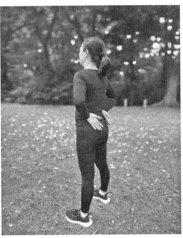

图 7-8-6 休息式站桩示例

2. 呼吸 采用自然呼吸法。

3. 意念 意守两腰眼,至发热为宜。

4. 习练要领 手置腰后,似休息状,呼吸柔缓,意轻形松。

5. 康复作用 "腰为肾之府",该桩功可强腰补肾,平衡"肾-天癸-冲任-胞宫生殖轴"的生理功能,调节自主神经功能,提高副交感神经兴奋性。对宁静心神、消除疲劳、产后产妇体质与精力的恢复有较好的效果,可改善产妇肾虚腰痛等症状,亦可作为站桩功法的收功整理动作。

二、六字诀

(一) 引言

六字诀是我国古代流传下来的优秀康复养生功法,是一种吐纳法。因其功法操作的核心内容是呼气吐字,并有六种变化,故常称"六字诀养生法"。六字是嘘(属肝木)、呵(属心火)、呼(属脾土)、呬(属肺金)、吹(属肾水)、嘻(属三焦)。六字诀是根据中医学五脏(肝、心、脾、肺、肾)属性及五音(角、徵、宫、商、羽)发音的原理,并融合呼吸、意念和肢体导引的功法。六字诀锻炼,可使气血畅行于五脏六腑之中,通瘀导滞、散毒解结,可适用于产后脏腑功能失调症状的康复。

(二) 调身预备式

起于自然站桩功,两脚平站与肩同宽,百会朝天,头正项直,内视小腹,轻合嘴唇,舌抵上腭,沉肩坠肘,两臂自然下垂,两腋虚空,肘微屈,含胸拔背,松腰塌胯,两膝微屈;全身放松,头脑清空,呼吸自然平稳(图 7-8-7)。

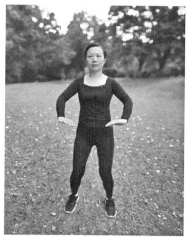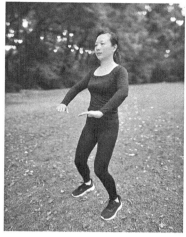

图 7-8-7　调身预备式示例

每一字诀练功时预备式可多站一会儿,待体会到松静自然、气血和顺之时再开始练功。

(三)调息法

自然呼吸,先呼后吸。待心平气和,呼吸匀细,若有若无之时,进一步调整为腹式呼吸。吸气时将气引深,两唇轻合,舌抵上腭,收腹敛臀。六个字均用这种呼吸法。每个字读 6 次后需调息一次。

六字诀的锻炼应注意发音、口型、动作及经络走向四个方面。六字诀的三调操作分别是:发音与口型是调息,动作是调身,经络走向是调心。

(四)"嘘"字诀——平肝气

1. 发音:嘘(读字音:xu)。

2. 口型:两唇微合,露有微缝,有横绷之力,舌尖向前并向内微缩,舌两边向中间微微卷起,向外吐气。

3. 动作:吸气自然,呼气时足大趾轻轻点地;两手由带脉穴处起,手背相对向上提,经章门、期门,上升入肺经之中府、云门,两臂如鸟张翼,手心向上,向左右展开,两眼返观内照。两臂上升开始呼气并念

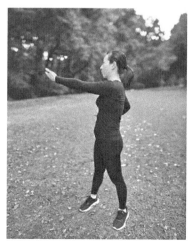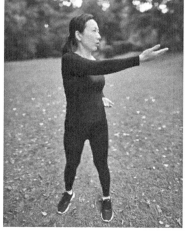

图 7-8-8　"嘘"字诀左、右示例

"嘘"字。两眼随呼气之势努力瞪圆睁开。呼气后,则放松恢复自然吸气,屈臂两手经面前、胸腹前逐渐向下,垂于体侧边(图7-8-8)。

可做1个短暂的自然呼吸,稍事休息,如此动作做6次为1遍,然后做1次调息,恢复预备式。

4. 经络走向:意念领足厥阴肝经之气。

5. 康复作用:"嘘"字诀可促进产后产妇的眼疾、视疲劳、肝火旺、食欲不振、消化不良以及两眼干涩、头目眩晕等症的康复。

(五)"呵"字诀——补心气

1. 发音:呵(读字音:he)。

2. 口型:口半张,舌尖抵下腭,腮稍用力后拉,舌边靠下牙齿。

3. 动作:两臂从侧前方自然抬起,掌心向上,并拢抬起,收至面前,掌背靠近,逐渐下按时呼气并念"呵"字,足大趾轻轻点地;呼气尽时两手正好按至小腹前垂腕下沉。两臂下垂于体侧,轻合嘴唇,自然吸气(图7-8-9)。

可做1个短暂的自然呼吸,稍事休息,如此动作做6次为1遍,然后做1次调息,恢复预备式。

4. 经络走向:意念领手少阴心经之气。

5. 康复作用:"呵"字诀可促进产后产妇的失眠、健忘、焦虑、汗症、舌体糜烂等症的康复。

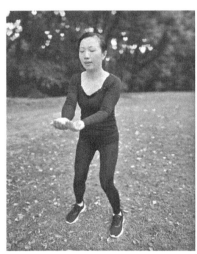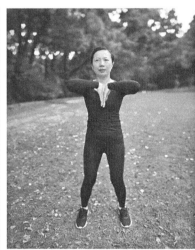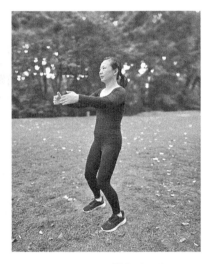

图7-8-9 "呵"字诀示例   图7-8-10 "呼"字诀示例

(六)"呼"字诀——培脾气

1. 发音:呼(读字音:hu)。

2. 口型:撮口如管状,唇圆似筒,舌放平向上微卷,用力前伸。

3. 动作:吸气自然,呼气念"呼"字,足大趾轻轻点地,两手由冲门穴处起,向上提。呼气尽,吸气时,两臂内旋,掌心向里,五指相对,两手掌靠近腹部,稍停后,逐渐在胸腹前展开,环抱状态,静停片刻(图7-8-10)。

可做1个短暂的自然呼吸,稍事休息,如此动作做6次为1遍,然后做1次调息,恢复预备式。

4. 经络走向:意念领足太阴脾经之气。

5. 康复作用:"呼"字诀可促进产后产妇的脾虚、腹胀腹泻、皮肤水肿、脾胃不和、消化不良、食欲不振、产褥期恶露不行、四肢疲乏等症的康复。

（七）"呬"字诀——补肺气

1. 发音：呬（读字音：si）。

2. 口型：两唇微向后收，上下齿相合而不接触，舌尖插入上下齿之缝隙，由齿向外发音。

3. 动作：两臂向腹前抬起，手心朝上，手指尖相对应如捧物状至胸口膻中穴处，两臂内旋翻手心向外成立掌，指尖与喉平，然后向左右展臂宽胸推掌如鸟之张翼，展臂推掌的同时，开始呼气并读"呬"字，足大趾轻轻点地，呼气尽，随吸气之势两臂从两侧自然下落（图 7-8-11）。

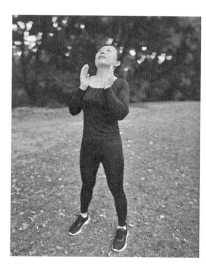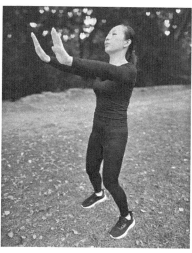

图 7-8-11　"呬"字诀示例

可做 1 个短暂的自然呼吸，稍事休息，如此动作做 6 次为 1 遍，然后做 1 次调息，恢复预备式。

4. 经络走向：意念领手太阴肺经之气。

5. 康复作用："呬"字诀可促进产后产妇伤风咳嗽、痰涎上涌、背痛怕冷、尿频而量少、汗症、便秘等症的康复。

（八）"吹"字诀——补肾气

1. 发音：吹（读字音：chui）。

2. 口型：口微张，两嘴角稍向后咧，舌微向上翘并微向后收。

3. 动作：吸气自然，呼气读"吹"字，两臂从体侧提起，两手经长强、肾俞向前划弧，沿肾经至俞府穴处。如抱球两臂撑圆，两手指尖相对，而后身体下蹲，两臂随之下落，呼气尽时两手落在膝盖上部。在呼气念字的同时，足五趾轻轻抓地，足心空如行泥地，引肾经之气从足心上升。呼气尽，随吸气之势慢慢站起，两臂自然垂于身体两侧（图 7-8-12）。

可做 1 个短暂的自然呼吸，稍事休息，如此动作做 6 次为 1 遍，然后做 1 次调息，恢复预备式。

4. 经络走向：意念领足少阴肾经之气。

5. 康复作用："吹"字诀可促进产后产妇的腰酸腿痛、心烦、失眠、健忘、潮热盗汗等症的康复。

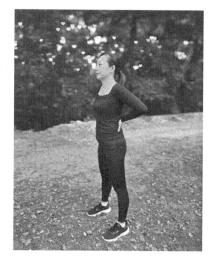

图 7-8-12　"吹"字诀示例

（九）"嘻"字诀——理三焦

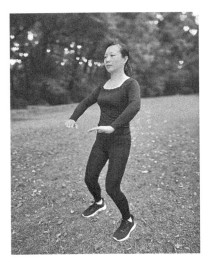

图 7-8-13 "嘻"字诀示例

1. 发音：嘻（读字音：xī）。

2. 口型：两唇微启稍向里扣，上下相对但不闭合，舌微伸而有缩意。舌尖向下，有嬉笑自得之貌、自得之心。

3. 动作：呼气念"嘻"字，足四、五趾点地；两手如捧物状由体侧抬起，过腹至膻中穴处，翻转手心向外，并向头部托举，两手心转向上，指尖相对。吸气时，两臂内旋，两手五指分开由头部循胆经路线而下，经过面部，逐渐下移，与中脘穴水平时，沉肩坠肘，两臂撑圆，屈曲肘部，五指相对，稍停片刻（图 7-8-13）。

可做 1 个短暂的自然呼吸，稍事休息，如此动作做 6 次为 1 遍，然后做 1 次调息，恢复预备式。

4. 经络走向：意念领足少阳三焦经之气。

5. 康复作用："嘻"字诀可促进产后产妇三焦不畅引起的耳鸣眩晕、胸腹胀闷、脾虚水肿、脾胃不和、消化不良、食欲不振、恶露不行、四肢疲乏、小便不利等症的康复。

三、八段锦

（一）引言

八段锦是由古代导引术总结发展而成的一种传统养生功法，有文字记载首见于宋代洪迈的《夷坚志》，距今已有 800 多年的历史。古人称上等的丝织品为锦。八段锦的名称是将该功法的八式动作比喻为上等的丝织品，称颂其精练完美的编排和良好的祛病保健作用。

八段锦可以作为产后产妇辨证施功的基本功法之一。该功法运动量适中，不易疲劳。现代研究认为，习练八段锦能够平稳调节妇女的神经内分泌系统、运动系统、消化系统、呼吸系统、循环系统、泌尿系统的功能，对胸腔、腹腔、盆腔脏器有柔和的按摩作用，适合产后产妇康复期间锻炼应用。

八段锦以站姿练功为常见，产后产妇可视身体情况，坐位练功，或者选择部分功法重点锻炼。

（二）功法特点

脏腑分纲，全面协调；形神结合，气寓其中；对称和谐，动静相兼。

（三）第一式——两手托天理三焦

1. 调身预备式　松静站立，两足并拢，膝微屈，但膝尖不超过足尖，五趾抓地。头正颈松，虚灵顶劲，含胸拔背，沉肩，两臂自然松垂，置于身体两侧。松静自然，凝神调息，舌抵上腭，气沉丹田，目视正前方。

2. 动作要求（图 7-8-14）

（1）左足向左横开一步，两足距离与肩同宽。两臂逐渐自左右侧方上举至头顶，然后两手十指交叉，翻掌，掌心朝上，用力向上托，如同托天状，双臂充分伸展，同时慢慢仰头注视手背；两脚跟随两手上托时顺势渐渐提起离地（产妇视身体情况可不提踵），脚五趾抓地。

（2）稍停片刻，松开交叉的双手，两臂顺着原来路线逐渐放下置于体侧，同时两足跟顺势下落着地。

（3）腹式呼吸法，上托时深吸气，复原时深呼气。反复练习7～8遍。

3. 习练要领

（1）双手上托时，要力达掌根（掌根用力上顶），腰背充分伸展。

（2）足跟上提时，脚趾抓地，两膝关节伸直、用力内夹。

（3）掌根上顶，足趾抓地，上、下形成一种抻筋拔骨之力。

4. 康复作用　"两手托天理三焦"动作使手臂、颈、肩背、腰等部位的肌肉、骨骼、韧带得到调理，对产妇并发的颈椎病、肩周炎、腰背痛等有一定的防治作用。手臂上举时配合吸气，可增大膈肌、肋间肌的运动，加大呼吸深度，使大脑供氧充沛，能调节大脑功能，解除疲劳。该式适用腹式呼吸法，腹壁的起伏对腹腔的内脏起到充分的按摩作用，亦可改善产后产妇腹腔、盆腔内脏的血液循环与代谢，减缓产后痛症。

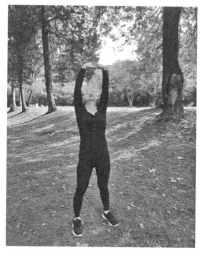

图7-8-14　两手托天理三焦示例

（四）第二式——左右开弓似射雕

1. 调身预备式　同两手托天理三焦。

2. 动作要求（图7-8-15）

（1）左足向左横开一大步，两足距离宽于肩，两腿下蹲成马步，两膝蓄劲内扣。上体正直，两臂相平屈肘于胸前，十指尖相对，掌心朝下。左手握拳，示指与拇指上翘呈"八"字撑开，并逐渐向左水平推出至手臂完全伸直；与此同时，右手变拳，拳眼朝上，展臂屈肘向右边拉，如拉弓状，头随左臂伸出时向左旋转，目平视左手拇指、示指之间的远方。

（2）复原，右足向右迈出一步，两腿屈曲成马步，重复上述动作，唯左右手方向相反。

（3）左右动作交替进行，腹式呼吸法，反复练习7～8遍。

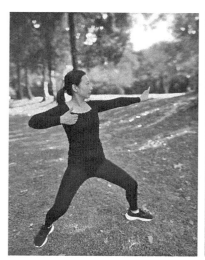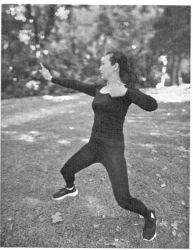

图7-8-15　左右开弓似射雕示例

3. 习练要领

（1）两臂平拉时，用力要均匀，并尽量展臂扩胸，头项保持正直。

（2）站马步时，要挺胸绷腰敛臀，两足跟外蹬，上体不能前俯。

4. 康复作用　"左右开弓似射雕"动作主要是扩展胸部，作用于上焦。练习此式重点是颈椎、胸椎和腰椎的左右旋转运动,可改善相应部位的血液循环,特别是头颈部的血液循环;同时对心肺进行有节律的按摩,从而增强心肺功能;再加上伸臂、扩胸、转颈,使肩臂、颈部和胸肋部的肌肉、骨骼、韧带得到锻炼,缓解疼痛。同时,此动作还可增强胸肋部、肩背部及腿部肌肉力量,有助于保持产后产妇脊柱的正确体态,矫正骨盆移位等。

(五)第三式——调理脾胃须单举

1. 调身预备式 同两手托天理三焦。

2. 动作要求(图7-8-16)

(1)左足向左横开一步,两足距离与肩同宽。左手掌心朝上自左侧前方随左臂逐渐上举,过头后翻掌,掌心朝上,并继续上举至最大限度,五指并拢,指尖朝向右,力达掌根。与此同时,右手下按,指尖向前,掌心朝下。右手掌根向下按,左手掌根上撑,两手配合,上下同时用力,目视正前方。

(2)稍停片刻后,随呼气,左手从头顶自原路线逐渐下落,左右手复原。

(3)此为左式动作,右式动作与左式相同,唯方向相反。

(4)左右上举下按交替进行,腹式呼吸法,反复练习7～8遍。

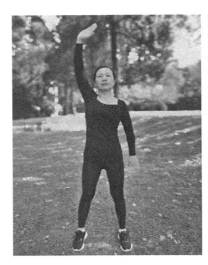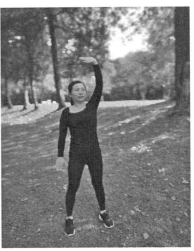

图7-8-16 调理脾胃须单举左、右示例

3. 习练要领 肢体伸展宜柔宜缓,两手上撑下按,腕关节尽量背伸,手臂伸直,挺胸直腰,拔长脊柱。

4. 康复作用 "调理脾胃须单举"动作主要作用于中焦,两手交替上举下按,上下对拔争力,能使肌肉、经络、内脏器官受到拔伸,特别是肝胆脾胃受到牵拉,能增强胃肠蠕动和消化功能,长期坚持练习能促进产后产妇胃肠功能;亦可改善脾胃功能,促进产妇乳腺功能代谢,利于新生儿哺乳。

(六)第四式——五劳七伤往后瞧

1. 调身预备式 同两手托天理三焦。

2. 动作要求(图7-8-17)

(1)左足向左横开一步,两足距离与肩同宽。两手逐渐自左右体侧上抬,与肩相平时成立掌,掌心分别向左右两侧。然后,身体慢慢向左旋转,头部亦向左尽量旋转至最大限度,目视左侧后方。

(2)稍停片刻,复原,身体慢慢向右尽量旋转,动作与左侧相同,唯方向相反。

(3)左右交替进行,反复练习7～8遍,腹式呼吸法,头向后转动时吸气,还原时呼气。

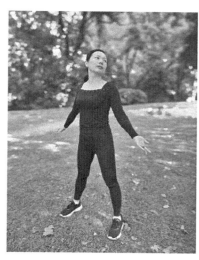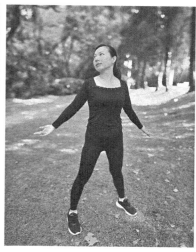

图7-8-17　五劳七伤往后瞧左、右示例

3. 习练要领　动作要与呼吸配合一致,头部转动时,要做到头平项直,两目尽量向后注视。

4. 康复作用　"五劳七伤往后瞧"动作可使整个脊柱尽量旋转扭动,可增强颈项、腰背部肌肉力量和改善脊椎活动功能,消除大脑疲劳,增大眼球的活动范围,增强眼部肌肉力量。适用于产后产妇并发头疼头晕、颈肩部劳损、失眠、视疲劳等症的康复。

(七) 第五式——摇头摆尾去心火

1. 调身预备式　同两手托天理三焦。

2. 动作要求(图7-8-18)

(1)左足向左侧横跨一大步,两足距离宽于肩,屈膝下蹲成马步,两手扶住大腿部,虎口朝内,两肘外撑。头和上体前俯,随即向左做弧形摇转,头与左膝、左脚尖呈一直线,同时臀部则相应向右摆动,右腿及右臂适当伸展,以辅助躯干的摇摆动作。

(2)复原,上体前俯,随即向右做弧形摇转,动作与左侧相同,唯方向相反。

(3)左右交替进行,反复练习7~8遍,腹式呼吸法,头和上体做侧向摇转时吸气,复原时呼气。

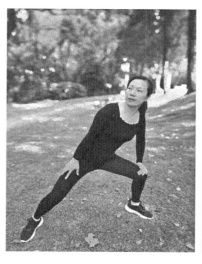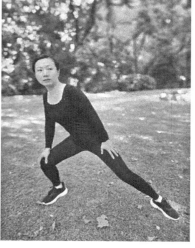

图7-8-18　摇头摆尾去心火左、右示例

3. 习练要领

（1）头和上体左右摇转，要和呼吸配合一致。

（2）两手不离膝关节，两足不离地面。

4. 康复作用

（1）"摇头摆尾去心火"动作是全身性动作，摇头摆臀、拧转腰胯，牵动全身，可清心泻火、宁心安神。同时，运动颈、腰椎关节，有助于产后产妇任、督、冲三脉经气运行，改善产妇肾-天癸-冲任-胞宫生殖轴失调症状。习练后可促进产后产妇腹痛以及心火亢盛所致的心烦、失眠、多梦、焦虑等症状的康复。

（2）侧弓步与马步的变化，可增强下肢肌肉力量，对产后产妇的腰酸膝软症状有康复作用。

（八）第六式——两手攀足固肾腰

1. 调身预备式　同两手托天理三焦。

2. 动作要求（图7-8-19）

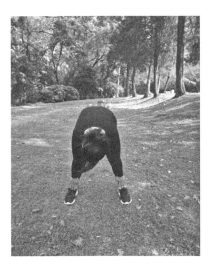

（1）两手腹前交叉，上举至头顶，掌心向上，上体略后仰，仰头。稍停片刻，躯干逐渐前俯，两手随上体前俯至足尖，手指攀握住两足尖，两膝关节伸直。

（2）上体慢慢抬起，同时两手沿着足外侧划弧至足跟，沿腿后膀胱经上行至腰部，按压肾俞穴，上体后仰、仰头。

（3）稍停，两手自然下落，成站立姿势，反复练习7～8遍，腹式呼吸法，身体后仰时吸气，身体前俯时呼气。

3. 习练要领

（1）身体前俯、后仰，主要是腰部活动，因此两膝关节要始终伸直，速度应缓慢而均匀，运动幅度要由小到大。

（2）后仰时以身体平衡稳固为原则，注意重心，以防摔倒。

4. 康复作用　"两手攀足固肾腰"动作可以充分舒展腰腹肌群，牵拉腿部后群肌肉。产后产妇坚持习练，可疏通带脉和任督二脉、壮腰健肾、明目醒脑，且能提高腰腿柔韧性，防止腰肌劳损和坐骨神经痛等。

图7-8-19　两手攀足固肾腰示例

5. 注意事项　产妇有心脑血管病史，或处于颈椎病发作期，视情况，可不弯腰附身，手不宜低于膝关节。

（九）第七式——攒拳怒目增气力

1. 调身预备式　同两手托天理三焦。

2. 动作要求（图7-8-20）

（1）左足向左横开一大步，两足距离宽于肩，屈膝下蹲成马步。两拳置于两腰际，拳心向上，两目平视前方。左拳向前用力冲击，拳心由向上变为向下；左拳收回至左腰际，右拳向前用力冲出，拳心由向上变为向下，螺旋直线用力，瞪眼怒目，吐气为短。

（2）右拳收回至右腰际，左拳向左侧用力冲出，拳心由向上变为向下；左拳收回至左腰际，右拳向右侧用力冲出，拳心由向上变为向下，螺旋直线用力，瞪眼怒目，吐气为短。

（3）腹式呼吸法，反复练习以上动作7～8遍，最后恢复成预备姿势。

3. 习练要领

（1）出拳由慢到快，体现"寸劲"与"螺旋直线用力"。

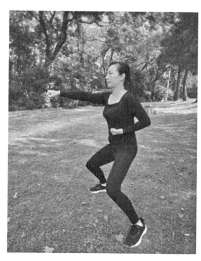
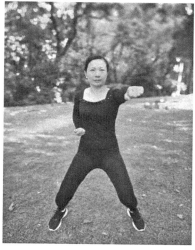

图 7-8-20　攒拳怒目增气力左、右示例

（2）足趾抓地，气沉丹田，脊柱正直，松腰沉胯，要与吐气、瞪眼怒目配合一致。

4. 康复作用　"攒拳怒目增气力"动作，可疏泄肝气，肝气条达，肝血充盈，则经脉得以濡养，筋骨强健。产后产妇坚持锻炼，可以促进产妇长期哺乳后的上肢远端腱鞘炎症状及颈肩痛的康复，改善下肢肌力；亦可改善产妇胸背及躯体肌肉力量与代谢循环水平，促进哺乳期产妇乳腺的代谢分泌功能。

（十）第八式——背后七颠百病消

1. 调身预备式　同两手托天理三焦。

2. 动作要求（图 7-8-21）

（1）两足跟同时提起，离开地面 3～6 cm，然后踮足，足趾抓地，两手掌面按于两侧腰部，上身保持正直，挺胸收腹，头向上顶，似全身向上做提举势，背部肌肉轻度紧张，同时吸气。

（2）背部肌肉放松，足跟轻轻下落，但不能落地，意念随之下落至足跟，同时呼气。

（3）腹式呼吸法，反复练习足跟提举、下落动作 10～12 遍，最后恢复成预备姿势。

3. 习练要领

（1）身体抖动要放松。

（2）足跟上提时，头要向上顶；足跟下落时，意念要下引至涌泉穴。

4. 康复作用　"背后七颠百病消"是功法收功动作，通过连续抖动，使产妇肌肉、内脏、脊柱的关节得到放松，并使浊气从脚底涌泉穴排除。所谓百病消，并非指单做"背后七颠"这一式，而是指长期坚持八段锦八式锻炼后，能达到防病祛病的康复养生作用。产后康复人群长期习练，能促进身心融合整体康复。

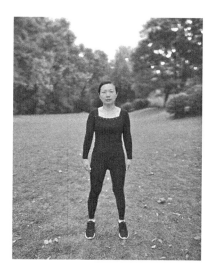

图 7-8-21　背后七颠百病消示例

四、五禽戏之"鸟戏"功法动作

（正常产妇产后及产褥期的中医养生运动锻炼"治未病"）

1. 功法特点 模仿飞鸟，神形兼备；动静结合，练养相兼，全身放松，意守丹田，呼吸均匀，形神合一。

2. 调身预备式 两脚平行站立，两臂自然下垂，两眼平视前方。

3. 动作要求（图7-8-22和图7-8-23）

（1）左式展飞 左脚向前迈进一步，右脚随之跟进半步，脚尖虚点地；同时两臂慢慢从身前抬起，掌心向下，与肩平时两臂向左右侧方平举，随之深吸气。右脚前进与左脚相并，两臂自侧方下落，掌心向下，同时下蹲，两臂在膝下相交，掌心向上，随之深呼气。

（2）右式展飞 同左式，左右相反运动方向。

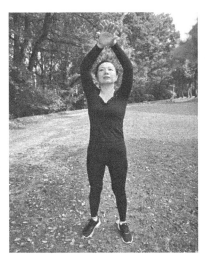 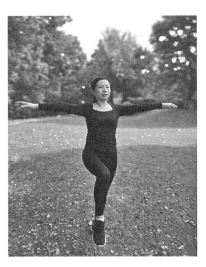

图7-8-22 展式示例　　　　　图7-8-23 飞式示例

4. 习练要领 练时应注意肩臂放松、动作柔和，两臂与身体的动作要协调，腹式呼吸法，同时要与呼吸密切配合，可左、右式循环练习。

5. 养生运动锻炼"治未病"的作用 "鸟戏"主肺，五行属金。能调畅气机、宽胸理气、疏肝解郁、行气止痛；产妇坚持习练，能优化心肺与脾胃功能，并改善焦虑症状，提高下肢力量与平衡能力；亦可调经通络，利于产后新生儿母乳喂养时的乳腺代谢分泌功能；又肺与大肠相表里，可促进产后产妇便秘症状的康复。

五、简化二十四式太极拳之"云手"功法动作

（正常产妇产后及产褥期的中医养生运动锻炼"治未病"）

1. 简化太极拳的特点 静心用意，呼吸自然，中正安舒，柔和缓慢，动作弧形，圆活完整，轻灵沉着，刚柔相济；身型、手型、步型、身法、手法、步法、腿法、眼法连贯协调，行云流水。

2. 调身预备式 两脚平行站立，两臂自然下垂，两眼平视前方。

3. 动作要求（图7-8-24）

（1）重心右移，身体右转，左脚尖内扣，左手掌经腹前，向右上划弧形至右肩前，高度平肩，手掌斜向

后,同时右手翻掌向外,手心向右前;眼看左手掌。

（2）身体左转,左移重心;左手由面前向左方运转,手掌转向左方;右手由右下经腹前,向左上划弧形至左肩前,高度平肩,手掌向后斜行;右脚靠近左脚,眼看右手掌。左右开步侧身,循环锻炼。

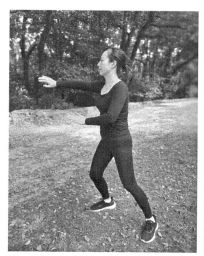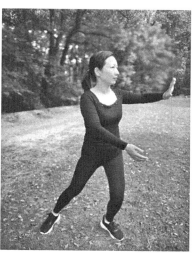

图 7-8-24　云手左、右示例

4. 习练要领　云手锻炼以腰脊为轴,两臂随腰而运转,双眼视线随左右手而移动。

5. 养生运动锻炼"治未病"的作用　"云手"动作能疏通经络,补益肺气,行气止痛,调达气机,改善产妇的脊柱（颈椎、腰椎）的微循环与软组织痉挛,调节产妇久坐、久卧状态,与"鸟戏"配合可促进便秘、抑郁与焦虑症状的康复。

六、明目功

（产后视疲劳及正常产妇产后及产褥期的中医养生运动锻炼"治未病"）

（一）引言

明目功历史悠久,是中国传统养生文化的优秀遗产,是中国生命哲学和传统医学理论的重要组成部分。从甲骨文时代至今,明目功法经过功法理论不断丰富,从最初的保护眼睛的简单思想和技术,已经发展到了新版《健身气功·明目功成人版》和《健身气功·明目功青少版》的问世。

为更好地保护全民的眼健康,弘扬中国优秀的传统养生文化,国家体育总局健身气功管理中心指导众多高等中医院校、医疗机构、科研单位和社会团体开展了"健身气功·明目功"的科学性、安全性和有效性的大量科学研究,取得了《健身气功·明目功》临床疗效的实证基础。

研究表明,成人版明目功注重从优化整体生命系统的角度,来突出明目的效果,具有动静结合、练形养气、柔韧舒缓、易学易练,操作灵活等特点,适合成人群体特别是久坐、久视的视频终端综合征人群习练。坚持成人版明目功锻炼具有缓解视疲劳、改善视力、调节眼局部组织功能、促进睡眠健康、优化整体身心状态等显著作用。青少版明目功在减缓学生视力下降、提高眼睛调节能力、降低近视眼屈光度、削弱眼调节滞后量、改善眼部血液循环供应和提升传统文化认知等方面作用明显。

随着线上工作与学习的普及,视疲劳普遍发生,对于产后及产褥期产妇而言,存在久卧、久坐、久视的状态,因而视疲劳是目前普遍常见的症状,值得关注。"十四五"期间《健身气功·明目功》将助力全民眼健康,造福大众。感怀新版《明目功》创编组的艰辛与历史担当。

（二）功法特点

1. 脏腑分纲，全面协调。
2. 五行相生，五轮相合。
3. 引气入目，突出明目。

（三）各节锻炼功法名称与动作要领

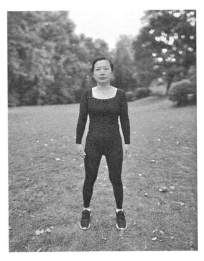

图 7-8-25　预备式示例

1. 调身、调息、调心预备式（图 7-8-25）　松静站立，两脚自然开立，与肩等宽，膝髋两关节微屈，含胸收腹，头项正直，两眼微闭，舌抵上腭，松肩坠肘，两臂松垂，掌心向股，目视前下方。意守丹田、意守眼部，导气下行，做慢、细、匀、长的自然呼吸或腹式呼吸 6～9 遍。本式是全功的基本姿势，其他各式均由此式起，再回归本式，以下简称"静立"。

2. 第一式——伸展乾坤舒木轮（图 7-8-26）　习练要领：静立，左脚开步，与肩同宽，而后，两臂侧起，屈臂 45°角时，两臂外旋，平举掌心向上，两掌于头顶上方相合，五指向上，同时提踵（产妇视身体情况可不提踵），目视远方。动作稍停，两脚跟缓慢下落，同时仰面上视，目光落在相合的两手掌掌根，之后，松肩坠肘落臂，手掌劳宫穴下落至与两眼水平时，掌心向内，覆于眼部，距离眼部约 5 cm，以劳宫穴对应眼球部位，双目微闭，稍停顿。而后，两掌贴面部逐渐下落相合，在身体前正中线下滑至膻中穴时，两掌打开，贴于期门穴处，掌根沿腋中线向下推摩，经过髋关节，两臂自然下垂于体侧，重复动作 3 遍，目视前下方，并步静立。

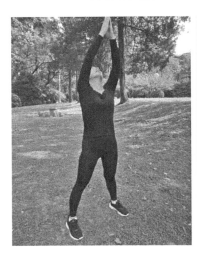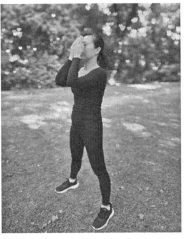

图 7-8-26　第一式——伸展乾坤舒木轮示例

3. 第二式——左右引臂运火轮（图 7-8-27）　习练要领：静立，左脚开步，与肩同宽，而后，两臂由体侧向前抬起，掌心相对，掌根平脐时合掌，五指向前，立腕，劳宫穴与膻中穴同高，大鱼际距胸 10 cm，然后向正前方伸直手臂，目视前下方；以腰带动手臂向左转体，水平划弧，同时，以右手中指为主，沿左臂内侧中线缓慢滑过，左臂将完成划弧 180°时，右手中指点按膻中穴，继续转体至 180°，同时右手握拳、中指点按劳宫穴，眼随手动，目光由深远处拉近到小指根部。而后，松肩坠肘，胸前合掌，膻中穴处两掌分开，缓慢下垂于体侧，并步静立，目视前下方。左、右式动作相同，方向相反，各做 1 次。

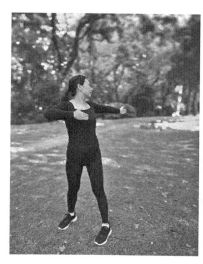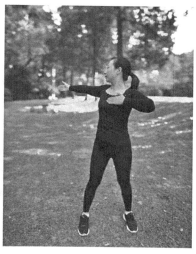

图 7-8-27　第二式——左右引臂运火轮左、右示例

4. 第三式——环臂转睛培土轮(图 7-8-28)　习练要领:静立,左脚开步,与肩同宽,而后,双膝微屈,右手握固向后划弧,右手背贴在命门穴,同时左手内旋向前划弧至体前正中线上,变为剑指,指尖向下、手心向内,腕关节与神阙穴同高,距离腹壁约 20 cm,左手以垂腕姿势沿体前中线逐渐提起,至额前上方时,左腕内旋翻转,剑指向右,手心向前上方,而后左手以"坐腕"(指尖朝上)姿势从左上方向左侧落下,左手下落的同时双膝逐渐屈曲下蹲成高马步,此即手落身落。左手落至前正中线、腕与神阙穴平时,手腕内旋至腕背转向右侧,剑指向下,以垂腕姿势自身体右侧上提划弧至额前上方,两腿逐渐伸直,此即手起身起。头部保持中正,目随手转,稍后,松肩坠肘,并步静立,目视前下方。左、右式动作相同,方向相反,开左步左臂划 3 圈,开右步右臂划 3 圈,共 6 圈。

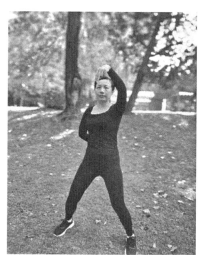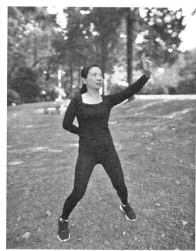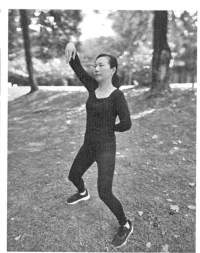

图 7-8-28　第三式——环臂转睛培土轮左、右示例

5. 第四式——丹田开合调金轮(图 7-8-29)　习练要领:静立,左脚开步,与肩同宽,而后,屈膝成高马步,屈肘抬臂,两掌与神阙穴同高,五指向前、掌心相对,掌间距约 20 cm,掌根与腹部相距约 15 cm,松肩、坠肘、松腕,目视前下方;两膝缓慢伸直,同时两臂外展约 60°,胸前膻中穴等高处分掌,而后,屈膝成高马步,重心下落,同时,两掌相合至间距 20 cm,与神阙穴同高,五指向前,掌根与腹部相距 15 cm,目视前下方,一开一合为 1 遍,共做 3 遍。稍后两膝缓慢伸直,同时相合的手掌抬起至眼部,以两掌大鱼际

221

侧缘的最高点贴向目内眦,再向下轻摩至四白穴,再环绕向上经过太阳穴、攒竹穴,两手鱼际合于印堂穴,止于目内眦。重复摩运3圈。轻摩完毕,两手分别沿鼻旁、口角旁下离开面部,逐渐落向体侧,松肩坠肘,并步静立,目视前下方。左、右式动作相同,方向相反,开左步做1遍,开右步做1遍,共做2遍。

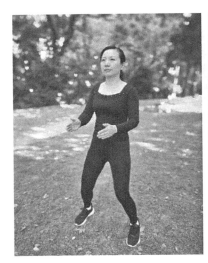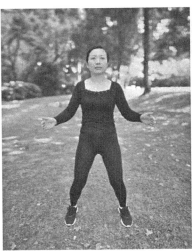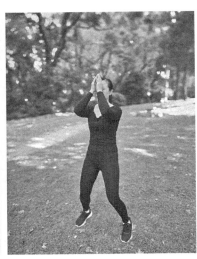

图7-8-29　第四式——丹田开合调金轮示例

6. 第五式——推掌抚耳润水轮(图7-8-30) 习练要领:静立,左脚开步,与肩同宽,而后,向左转体90°。同时,前后抬臂至水平,腕关节与肩同高,肘关节微屈,垂腕,目视左手方向,手腕伸直外旋,转掌心向上,身体缓慢转正,带动左臂屈肘内收,左掌向内收至耳根处,立掌向前方推出至前正中线,肘关节微屈,掌心斜向前,劳宫穴与膻中穴同高。同时,右手握固收回腰间,位于髂棘上方,拳心向上。同时,屈膝下蹲成高马步,力贯于左臂,虎视前方,腰间握固之手用力紧握,动作稍停。一左一右为1遍,共做3遍。3遍完成后,右掌变握固收至腰间,拳心向上,并步站立,同时两拳变掌,落于体侧,而后两臂外展,抬至45°时,两臂外旋,与肩同高,掌心向上,两手在头顶上方环抱。然后,两掌沿体前正中线下落,至与小腹同高时,两掌分开,自然垂于体侧,松肩坠肘,并步静立,目视前下方。

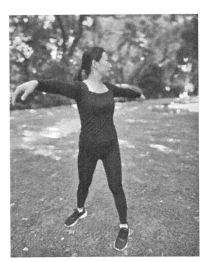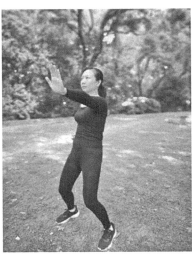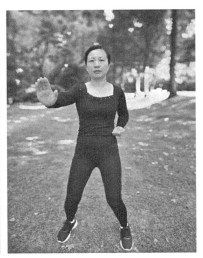

图7-8-30　第五式——推掌抚耳润水轮左、右示例

7. 第六式——点穴鸣鼓和五轮(图7-8-31) 习练要领:静立,左脚开步,与肩同宽,两膝微屈,两臂由体侧划弧至体前正中线,掌背相对,掌心向外,五指向下,与脐同高,目视前下方。而后,两手沿体前

正中线向上提起,腕关节与膻中穴同高时,松肩坠肘,翻腕至掌心向面,两掌尺侧相并,腕关节与肩同高,四指并拢微屈,两目微闭,用中指指腹点按睛明穴、攒竹穴、鱼腰穴、瞳子髎穴、承泣穴,每个穴位共点按6次,可默念"1、2、3、4、5、6"。当两手中指指腹贴皮肤由承泣穴滑向翳明穴时,眼睛慢慢睁开,同法点按翳明穴、同法点按风池穴,点按之后,鸣天鼓1次,再叩齿6次。两掌轻轻压按耳朵,迅速放开。两手下滑,胸前合掌,掌根与膻中穴同高,距离胸壁约10 cm,目视前下方。

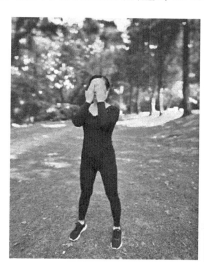 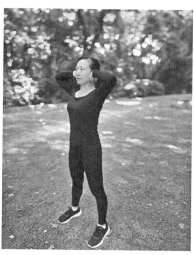

图7-8-31　第六式——点穴鸣鼓和五轮示例

8. 收势(图7-8-32)　习练要领:两掌分开,自然垂于体侧,松肩坠肘,并步静立,目视前下方。同时,由掌心相对旋转至虎口交叉,两掌相叠于神阙穴,男性左手在内,女性右手在内。舌在口内先顺后逆转动各6圈(亦为龙搅海)鼓漱6次,分3次吞津。然后脚趾抓地3次。而后两掌分开,自然垂于体侧,松肩坠肘,并步静立,目视前方。

(四) 康复养生作用

明目功有利于促进产后产妇因久卧、久坐、久视而发生的视疲劳(不耐久视、暂时性视物模糊、眼部灼热、发痒、胀痛、流泪、头痛、头晕、记忆力减退、失眠等)等身心综合症状的整体化康复。对正常产褥期产妇亦有明目安神、优化调节产妇久卧、久坐、久视体质的"治未病"养生康复作用。

（刘叶兰　景　涛）

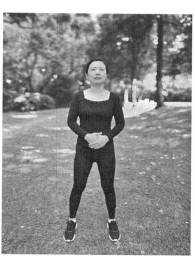

图7-8-32　收势

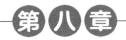

产褥期常见问题的中医康复

第一节 产后及产褥期体质改变与常见症状的中医评估与康复

一、产后及产褥期体质改变的病因病机概要

产后及产褥期产妇的胞宫瘀滞,百脉亏虚,呈现多虚多瘀之特点,疾病发生易于传变,中医辨证论治与康复中应予以重视。

(一)病因

1. 热、寒、湿邪

(1)热邪 常见产褥期室内温度较高,或者产妇穿衣过多,致散热困难。热邪易耗气伤津,损伤正气,热扰神明,津液亏乏,故出现机能减退之证;热邪易生风动血,所谓"热极生风",可出现抽搐;热邪有外热、内热之分。

(2)寒邪 一般与产褥期室内的温度较低有关。寒邪凝滞,易使气血阻滞不通,寒邪也有外寒、内寒之分。

(3)湿邪 其性黏滞,患部重着,病情缠绵;湿性趋下,易袭阴位。湿邪也有外湿、内湿之分。外湿多与气候环境有关,如气候潮湿,产后久居湿地等。内湿,又称湿浊内生,主要是由脾的运化和输布津液的功能下降引起的水湿痰浊在体内蓄积停滞致病。

2. 情志因素 良好的心理素质和平静的心理状态在疾病的发生、发展和转归上的积极作用,已越来越为人们所认识。中医七情学说阐明了心身统一的整体观,并较客观地、科学地反映了情志与心身的辩证关系及情志致病的相对性和个体差异。情志因素导致产后妇科病,以怒、思、忧、悲较为常见,如产后抑郁、脏躁等。

3. 生活因素

(1)房事所伤 包括房劳多产、房事不禁等方面。

(2)饮食失宜 包括饮食不节(过饥、过饱)、饮食不洁、偏嗜等,可导致脏腑功能失常。

(3)劳逸失常 妇女在月经期、孕期、产褥期特别要注意劳逸结合。《素问·举痛论》曰:"劳则气耗,逸则气滞。"孕期过劳可致流产、早产,产后过劳可导致恶露不绝、缺乳和子宫脱垂。过于安逸又影响气血的运行,发生难产、产后郁症。

(4)跌仆损伤 如撞伤腰腹部,多次手术、术后创伤可直接损伤子宫、胞脉、胞络。

（5）作息紊乱　经常夜生活影响生物钟的调节,因此,良好的生活习惯,对防治产后妇科病有重要意义。

4. 体质因素　产妇的体质受之于父母,形成于胎儿期。体质因素实际上对某些致病因素存在易感性的倾向性。明代张景岳称之为"禀赋"。到清代的《通俗伤寒论》才出现"体质"一词。历代中医学已经认识到体质受之于先天父母,并受后天影响,孕产妇的体质因素又可影响后代。

（二）病机

1. 脏腑功能失常　人体脏腑生理功能的紊乱和脏腑失调,均可导致妇产科疾病,其中关系最密切的是肾、肝、脾三脏。

（1）肾的病机　肾藏精、主生殖,胞络系于肾。若先天肾气不足或房劳多产,导致肾的功能失常,冲任损伤,肾气虚损,致发生产后诸症。

（2）肝的病机　肝藏血,主疏泄。性喜条达,恶抑郁。妇人以血为基本,若平素忧郁,或七情内伤,或他脏病变伤及肝木,则肝的功能失常,表现为肝气郁结、肝郁化火、肝经湿热、肝风内动等,影响冲任,导致产后诸症。

（3）脾的病机　脾为后天之本,气血生化之源,脾主中气而统血。脾的功能失常,主要是脾失健运、脾失统摄及脾虚下陷,亦可导致产后诸症。

（4）心的病机　"心主神明、心主血脉",胞脉者属心而络于胞中。若忧愁思虑,积郁化火,扰乱心神,心气不得下通于肾,胞脉闭阻,产后可出现脏躁、失眠、排尿困难等。

（5）肺的病机　肺主气、主肃降,朝百脉而输精微,通调水道。若肺失宣降、不能通调水道,肺与大肠相表里,可引起产后便秘等。

2. 气血失调　妇女经、孕、产、乳的生理活动均以血为本又需耗血,致使机体处于血常不足,相对气常有余的状态。产后常见气分病机有:气虚、气滞、气逆、气陷之分。产后常见血分病机有:血瘀、血热、血虚、血寒的不同。

3. 冲、任、督、带脉损伤　《诸病源候论》强调了冲脉、任脉和胞内损伤的妇科病机。冲、任、督、带脉损伤的常见病机是冲任损伤、督脉虚损和带脉失约。

（1）冲任损伤　任通冲盛才有正常的月经与妊娠,冲任损伤亦可导致产后诸疾。

（2）督脉虚损　督脉与心、肝、肾关系密切,督脉虚损及失调可见女子不孕及产后腰膝、足跟疼痛。

（3）带脉失约　从循行路径看,带脉束腰一周,约束诸经,横行之带脉与纵行之冲、任、督脉间接相通并下系胞宫,故带脉失约可导致产后子宫脱垂等。

4. 胞宫、胞脉、胞络受损　胞宫或子宫、胞脉、胞络受损的病机,主要有手术创伤、形质异常、藏泻失司,可发生产后腹痛、恶露不尽等。

5. 肾-天癸-冲任-胞宫生殖轴失调　中医学认为,妇女的肾-天癸-冲任-胞宫生殖轴,必为肾主导,通过冲任的通盛,督带的调约,由天癸调节。在胞宫主司下由子宫表现出经、带、胎、产的生理活动。其中任何一个环节障碍,尤其是"五脏之伤,穷必及肾"时,都会引起生殖轴功能失调,发生闭经、不孕症及产后诸症等。所以,肾-天癸-冲任-胞宫生殖轴的失调,是妇产科孕、产期疾病总体的发病机理。

中医学认为,妇女产后疾病的病机是错综复杂的,与妊娠期病机的脏腑功能失常、肾-天癸-冲任-胞宫生殖轴失调亦密切相关,这也体现了中医学整体观念的特点。

二、产后及产褥期特殊阶段的饮食宜忌与平素体质的饮食调摄养生

（一）饮食适宜与忌口

产妇产后气血亏虚或瘀血内停,同时还要以乳汁喂养婴儿。因此,产后饮食应以平补气血,尤以滋

阴养血为主,宜进食甘平类粮食、肉蛋类食品;忌食辛燥伤阴、发物、寒性生冷食物。

正如《饮膳正要》所曰:"母勿太寒乳之,母勿太热乳之……乳母忌食寒凉发病之物。"《保婴家秘》曰:"乳子之母当节饮食,慎七情,调元气,养太和。益母强则子强,母病则子病,故保婴者必先保母。"

(二) 平素不同体质的饮食调摄养生

中医学的"体质学说"对产妇饮食调摄与药膳施治有指导作用,是中医学"三因制宜"原则的具体运用,充分体现了中医学"因人而异"的辨治特点。由于产妇平素的体质、生活习惯、性别、年龄的不同,饮食调摄与组方施膳也应不同。

依据中医学"体质学说"理论,产后产妇平素体质可分为:平和体质、气虚体质、阳虚体质、阴虚体质、痰湿体质、湿热体质、瘀血体质、气郁体质、特禀体质九种。

1. 产妇平和体质

平素体质特点:体态均匀健壮,性格开朗,对疾病抵抗能力强,对气候冷热变化能够适应。

饮食调摄注意:不偏食,保持膳食平衡。可常食粳米(大米)、小麦、荠菜、胡萝卜、木耳、鹅肉、苹果、枇杷等。有食物过敏史的产妇,需视情况,适当选择后食用调摄。

2. 产妇气虚体质

平素体质特点:形体消瘦或偏胖,怕风、冷,面色苍白,体倦乏力,语声低沉。

饮食调摄注意:可常食粳米、糯米、小米、黄米、大麦、山药、红薯、莜麦、马铃薯、胡萝卜、香菇、豆腐、鹌鹑、鸡肉、鹅肉、青鱼、鲢鱼、黄鱼。有食物过敏史的产妇,需视情况,适当选择后食用调摄。

3. 产妇阳虚体质

平素体质特点:形体白胖或面色淡白无华、平素怕寒喜暖、四肢倦怠等。

饮食调摄注意:多食有温阳作用的食物,如虾、韭菜、羊肉、带鱼、大葱、生姜、核桃、栗子等。有食物过敏史的产妇,需视情况,适当选择后食用调摄。

4. 产妇阴虚体质

平素体质特点:消瘦、面色红、口燥咽干、心中易烦、性情较急躁、不耐春夏、多喜冷饮。

饮食调摄注意:宜清淡,远肥腻厚味、燥烈之品。可多吃些绿豆、芝麻、糯米、乌贼、海参、鲍鱼、鸭肉、猪皮、豆腐、牛奶、甘蔗等性寒凉食物,对于葱、姜、蒜、韭、辣椒等辛味之品则应少吃。有食物过敏史的产妇,需视情况,适当选择后食用调摄。

5. 产妇痰湿体质

平素体质特点:嗜食肥甘,形体肥胖,神倦、懒动、嗜睡。

饮食调摄注意:少食肥甘厚味、酒类,且勿过饱。多吃些蔬菜、水果,尤其是一些具有健脾利湿作用的食物,如芋头、薏苡仁、玉米、山药。有食物过敏史的产妇,需视情况,适当选择后食用调摄。

6. 产妇湿热体质

平素体质特点:表现为偏胖,油性皮肤,不耐湿热环境。

饮食调摄注意:应该不饮酒,可选择食物有薏苡仁、蚕豆、绿豆、茯苓、莲子、赤小豆、鸭肉、鲫鱼、芹菜、冬瓜、黄瓜、莲藕、空心菜等,减少辛辣食物,少食牛肉和羊肉。有食物过敏史的产妇,需视情况,适当选择后食用调摄。

7. 产妇瘀血体质

平素体质特点:面色及皮肤晦滞,口唇色暗,眼眶暗黑,口唇青紫。

饮食调摄注意:可常食山楂、桃仁、油菜、黄豆、黑大豆、香菇等具有活血祛瘀作用的食物,醋亦可多吃。有食物过敏史的产妇,需视情况,适当选择后食用调摄。

8. 产妇气郁体质

平素体质特点:形体消瘦或偏胖,面色苍暗或萎黄,平素性情急躁易怒,易于激动,或忧郁寡欢,胸闷不舒,头痛眩晕。

饮食调摄注意:可少量饮酒,以活动血脉,提高情绪。多食一些能行气的食物,如大蒜、苦瓜、丝瓜、蘑菇、柑橘、荞麦、萝卜、洋葱、刀豆、萝卜、海带等。有食物过敏史的产妇,需视情况,适当选择后食用调摄。

9. 产妇特禀体质

平素体质特点:多具有生理缺陷、过敏反应等。

饮食调摄注意:饮食应清淡,根据情况而定,禁忌辛辣、油腻、生冷食物及高蛋白食物,如牛肉、羊肉、海产品等。有食物过敏史的产妇,需视情况,适当选择后食用调摄。

三、产后及产褥期常见症状的中医评估(四诊合参辨证论治)与康复

产后常见症状的辨证论治应用四诊采集病史、体征资料,进行八纲、脏腑、气血辨证之时,还须根据产后的生理、病因病机特点进行"三审",即先审小腹痛与不痛,以辨有无恶露停滞;次审大便通与不通,以验津液的盛衰;再审乳汁的行与不行和饮食多少,以察胃气的强弱。

产后诸症常见元气受损、多虚多瘀的生理特点,应当遵循"勿拘于产后,亦勿忘于产后"的原则,结合病情进行辨证论治。同时还应根据病证,了解产妇体质。必要时配合妇产科检查及相应的实验室检查、辅助检查进行中西医结合全面综合的分析,才能作出正确的诊断。

康复治疗师需要在执业医师的指导监督下,在合法医疗机构内进行下列中医医疗范围的操作。注意保护产妇的隐私,符合医学伦理学要求与赫尔辛基宣言。

(一)产后腹痛的中医评估与康复

产妇在产褥期内,发生与分娩或产褥有关的小腹疼痛,称为产后腹痛,本病以新生产妇产后较为常见。

孕妇分娩后,由于子宫的缩复作用,小腹呈阵阵作痛,于产后1~2天出现,持续2~3天自然消失,西医学称"宫缩痛",属生理现象,一般不需治疗。若腹痛阵阵加剧,难以忍受,或腹痛绵绵,疼痛不已,影响产妇的康复,则为病态,应予治疗。

产后腹痛始载于汉代《金匮要略·产后病脉证治》,篇中共三条证治,指出了产后腹痛证分血虚里寒、气血郁滞、瘀血内结虚实不同的治疗方法。其所创当归生姜羊肉汤为后世医家所沿用。

1. 病因病机　本病主要病机是气血运行不畅,不通则痛或不荣则痛。产后腹痛的发生与新产后子宫缩复及产妇身体状态密切相关。

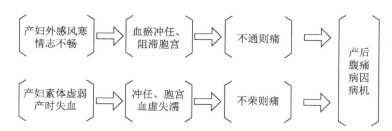

图 8-1-1　产后腹痛的病因病机

2. 辨证论治与食疗药膳　产后腹痛辨证以腹痛的性质,恶露的量、色、质、气味的变化为主,结合兼症、舌与脉辨其虚实。实者通而调之,虚者补而调之,促使气充血畅,胞脉流通则腹痛自除。若经检查有

胎盘、胎膜残留者,可以手术清除宫腔滞留的内容物。

(1)气血两虚证

主要证候:产后小腹隐隐作痛数日不止,喜按喜揉,恶露量少,色淡红,质稀无块;舌质淡,苔薄白,脉细弱;面色苍白,头晕眼花,心悸怔忡,大便干结。

治法:补血益气,缓急止痛。

方药:当归生姜羊肉汤(《金匮要略·产后病脉证治》)。

食疗药膳:养血止痛粥,黄芪20 g,白芍15 g,泽兰15 g,当归10 g,粳米90 g,红糖适量。将前4味水煎20分钟,去渣留汁,放入粳米煮粥,将熟加入适量红糖即可食用。

(2)瘀滞子宫证

主要证候:产后小腹疼痛,拒按,得热痛缓;恶露量少,涩滞不畅,色紫黯有块,块下痛减;舌质紫黯,脉沉紧或弦涩;面色青白,四肢不温,或伴胸胁胀痛。

治法:活血化瘀,温经止痛。

方药:生化汤(《傅青主女科》)加丹参、丹皮、益母草。

食疗药膳:化瘀止痛粥,桃仁10 g,薤白12 g,丹参20 g,香附10 g,粳米100 g,红糖适量。将前4味煎沸20分钟,去渣留汁,放入粳米,加少许红糖,煮成粥后食用。

3. 其他疗法

(1)针灸:穴位取气海、关元、三阴交、合谷、足三里、膈俞等。

(2)中成药:复方阿胶口服液。适用于血虚证,每次20 mL,口服,每天2~3次。

(3)外治法:食盐500 g,小茴香30 g,共炒热,装布袋,适温后,熨小腹。

4. 中医传统康复养生运动疗法

(1)六字诀运动疗法:循序渐进运动锻炼,六字分别是"呬、吹、嘘、呵、呼、嘻"。重点锻炼"呬、吹、嘘"字诀。重视功法锻炼的预备式、发音、口型、呼吸法、调息,每天可锻炼3~5次整套动作,每次锻炼整套动作5分钟左右,视身体情况,可以坐立或者平卧锻炼,亦可选择进行三线放松功法、休息式站桩进行练习。

(2)五禽戏"鸟戏"运动疗法:左式、右式,每天2~3次,每次3分钟左右,循序渐进,视身体情况,可以坐立锻炼。

(3)简化二十四式太极拳"云手"运动疗法:左云手、右云手,每天1~3次,每次8分钟左右,循序渐进,视身体情况,可以坐立锻炼。

(二)产后身痛的中医评估与康复

产妇在产褥期内,出现肢体或关节疼痛、麻木、酸楚、重着者,称为"产后身痛",又称为"产后痹证""产后痛风"等。西医学产褥期类风湿引起的关节痛、多发性肌炎、产后血栓性静脉炎、产后坐骨神经痛出现类似症状者,可与本病互参。

产后身痛首见于宋代《当归堂医从·产育宝庆集》所云"产后遍身疼痛",并指出本病的病因为气弱血滞,且创立"趁痛散"以疗之。清代《医宗金鉴·妇科心法要诀》概括本病病因主要有血虚、外感与血瘀。这些理论至今对产后身痛的中医临床仍有指导意义。

1. 病因病机 本病的发病机理,主要是产后气血虚弱,四肢百骸及经脉失养或风寒湿邪乘虚而入,稽留关节、经络所致;或产后发热后,气血不足,元气亏损,耗伤肾气,风、寒、湿邪乘虚而入,使气血凝滞,经络阻滞而致产后身痛。常见病因有血虚、风寒、血瘀、肾虚。

2. 辨证论治 本病辨证以疼痛的部位、性质为主要依据,结合兼证与舌脉。本病以内伤气血为主,而兼风寒湿瘀,临床表现往往本虚标实。治疗当以养血益气补肾为主,兼活血通络祛风止痛。

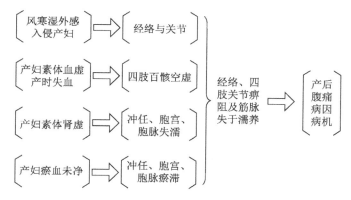

图 8-1-2 产后身痛的病因病机

（1）血虚证

主要证候：产后遍身关节酸疼，肢体麻木；舌淡苔薄；脉细弱；面色萎黄，头晕心悸。

治法：补血益气，活血通络。

方药：黄芪桂枝五物汤（《金匮要略》）加丹参、当归、鸡血藤等。

（2）风寒证

主要证候：产后肢体关节疼痛，或痛无定处，或冷痛剧烈，或关节肿胀，麻木，重着；舌淡苔薄白，脉濡细；伴恶寒怕风，屈伸不利。

治法：养血祛风，散寒除湿。

方药：独活寄生汤（《备急千金要方》）常用独活、桑寄生、防风、当归、杜仲、川芎、干地黄、细辛、牛膝等。

（3）血瘀证

主要证候：产后身痛，尤见下肢疼痛、麻木、重着、肿胀明显，屈伸不利，小腿压痛；舌黯，苔白，脉弦涩；恶露量少，色紫黯夹血块；小腹疼痛，拒按。

治法：通络止痛，养血活血。

方药：身痛逐瘀汤（《医林改错》）加毛冬青、益母草、木瓜忍冬藤等。

（4）肾虚证

主要证候：产后腰膝、足跟疼痛，头晕耳鸣；舌淡黯，脉沉细弦；夜尿频繁。

治法：补肾通络，温经止痛。

方药：养荣壮肾汤（《叶氏女科证治》）加熟地黄、秦艽等。

3. 其他疗法 针灸：上肢穴位取合谷、内关、曲池；下肢穴位取环跳、足三里、三阴交；虚证用补法，寒证用隔姜灸法，以温通血脉，散寒除湿。

4. 中医传统康复养生运动疗法

（1）站桩与放松功运动疗法：自然式站桩、三线放松功法、三环式站桩、三焦运气桩、三心并站桩、休息式站桩，循序渐进运动锻炼，重视姿势、呼吸、意念、锻炼要领，每天可锻炼 3～5 次，每次选择 2～3 套站桩功法锻炼，每一整套动作 5 分钟左右，视身体情况，可以坐立或者平卧锻炼。

（2）五禽戏"鸟戏"运动疗法：左式、右式，每天 2～3 次，每次 3 分钟左右，循序渐进，视身体情况，可以坐立锻炼。

（3）简化二十四式太极拳"云手"运动疗法：左云手、右云手，每天 1～3 次，每次 8 分钟左右，循序渐进，视身体情况，可以坐立锻炼。

（三）产后汗症的中医评估与康复

产后汗证包括产后自汗和产后盗汗两种。产妇于产后出现涔涔汗出，持续不止者，称为"产后自汗"；若寐中汗出湿衣，醒来即止者，称为"产后盗汗"。自汗、盗汗均是以产后及产褥期内汗出过多，日久不止为特点，统称为产后汗证。

一些产妇产后汗出较平时为多，在进食、活动后或睡眠时为著，此因产后腠理不密、气血骤虚所致，可在数天后营卫自调而缓解，不视为病症。

1. 病因病机　本病主要病机为产后耗气伤血，气虚卫表不固，阴虚内热迫汗外出。气虚、阴虚为主因。

（1）气虚　素体虚弱，复因产时伤气耗血，气虚益甚，卫表不固，腠理不实，阴津外泄，自汗不止。

（2）阴虚　营阴素亏，产后失血伤津，阴血益虚，阴虚内热，寐时迫津外泄，致令盗汗，醒后卫表充于腠理，实皮毛而汗自止。

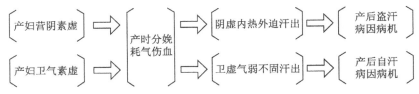

图 8-1-3　产后汗症的病因病机

2. 辨证论治

（1）气虚自汗证

主要证候：产后汗出过多，不能自止，动则加剧；舌质淡，苔薄白，脉细弱；时有恶风身冷，气短懒言，面色㿠白，倦怠乏力。

治法：益气和营，固表止汗。

方药：黄芪汤（《济阴纲目》）。常用黄芪、防风、白术、煅牡蛎、熟地黄等。

（2）阴虚盗汗证

主要证候：产后睡中汗出，甚则湿透衣衫，醒后即止；舌质红苔少，脉细数；面色潮红，头晕耳鸣，口燥咽干，渴不思饮，或五心烦热，腰膝酸软。

治法：益气养阴，生津敛汗。

方药：生脉散（《内外伤辨惑论》）。常用人参、五味子、麦冬等。

3. 其他疗法

（1）中成药

补中益气丸：固表止汗，补中益气。每次 1 丸，每天 1～3 次，温水送服。

大补阴丸：补虚正汗，滋阴降火。每次 1～2 丸，每天 1～3 次，温水送服。

（2）外治法

中药敷脐：以五味子、五倍子研末后，加水少许，搅拌成糊状，敷于脐部并固定。

4. 中医传统康复养生运动疗法

（1）六字诀运动疗法：循序渐进运动锻炼，六字分别是"呬、吹、嘘、呵、呼、嘻"。重视功法锻炼的预备式、发音、口型、呼吸法、调息，每天可锻炼 2～3 次整套动作，每次锻炼整套动作 5 分钟左右，视身体情况，可以坐立或者平卧锻炼。

（2）站桩与放松功运动疗法：自然式站桩、三线放松功法、三环式站桩、三焦运气桩、三心并站桩、休息式站桩，循序渐进运动锻炼，重视姿势、呼吸、意念、锻炼要领，每天可锻炼 1～3 次，每次选择 2～3 套站桩功法锻炼，每一整套动作 5 分钟左右，视身体情况，可以坐立或者平卧锻炼。

（3）五禽戏"鸟戏"运动疗法：左式、右式，每天 2～3 次，每次 3 分钟左右，循序渐进，视身体情况，可以坐立锻炼。

（4）简化二十四式太极拳"云手"运动疗法：左云手、右云手，每天 1～3 次，每次 8 分钟左右，循序渐进，视身体情况，可以坐立锻炼。

（四）产后便秘的中医评估与康复

产后大便艰涩，或数日不解，难以解出，或排便时干燥疼痛，称为"产后便秘"。属新生产妇常见的三病之一，早在《金匮要略·妇人产后病脉证并治》已有记载。

现代妇产科学认为，"产后便秘"的原因主要包括三个方面：①盆底肌肉与腹肌松弛导致的便秘。孕期导致部分肌纤维断裂，进而影响盆底肌肉与腹肌的肌张力，使腹压不足。②产褥期活动量大幅下降导致的便秘。产后及产褥期长时间卧床休息，运动量减少，肠蠕动相应地减弱，影响排便。③缺乏纤维素导致的便秘。产后及产褥期，经常进食肉类，这样便会缺乏纤维素食物，体内特别缺少粗纤维，肉类饮食结构减弱了对消化道的机械刺激，肠蠕动减弱，出现排便困难。

1. 病因病机　由于分娩产后营血骤虚，津液亏耗，不能濡润肠道，以致肠燥便难；或阴虚火盛，内灼津液，津少液亏，肠道失于滋润，传导不利，则大便燥结。

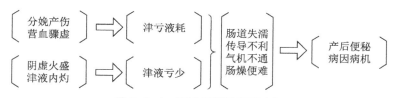

图 8-1-4　产后便秘的病因病机

2. 辨证论治　本病特点是分娩后排便困难，一般饮食如常，且无腹痛、呕吐等兼症。与其他疾病引起的便秘有别。

主要证候：可见产后大便干燥，数日不解，或解时艰涩难下，但腹无胀痛，饮食如常。舌淡苔薄，脉虚而涩，面色萎黄，皮肤不润。

治法：养血润燥。

方药：四物汤（《太平惠民和剂局方》）。可加肉苁蓉、柏子仁、生首乌、火麻仁。

3. 食疗　合理的饮食搭配是改善便秘的关键，产后及产褥期便秘的产妇，在没有食物过敏史的前提下，可以适当选用下列 6 种食物。

（1）熟香蕉：香蕉富含膳食纤维，对润肠通便可以起到很好的作用。

（2）核桃：核桃仁富含脂肪、碳水化合物、蛋白质、铁、磷、核黄、β胡萝卜素等，具有润肠通便的功效。适量食用，效果更佳，且安全无副作用。

（3）柚子：中、晚饭后，适量食用半个或 1 个柚子，有助于排便通畅。

（4）甘薯：味甘性温，有健胃益气之功效，可滑肠通便。甘薯内含有丰富的纤维素，能吸收肠中水分，增加大便的体积，从而起到通便的作用。

（5）糙米：糙米中富含淀粉、蛋白质、纤维素、维生素 B、维生素 A、维生素 E、铁、钙以及磷等矿物质，其中丰富的纤维素对排便具有良好的效果。

（6）苹果：苹果富含果胶，果胶是一种水溶性食物纤维，可活化肠内有用的细菌、保护肠壁、调整胃肠功能，可有效地清理肠道，预防并改善便秘。

4. 中医传统康复养生运动疗法

（1）八段锦运动疗法：循序渐进运动锻炼，重点练习功法动作，如第三式——调理脾胃须单举、第四式——五劳七伤往后瞧、第五式——摇头摆尾去心火。每天锻炼2～3次整套动作,每次锻炼整套动作8分钟左右,或者3～5次重点练习功法动作,视身体情况,可以坐立锻炼。

(2)五禽戏"鸟戏"运动疗法:左式、右式,每天2～3次,每次3分钟左右,循序渐进,视身体情况,可以坐立锻炼。

(3)简化二十四式太极拳"云手"运动疗法:左云手、右云手,每天1～3次,每次8分钟左右,循序渐进,视身体情况,可以坐立锻炼。

5. 平素调摄养生 产褥期很长,如果有便秘,要及时采取措施,不可以长时间卧床,产后尽量多活动,有效地改善胃肠的蠕动。平素多饮水,早晨起床以后饮用适量的白开水;每天的饮食粗细搭配,多吃新鲜蔬菜和水果,如芹菜、韭菜、大枣、胡桃、芝麻等;保持愉快的心情,避免精神紧张,影响排便功能。

(景 涛)

第二节　产后及产褥期视疲劳的临床概要及中医评估与康复

一、视疲劳的定义与发生

(一)视疲劳的定义

视疲劳即由于各种病因使得人眼视物时超过其视觉功能所能承载的负荷,导致用眼后出现视觉障碍、眼部不适或伴有全身症状等,以致不能正常进行视作业的一组症候群。视疲劳以患者主观症状为主,眼或者全身因素与精神心理因素相互交织,因此,它并非独立的眼病。

(二)视疲劳的发生

随着视频终端"线上教学"的广泛兴起,超负荷视觉使用的不同人群,包括产后及产褥期的产妇在内,均存在不同程度的眼睛干涩、胀痛及视物模糊等"视疲劳"症状。调查研究表明,目前普通人群中"视疲劳"症状发生率较高,主要症状包括眼部不适症状、视觉症状及全身症状。其中"眼部不舒服(13.28%)"和"眼部干涩(16.26%)"最常见,年龄以及近距离长时间用眼是影响视疲劳的重要因素。

由于病因不同,视疲劳的类型也很多。视疲劳的病因主要归纳为以下三个方面。

1. 眼部因素 主要有调节功能异常、双眼视功能异常、屈光不正、高度屈光参差、老视、干眼、眼科手术术后、某些眼病等。

2. 环境因素 工作和生活环境中的各种光线与色觉异常刺激,包括照明不足致对比度下降,照明过强致眩光和光辐射等,最典型的就是视频终端综合征。

3. 精神、心理和全身因素 精神和心理状态及某些全身因素与视疲劳的发生密切相关,精神压力大、神经衰弱或有神经官能症的人更易出现视疲劳。副交感神经与视皮质的高度兴奋也与视疲劳有关。此外,某些特殊时期(孕产期、产褥期、哺乳期、更年期)都可能出现视疲劳。

二、视疲劳诊断的专家共识

患者的主观症状是视疲劳诊断的关键,但在明确诊断视疲劳和给予治疗之前,必须通过各种检查找到引起视疲劳的病因。

根据中华医学会眼视光学组达成的《视疲劳诊疗专家共识（2014年）》，认为"视疲劳"是长时间近距离用眼后出现的以眼部症状为基础，由环境、眼部、全身因素或精神（心理）等因素相互作用的综合征。

目前常见的视疲劳主观诊断指标为：①不耐久视、暂时性视物模糊；②眼部干涩、灼烧感、发痒、胀痛、流泪；③头痛、头晕、记忆力减退、失眠。在明确视疲劳病因的前提下，用眼后出现以上症状即可诊断为视疲劳。

三、视疲劳的治疗

视疲劳的治疗原则是首先对因治疗消除病因，然后进行对症治疗。

（一）对因治疗

视疲劳的治疗必须在明确病因的情况下进行。因此，消除病因疗法是治疗视疲劳的关键。

（二）对症治疗

对症治疗包括药物治疗和非药物治疗两大类。

1. 药物治疗　主要有改善眼调节功能药物、人工泪液、睫状肌调节麻痹用药等。

2. 非药物治疗　主要指一些物理治疗，如雾视法、远眺法和眼保健操等，能改善眼周循环，可能会起到一定的辅助作用。此外，可以对患者的生活习惯、饮食、生活方式、工作量和身体锻练等给予合理建议。

四、产褥期视疲劳的中医评估与康复

"视疲劳"归纳为中医学所阐明的"目倦"，肝开窍于目，久视伤肝，目力不支、情志不畅、肝脾亏损，心脾气虚等所致。"视疲劳"属于中医眼科学的"目倦"，目倦病名见于国家标准《中医临床诊疗术语》，又名肝劳。中医眼科学认为，本病常在久视后出现眼胀、头痛、头晕、眼眶胀痛等症状，是一种眼或全身器质性因素与情志因素相互交织的综合征，其原因包括环境因素、眼部因素、体质因素和精神因素，并非独立的眼病，属于心身医学范畴。

产褥期产妇与新生儿同处一室，久卧、久坐自然是常态，随着视频终端的广泛兴起，产褥期产妇在久卧、久坐状态下，久视视屏显示终端是常态，超负荷视觉使用的产褥期产妇均存在不同程度的眼睛干涩、胀痛及视物模糊等"视疲劳"症状。

与此同时，新生儿哺乳是按时进行的，存在睡眠规律紊乱的普遍问题，影响产后产妇身心状态的恢复。长时间在黑暗背景下观看视屏显示终端，会对人体产生非视觉光生物效应，并对夜间睡眠的生理节律产生不利的影响。夜间哺乳产妇使用手机时，在照明较弱的环境下，视屏显示终端的蓝光对产褥期产妇的视功能与睡眠生物节律也产生协同干扰作用。

康复治疗师需要在执业医师的指导监督下，在合法医疗机构内进行下列中医医疗范围的操作。注意保护产妇的隐私，符合医学伦理学要求与赫尔辛基宣言。

（一）病因病机

1. 产妇久卧、久坐，耗气、伤气、伤血，劳心伤神，目失濡养。
2. 产妇夜不能寐，肝肾精血亏损，筋失所养，调节失司。
3. 产妇久视劳瞻竭视，暗耗精气而生虚火，上炎于目，眼络受扰。

（二）辨证论治

1. 气血亏虚

主要证候：产妇可有眼部屈光不正史，久视后出现视物模糊、眼胀、头晕；舌淡苔白，脉沉细；可兼见心悸、健忘、神疲、便干。

治法：养心安神，补养气血。

方药：八珍汤随症加减组方。可加百合、远志以安神定志；头眼胀痛加蔓荆子、菊花以清利头目、止痛；大便干结者可加火麻仁以润肠通便。

2. 阴虚火旺

主要证候：产妇可有眼部屈光不正史，久视后出现视物模糊、眼胀痛、干涩；舌红苔少，脉细数；可兼见头晕目眩、五心烦热、口干。

治法：益精明目，滋阴降火。

方药：知柏地黄丸随症加减组方。口干喜饮者宜加石斛、生石膏、天花粉以生津止渴。

3. 肝肾不足

主要证候：产妇可有眼部屈光不正史，久视后出现视物模糊、眼胀痛、干涩；舌质淡，苔少，脉细；可兼见头晕目眩、耳鸣、腰膝酸软。

治法：滋养肝肾，益精润目。

方药：杞菊地黄丸随症加减组方。眼干涩者加南北沙参、麦冬以益气养阴。

（三）中医外治方法

1. 滴用滴眼液　珍珠明目液等滴眼液，每天 3～5 次，每次 1～2 滴。

2. 中药超声雾化熏眼　内服药渣再次煎水过滤，做中药超声雾化熏眼，每次 10～15 分钟，每天 2～3 次，可行 10 天为一个疗程。

3. 经络推拿按摩　选用眼周穴位如攒竹、承泣、睛明、丝竹空、阳白、鱼腰。失眠症状选用足三里、三阴交、关元穴位。用手指按摩穴位，轻揉、指压，每次用 4～6 穴，15 天为一个疗程，循序渐进，坚持 2～3 个疗程。

4. 矫正屈光不正　屈光不正者均需配戴合适的眼镜，定期复查。

（四）中医食疗药膳

1. 枸杞菊花茶

原料：枸杞子 30 g，菊花 20 g。

制作：沸水冲泡。

服法：代茶饮，每天 1 剂，分 3 次饮用。

功效：补益肝肾，清肝明目。

2. 姜枣龙眼蜜膏

原料：龙眼肉 250 g，大枣肉 250 g，蜂蜜 250 g，鲜姜汁 2 汤匙。

制作：先将龙眼肉、大枣肉洗净，放入锅内，加水适量，煮至熟烂时，加入姜汁、蜂蜜，文火煮沸，调匀；待冷后，装瓶即可。

服法：每天 2 次，每次取 1 汤匙，开水化开，饭前食用。

功效：适宜于产后及产褥期产妇视疲劳，伴注意力下降、失眠健忘者食用，可开胃健脾，益智养心。龙眼肉、大枣均有补益心脾、益智宁心之功效。蜂蜜有增强脑力之功效。三物相合能益心脾、增智力，治心脾不足、心悸健忘等。

234

（五）中医传统康复养生运动疗法——健身气功明目功

目前视疲劳的眼保健产品主要有眼部敷贴、中药复方及人工泪液药物、视功能锻炼以及减少光刺激可穿戴式护目产品等，而产妇视疲劳的中医传统气功康复的方法并不多见。

"明目功"运用中医"五轮（木轮、火轮、土轮、金轮、水轮）"学说理论，通过引气入目内观眼睛等独特导引养生动作，并融合点按眼周穴位，鸣天鼓等整体气功康复法，疏通眼部经络，平衡五脏（肝、心、脾、肺、肾）所属手足经络的功能状态。与此同时，产褥期视疲劳产妇进行"健身气功明目功"锻炼，可以协同调节产妇的睡眠生理周期与心理抑郁水平，进而改善视疲劳症状，促进产妇视疲劳的康复。

健身气功明目功运动疗法：循序渐进运动锻炼，每天锻炼 2～3 次整套动作，每次锻炼整套动作 8～10 分钟左右，视身体情况，可以从坐立锻炼开始熟悉。

（景　涛）

第三节　正常产后及产褥期产妇的运动锻炼保健

一、孕、产期适当运动锻炼保健的建议与益处

（一）孕、产期妇女适当运动锻炼的建议与共识

对于妊娠期孕妇和产褥期产妇而言，坚持适当运动受益甚多。孕、产期间的妇女适当进行运动，能促进和优化孕期母胎及产后母婴的身心整体健康水平。

（二）孕、产期妇女适当运动锻炼的主要益处

1. 孕期锻炼能降低或减少超重与巨大胎儿发生率，也有助于减少剖宫产手术的发生率。
2. 减少孕期不良反应，维持正常体态，缓解孕期身体不适。
3. 减少妊娠期妊娠纹产生，促进妊娠纹的康复。
4. 增强肌肉力量，增加产力，提高顺产率、减少侧切。
5. 调整呼吸功能，增加体内氧含量，预防妊娠期孕妇及胎儿缺氧。
6. 增强盆底肌的弹性，预防尿失禁及盆腔脏器脱垂。
7. 辅助调整妊娠后期的胎位。
8. 孕、产期锻炼可以降低糖尿病的发生。
9. 产妇适当锻炼，产褥期的生理内环境恢复时间较短，并能促进产妇的身心健康。
10. 产妇适当锻炼，有利于提高新生儿的母乳喂养成功率。
11. 产妇适当锻炼，可以缓解产褥期腰背部疼痛及水肿。
12. 产妇适当锻炼，可以减少产褥期超重和肥胖的发生率。
13. 产后产妇适当锻炼，可以稳定和优化妇女的生育力水平，促进未来继续再生育。

二、产妇产后运动锻炼保健的禁忌证与注意事项

（一）禁忌证

1. 产后体温升高超过 37.5 ℃者。

2. 高血压病及持续性血压增高者。

3. 有严重的心、肺、肝、肾疾病者。

4. 中度和重度贫血以及缺血性内科并发症者。

5. 经过产钳产会阴重度撕裂未愈合者、剖宫产手术未愈合者。

6. 未能有效控制的产褥期感染者。

7. 未能有效控制的运动系统严重外伤或者重度功能限制。

8. 未能有效控制的癫痫。

9. 未能有效控制的甲状腺功能亢进。

10. 未经评估与控制的严重心律失常。

11. 未能有效控制的 1 型糖尿病。

12. 未能有效控制的慢性支气管炎。

13. 未能有效控制的重度吸烟者(一般≥20 支/天)。

14. 极度肥胖(BMI≥40)伴有严重并发症者。

(二) 注意事项

产褥期产妇运动锻炼保健要注意以下几点。

1. 产妇正常自然分娩后没有特殊情况,产褥期可以尽早地下床活动,不建议整天躺在床上制动静卧。但是,不可做太多或太重的体力劳动,也不可久坐、久站、久蹲。如有产后恶露不止的情况,需及时去医院治疗,促进子宫的复旧。

2. 不要在过于疲劳、饥饿、饱餐时锻炼。剖宫产待愈合后,再做运动。运动锻炼后有特殊不适状况,则应就医检查。在产褥期的后期,也就是产后 7～8 周时,产妇应到医院做一次全面的产后检查,以便了解全身和盆腔脏器的恢复情况,及时发现异常并尽早处理。

3. 避免剧烈运动(高强度运动和冲击性运动),如蹦床、骑马或者快速下蹲等运动,这些运动会对骨盆面造成压力,因为分娩过程中会使这些肌肉受到牵拉,力量比较弱,所以不能够承受因高强度运动和冲击性运动所带来的内部压力,骨盆受到压力后可能会引起尿失禁。

4. 在分娩后的最初几周内,为了让关节以及骨盆底具有足够的恢复时间,避免一切剧烈运动。如果需要母乳喂养,做剧烈运动容易损伤关节和骨盆,不利于体型恢复,而且乳房会感觉到疼痛与不适。

5. 运动中如出现呼吸困难、头疼、头晕、胸痛、腹痛、规律痛性宫缩等症状,应及时停止运动,必要时就医观察与康复治疗。

三、正常产妇产后及产褥期运动锻炼的有效运动强度和安全评估方法

(一) 运动强度

产妇正常自然分娩后,产后及产褥期的有效运动强度和安全评估方法参考"自觉用力程度分级量表"(rating of perceived exertion,RPE 6～20 Scale)(表 8-3-1),又称 Borg 量表,经过广泛临床实践证明是科学、精简、实用的方法。它是用运动中的自我感觉来判断运动强度,在 6～20 级中每一单数级各有不同的运动感觉特征。

RPE 与心率和耗氧量具有高度相关性。各级乘以 10 常与达到该点运动强度的目标靶心率值大体上一致(除锻炼者应用影响心率药物外)。产后及产褥期妇女可以从目标靶心率 110～120 次/分(RPE 分级为 11～12)开始锻炼,循序渐进,逐步过渡到合理的中低运动强度,合理的 RPE 分级在 12～15 之间。

评估运动强度的最好方法是 RPE 6～20 量表和目标靶心率两种方法相互结合参考。先按适宜的靶心率范围进行运动,然后在运动锻炼过程中结合 RPE 来掌握运动强度。这样,锻炼者可以在锻炼中自行动态评估运动强度,不用停止锻炼计算心率,就知道运动强度是否合理安全。

产妇运动锻炼时中等有效强度的简单实用评估运动感觉特征是感觉稍费力,但是可以同时进行说话和交谈(RPE 分级为 13)。

表 8-3-1　自觉用力程度分级量表

RPE	锻炼者运动感觉特征	相应心率(次/分)	正常产妇运动强度的建议
6	安静	60	睡眠休息相当
7	非常轻松	70	静坐工作相当
8		80	建议
9	很轻松	90	建议
10		100	建议
11	轻松	110	很建议
12		120	十分建议
13	稍费力(稍累)	130	十分建议
14	费力(累)	140	很建议
15		150	一般建议
16	很费力(很累)	160	一般不建议
17		170	一般不建议
18	非常费力(非常累)	180	很不建议
19		190	很不建议
20	极度运动量	200	强烈不建议

参考文献:王玉龙.康复功能评定学[M].3 版.北京:人民卫生出版社,2018.

(二)运动时间频率

每天运动 20～30 分钟,视产妇情况也可一周运动 5～6 天,每天运动 20～30 分钟,或应当保持一周运动至少 150 分钟(亦可每天分开多次运动)。

(三)运动时测心率

可应用穿戴智能运动手环等设备计算分析,达到最大心率 130～140 次/分的中、低即可,一般建议有效目标的运动靶心率上限≤150 次/分(RPE 分级≤15)。

(四)运动类型

主要是有氧运动以及抗阻力量运动。

1. 适合产后的运动类型　步行、慢跑、健身气功、简化二十四式太极拳,视平素的身体状态也可以循序渐进地进行生育舞蹈、游泳、普拉提、力量练习(辅以弹力带等小工具)、固定自行车(斜靠式、座椅舒适)的运动锻炼。

2. 不适合产后的运动项目　爆发力量训练、举重赛、排球赛、篮球赛、高原登山、长跑等。

四、正常产妇产后及产褥期的运动锻炼实践

（一）正常自然分娩后 1～10 天产褥期平卧运动保健

正常产妇产后早活动有利于恶露排出以及子宫复原，更有利于盆底组织及肠道与膀胱功能的恢复，防止产后尿潴留和便秘。盆底软组织主要是由三层肌肉与筋膜组成，盆底肌肉具有封闭骨底出口、承载和支持盆腔内器官的作用，需要依靠环境变化和运动来调节肌张力，并维持盆底软组织的动态支持。产后的盆底肌肉以及筋膜因为妊娠期的延展而失去弹力，因此产后产妇及时并坚持运动锻炼，能够使盆底肌肉接近孕前状态，产后 1 年内是盆底软组织恢复功能的最好阶段。

一般没有特殊病理情况，自然分娩的产妇在产后 6～12 小时，可以起床稍做活动，正常产后第 2 天即可在室内随意走动，剖宫产产妇可推迟活动。

分娩后 10 天之内，可以选择以下方式进行平卧保健操运动。

1. 分娩后第 1～2 天的运动

从产褥操最基本的"深呼吸"开始，这相当于预备动作。在做操前后，做腹式或者胸式深呼吸。

腹式呼吸：自然平躺，面部朝上，两手放于腹部，两膝并拢稍屈，逐渐吸气至下腹部，使下腹部凸起，然后逐渐呼气。每次深呼吸 15～20 秒，每天 8～10 次。

胸式呼吸：自然平躺，面朝上，两手放于胸前，两膝并拢稍屈，逐渐吸气至下腹部，使下腹部凸起，然后逐渐呼气。每次深呼吸 15～20 秒，每天 8～10 次。

踝部操：自然平躺，面部朝上，四肢自然伸直，两脚进行相互前后运动。每次各做 10 遍，每天 1～3 次。踝部操加速脚部血液循环，加强腹肌，有助于子宫早日康复。

2. 分娩后第 3～4 天的运动

抬头操：自然平躺，面部朝上，逐渐抬头并同时吸气，抬头 10～15 秒后逐渐放平头部并同时呼气，膝盖弯曲。每次 10 遍，每天 3 次，可缓解颈部的疲劳。

双臂操：自然平躺，面部朝上，两臂平展开，双肩成一线，两手向上，两臂上举伸直后，在胸前用力双手合掌曲肘逐渐下落。每次 10 遍，每天 3 次，可改善肩颈部的不适与疲劳。

3. 分娩后第 5～6 天的运动

盆底提肛操：自然平躺，面部朝上，两手放在腹部，两膝关节屈起，提肛而后放松。每次 20 遍，每天 1～3 次。可提升阴道与会阴软组织张力，促进盆底功能康复。

下肢操：自然平躺，面部朝上，四肢伸直，而后双腿屈膝后交替往上逐渐抬起，依次放下还原。每次 10～15 遍，每天 1～3 次。可促进分娩后下肢疲劳与下肢端循环状态的改善。

4. 分娩后第 7～8 天的运动

腹肌操：自然平躺，面部朝上，两手放在背下，两膝关节屈起，而后背抬起，用力收缩腹部肌肉，勿憋气，保持自然呼吸，用力促使身体恢复平直。每次 5 遍，每天 3～5 次。可锻炼腹部肌肉。

骨盆倾斜操：自然平躺，面部朝上，两手放于腰上，随后，抬起左侧腰，转向右侧，停 2 秒后恢复原来状态，然后右侧腰往上抬起，转向左侧，左右交替完成。注意不能屈膝，保持下肢伸直状态。每次 5 遍，每天 3 次。

5. 分娩后第 9～10 天的运动

抬腰操：自然平躺，面部朝上，两手放于脑后，两膝关节屈起成 90°角。用两肘两足支住身体，边吸气，边抬腰，而后停住，然后边呼气边放下腰部，返回原来状态。每次 3～5 遍，每天 2～3 次。有助于提高腹肌的力量。

下肢操:自然平躺,面部朝上,两膝关节屈起,足底垫床,单腿抬起与床成 90°角,自然呼吸。然后大腿屈向腹部,接着腿与床成直角后返回原来状态,同时绷直膝关节,轻放双腿,两腿交替进行。每次 3～5 遍,每天 2～3 次。可锻炼下肢肌肉,提高腹肌的力量。

(二)产后及产褥期中低强度有氧运动锻炼方法——步行锻炼

1. 运动锻炼前的准备

对于运动环境的选择,室内、户外均可。室内首先要通风良好,保持空气新鲜,同时也要注意避免对流风,防止受凉。室内地面平整无障碍物,尽量在软质运动垫上运动,以减轻震动,不适宜在太硬、缺乏弹性的光滑瓷砖上运动。户外天气不好以及空气污染严重时,不适合进行活动,一般来说户外低温或者冬季热身时间可稍长。

产妇穿着要适宜,一定要选择透气性好、宽松吸汗、合适的衣服,不要穿紧身服装,这样不利于身体血液循环,准备活动是产妇避免运动损伤发生的重要步骤。

产后产妇的内脏处于特殊的恢复状态,内脏器官存在生理惰性,更需要在身体运动之前做好热身准备。即运动前做几次深呼吸,然后活动一下各个关节与参加运动所需要的肌肉,如转动头部、颈部、腰部,伸展四肢,压腿等姿势。当身体感觉微微发热,呼吸、心跳加快即可。

做完准备活动以后,有些出汗但不疲劳说明准备活动的运动量适中,这时产妇就可以开始锻炼了,准备活动的时间一般需要 15～20 分钟左右。

2. 步行锻炼

步行是最方便的运动方式,建议产后产妇视自己的身体状况,以每分钟 90～100 步的速度步行,每天或每周 5～6 次步行 30 分钟左右,以微微出汗为基本运动量。

运动时心率强度,产褥期步行锻炼时的实时心率≤110～120 次/分为宜,循序渐进。

产妇可在体能提高以后,选择下列步行有氧锻炼方法。

(1)自然步行法:每小时步行 3～4 km,每次锻炼 1 小时。

(2)斜坡步行法:在平地上行走 15 分钟,再选择在一定坡度的斜坡上步行 10～15 分钟。

(3)摆臂散步法:步行时双臂要有节奏地进行前后摆动,这样可增进肩带胸廓的活动。

(4)摩腹散步法:一边按摩腹部一边散步,适合消化不良或者是胃肠疾病的产妇运动锻炼参考。

需要提醒的是,减少久坐、久卧的产褥期习惯,有利于产妇身心健康的平稳恢复。

(三)产后及产褥期中低强度抗阻运动锻炼方法——乳房保健锻炼

乳房不是由肌肉组成的,锻炼虽然不可以改变它们的形状与大小,但是增强胸肌就等于是从里层给予乳房较好的支撑,进而使乳房下垂得以改善。

产后产妇进行乳房抗阻保健锻炼,可以提高背部、肩部与腹部肌肉群的力量水平和柔韧性,增强胸壁软组织弹性。乳房保健锻炼作为较方便的健胸操,产妇可以视自身条件,选择适当的运动锻炼类型与方法。

1. 运动锻炼前的准备

同步行锻炼。

2. 运动类型与方法

(1)墙壁运动:两脚与肩同宽,面向墙壁站立,两臂平举至与胸同高的位置,然后将手掌平放于墙面上,弯曲两肘,胸部贴近墙壁,身体要保持不动,两肘屈伸推墙,使身体返回原有的状态。可重复 12～15 次,循序渐进。

(2)扩胸运动:两脚站立,与肩同宽,身体直立,双臂沿身侧提至胸前平举,两臂弯曲、用力后挫,然后双臂后展。运动的时候要注意配合呼吸,呼吸方法是收臂时吸气,扩胸时呼气。可重复10～12次,循序渐进。

(3)地板侧身滚动运动:侧卧于地板垫之上,两膝自然伸直,两脚平放于地面,身体条件允许可以在一侧膝关节下放置泡沫滚轴。同时收腹、提臀、单侧肘部屈曲并紧贴于地板垫之上,手心向下,两手展开平放在地面依靠支撑肘部使身体在泡沫滚轴上方逐渐水平移动,运动幅度到位后,可停留5～10秒后轻松放下。可重复3～5次,循序渐进。

(4)俯卧支撑运动:身体平直俯卧于床上,膝关节支撑,两手撑起身体,两臂与床垂直。胳膊弯曲向床俯卧0～45°,收腹挺胸缓慢抬起。每次可重复5～10次,视身体情况,也可以保持支撑状态坚持20～30秒的锻炼,循序渐进。

(5)后仰运动:两膝跪在垫子上,两手放于身体后面的地板垫之上,缓慢挺起胸部的同时头颈部慢慢后伸。保持15秒后恢复起始体位。每次可重复10～12次,循序渐进。

(6)推举运动:平躺于地板垫之上,两手举起哑铃(没有哑铃的可以用装满水的矿泉水瓶代替)用力往上举起,直至手臂伸直。而后移向身体两侧,使肘关节屈曲成直角,而后再缓慢抬高哑铃缓慢向上举起。每组做10～12次,可锻炼3～5组,视力量基础,适当增减负重物品重量,循序渐进锻炼。

(7)前俯运动:两膝并拢跪于地板垫之上,俯身向前,同时两手着地,与肩同宽。慢慢屈臂直至胸部接触到地面,保持背部挺直且收紧臀部,保持15秒后,再慢慢以手臂的力量将身体推起,恢复起始体位。每次可重复5～10次,循序渐进。

(8)双手臂"Y""T""W""L"形开合运动(图8-3-1和图8-3-2):运动锻炼的时候,产妇视身体情况,可手握矿泉水瓶增加抗阻强度,循序渐进。

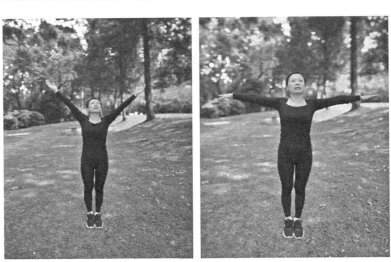

图8-3-1　双手臂"Y、T"形开合运动锻炼示例

(四)产后及产褥期中低强度抗阻运动锻炼方法——四肢和躯体核心力量锻炼

1. 运动锻炼前的准备

同步行锻炼。

2. 运动类型与方法

(1)扩胸收腹运动:自然仰卧软垫上,放松全身,抬高两手至头顶,两手互握并缓慢地深呼吸、扩大胸部,同时下腹收缩,进而背部紧贴地面,保持3秒后,再缓慢地吐气、放松。重复8～10次/组,每天坚持做2～3组,可以增加腹部肌肉的弹性。

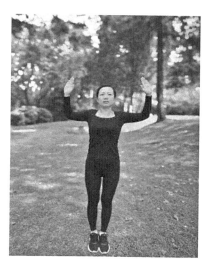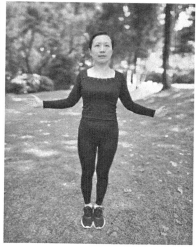

图 8-3-2　双手臂"W、L"形开合运动锻炼示例

（2）健胸运动：坐在椅子上，双臂张开平举，身体呈"T"形，手臂半弯向上举到两臂相并，并保持5秒，再做扩胸动作，手举到头部两侧。动作重复10～12次/组，每天坚持做2～3组，可以改善乳房下垂。

（3）屈曲腿部与腹部运动：仰卧软垫上，两手轻松平放于身体两侧，两脚弓起，两腿抬高，尽量与身体成90°角，使腹部用力支撑，两脚停在半空5秒，然后缓慢放下。重复3～5次/组，每天坚持做1～3组，可以改善下腹部肌肉下垂。

（4）抬腿运动：自然平躺或者坐于软垫上，两手撑在身体两侧，伸直并抬高两腿，两腿微弓并缓慢向上抬，当大腿与身体成30°角时，在半空中保持此动作5秒后再缓慢放下。重复此动作10～12次/组，每天坚持做1～3组，可以改善下腹部凸出。

（5）靠墙半蹲抗阻运动：两腿张开，与肩同宽，靠墙半蹲，膝关节尽量成90°角。重复5～10次/组，每天坚持做5～8组，有助于下肢伸肌群与臀大肌力量的恢复。

（6）合掌与撑腰并步下蹲抗阻运动（图8-3-3）：两腿张开，与肩同宽，并步下蹲，躯体核心力量较好的产妇可合掌下蹲，躯体核心力量一般的产妇撑腰膝关节尽量成90°角。重复5～10次/组，每天坚持做3～5组，可较明显地改善下肢伸肌群与臀大肌的力量水平。

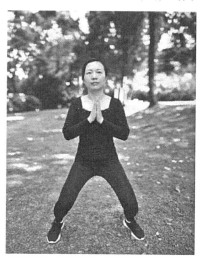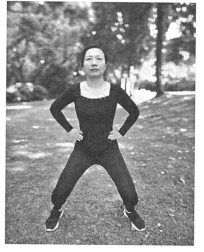

图 8-3-3　合掌与撑腰并步下蹲抗阻运动示例

（7）前后弓步下蹲抗阻运动（图8-3-4）：两腿张开，与肩同宽，前后弓步下蹲，下蹲腿膝关节尽量成90°角，大腿面与地面平行，支撑腿膝关节与踝关节保持稳定，左、右下肢分别前后弓步下蹲运动锻炼。可视身体情况，每天坚持10～15次，可以较明显地改善单侧下肢伸肌群与臀大肌的力量水平，并能提升脊柱核心肌群力量与躯体稳定能力。

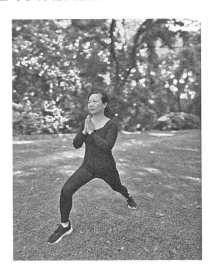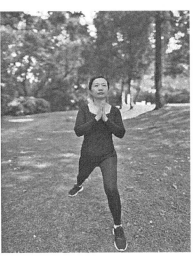

图8-3-4　左、右下肢分别前后弓步下蹲抗阻运动示例

（五）产后及产褥期运动锻炼后的放松活动——静态柔韧性牵拉放松运动

柔韧性是身体健康素质的重要组成部分，它是指身体各个关节的活动幅度以及跨过关节的韧带、肌腱、肌肉、皮肤的其他组织的弹性伸展能力。柔韧性得到充分发展后，人体关节的活动范围将明显加大，运动的动作更加协调、准确、优美，同时减少关节、肌肉等软组织的损伤。

静态柔韧性牵拉放松运动对产后及产褥期产妇是较为适合的低强度运动。柔韧性牵拉放松运动与锻炼前的准备活动一样重要，可以帮助在产妇锻炼后，通过放松方法使体温、心率、呼吸、肌肉的应激反应恢复到锻炼前水平。

1. 静态柔韧性牵拉放松运动原则

（1）运动后以静态牵伸为主。

（2）拉伸肌肉要慢而柔和。

（3）要拉到肌肉紧张位置，但不感觉到疼痛为度。

（4）注意呼吸的调整。

2. 静态柔韧性牵拉放松运动概要（图8-3-8）

可根据自身具体健康状态选择肩关节、肘关节、颈椎、腰椎、髋关节、膝关节、踝关节自行牵拉放松运动。要求缓慢柔和，循序渐进，动作保持30～45秒的持续牵伸。

3. 颈肩部静态柔韧性牵拉放松运动（图8-3-5～图8-3-7）

自然站立，放松全身，双臂置于胸前，左手压住右手肘关节，并逐步推向贴近胸壁，要求缓慢柔和，循序渐进，动作保持20～30秒的持续牵伸。还原后双臂上举，屈曲肘关节，右手稳定住左手肘关节并保持15～30秒的持续牵伸。重复2个动作为1组，每天坚持做3～5组，可舒缓运动后的背部肌肉紧张。

产妇循序渐进地提升关节运动的幅度及关节周边软组织的柔韧性，有利于运动疲劳的恢复。

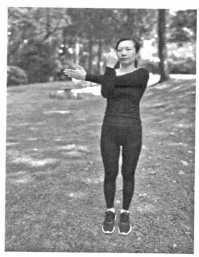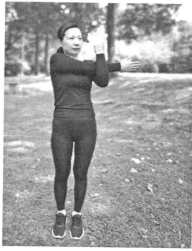

图 8-3-5　左、右肩关节静态柔韧性牵拉放松运动示例

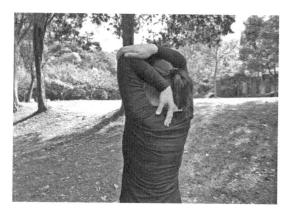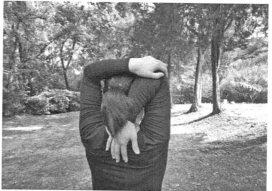

图 8-3-6　肩关节静态柔韧性牵拉放松运动左、右示例

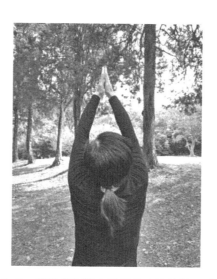

图 8-3-7　颈椎关节静态柔韧性牵拉放松运动示例

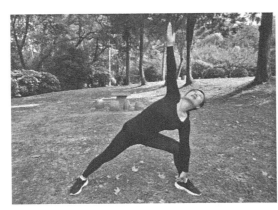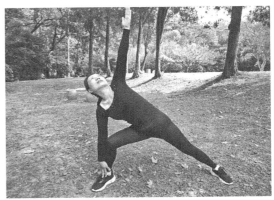

图 8-3-8　左、右下肢髋关节、膝关节、踝关节静态柔韧性牵拉放松运动示例

五、正常产妇产后及产褥期的中医养生运动锻炼"治未病"

正常产褥期的产妇可以进行中医养生运动锻炼,起到"治未病"的养生保健作用。主要参考以下传统功法进行锻炼。

（一）中医养生运动锻炼"治未病"之六字诀

重点练习功法动作:"嘘"字诀——平肝气及"嘻"字诀——理三焦。每天 1~3 次重点练习功法动作,每次 6 分钟左右,循序渐进,视身体情况,可以坐立锻炼。

（二）中医养生运动锻炼"治未病"之八段锦

重点练习功法动作:第一式——两手托天理三焦、第三式——调理脾胃须单举。每天 1~3 次重点练习功法动作,每次 8 分钟左右,循序渐进,视身体情况,可以坐立锻炼。

（三）中医养生运动锻炼"治未病"之明目功

重点练习功法动作:第一式——伸展乾坤舒木轮、第二式——左右引臂运火轮、第三式——环臂转睛培土轮。每天 2~3 次重点练习功法动作,每次 6 分钟左右,循序渐进,视身体情况,可以坐立锻炼。

（四）中医养生运动锻炼"治未病"之五禽戏"鸟戏"

重点练习功法动作:左式、右式,每天 2~3 次,每次 3 分钟左右,循序渐进,视身体情况,可以坐立锻炼。

（五）中医养生运动锻炼"治未病"之简化二十四式太极拳"云手"

重点练习功法动作:左云手、右云手,每天 1~3 次,每次 8 分钟左右,循序渐进,视身体情况,可以坐立锻炼。

六、正常产妇产后及产褥期运动锻炼中膝关节、踝关节闭合性软组织损伤早期处理

产后及产褥期运动锻炼者发生膝关节、踝关节闭合性软组织损伤早期(伤后 24 小时以内)的常用处理方法是休息、冰疗、加压、抬高伤肢,即 RICE 方法。

（一）休息（Rest）

休息的目的是避免更重的损伤并减少受伤部位的血供。损伤后必须立即停止运动,保护伤肢,下肢受伤部位在 3 天内是不应该承受重力支撑的。

（二）冰疗（Ice）

冰袋和加压绷带一起使用,可以在损伤部位提供最大的压力,治疗效果明显。如果使用冰块,必须有湿布包裹,也可同时与压力绷带一起使用。冷水在运动创伤后即刻使用的治疗效果不是很好,但在治疗的后期,使用冷水具有比较好的效果。

（三）加压（Compression）

使用弹力绷带的加压包扎方法是限制血肿形成的必要方法。

（四）抬高伤肢（Elevation）

适当抬高受伤肢体部位主要适用于远端肢体的损伤,例如踝关节、腕关节闭合性软组织损伤早期。

RICE 方法的应用,最大限度地限制了产妇一般闭合性软组织损伤早期的内部血肿,减轻疼痛,为随后对产妇闭合性软组织损伤的治疗和康复提供了较好的基础。

产后及产褥期的产妇在进行运动锻炼的时候,可以适当地视身体情况选择使用运动防护具,这也是预防运动损伤的重要措施。

（景　涛）

参考文献

[1] 朱兰. 女性盆底结构功能障碍性疾病专题讨论——女性盆底结构解剖新观念[J]. 实用妇产科杂志,2005,3(21):129-130.

[2] 王丽娟. 心理因素对产后泌乳的影响及对策[J]. 医学研究与教育,2009,26(6):66-68.

[3] 王怡涵,王红霞. 产后泌乳影响因素及其干预研究进展[J]. 护理学杂志,2015,30(8):110-112.

[4] 陶均佳. 妊娠分娩对盆底结构与功能的影响[J]. 海南医学,2013,24(11):1668-1670.

[5] 郑颖,李瑞满,帅翰林,等. 血清松弛素与孕产妇盆底功能变化的关系[J]. 中国妇产科临床杂志,2011,12(2):96-99.

[6] 朱兆领,应涛,胡兵. 女性肛提肌的解剖功能和影像学研究[J]. 中国医学影像技术,2010,26(6):1179-1181.

[7] 王希浩,徐立然,罗伟. 妊娠病中医妇人病质发病预测理论探讨[J]. 中医研究,2003,16(2):8-9.

[8] 黄慧. 妊娠中晚期中医生理状态评估、脂类测定及相关因素分析[D]. 杭州:浙江中医药大学,2009.

[9] 朱兰,郎景和. 女性盆底学[M]. 2 版. 北京:人民卫生出版社,2014.

[10] 谢幸,苟文丽. 妇产科学[M]. 8 版. 北京:人民卫生出版社,2013.

[11] 柏树令. 系统解剖学[M]. 5 版. 北京:人民卫生出版社,2001.

[12] 戴红. 人体运动学[M]. 北京:人民卫生出版社,2008:31-36.

[13] 弗兰克. 奈特人体解剖彩色图谱(第 3 版)[M]. 王怀经,译. 北京:人民卫生出版社,2005.

[14] 丁文龙,刘学政. 系统解剖学[M]. 9 版. 北京:人民卫生出版社,2018.

[15] 中华医学会妇产科学分会妇科盆底学组. 盆腔器官脱垂的中国诊治指南(2020 年版)[J]. 中华妇产科杂志,2020,55(5):300-306.

[16] 中华医学会妇产科学分会妇科盆底学组. 盆腔器官脱垂的中国诊治指南(草案)[J]. 中华妇产科杂志,2014,49(9):647-651.

[17] 谢幸,孔北华,段涛. 妇产科学[M]. 9 版. 北京:人民卫生出版社,2018.

[18] 李建华,王于领. 盆底功能障碍性疾病的诊治与康复(康复分册)[M]. 杭州:浙江大学出版社,2019.

[19] 宋奇翔,廖利民. 中华医学会压力性尿失禁指南(2019 版)要点解读[J]. 实用妇产科杂志,2022,38(6):419-421.

[20] 孙秀丽. POP-Q 分期系统临床应用体会及思考[J]. 中国实用妇科与产科杂志,2017,33(10):999-1002.

[21] 罗新,朱亚飞. 如何应用和评价 POP-Q 评估体系[J]. 实用妇产科杂志,2005,21(3):132-135.

[22] 李建华,王健. 表面肌电图诊断技术临床应用[M]. 杭州:浙江大学出版社,2015.

[23] 张泓. 康复评定学[M]. 北京:中国中医药出版社,2017.

[24] 陈娟,任远,朱兰. 改良牛津肌力分级和盆底表面肌电评估女性压力性尿失禁患者盆底肌功能的相

关性[J].中华医学杂志,2020,100(37):2908-2912.

[25] 布朗蒂娜·卡莱-热尔曼.盆底运动解剖书[M].刘菁,译.北京:北京科技出版社,2020.

[26] 弗朗西斯·利斯纳.盆底功能12周康复方案[M].戴从言,译.北京:北京科技出版社,2020.

[27] 玛丽.孕产期盆底保健核心手册[M].朱兰,译.北京:人民卫生出版社,2016.

[28] 埃里克·富兰克林.富兰克林盆底疗法[M].庄仲华,译.北京:北京科技出版社,2021.

[29] 孙鸿斌,尹维田,孙玉霞.阴部神经的临床应用解剖[J].吉林大学学报(医学版),2004,30(32):242-243.

[30] 阎润茗.针灸临证精要[M].北京:人民军医出版社,1995.

[31] 王宏,薛紫怡,李梦梦,等.产后压力性尿失禁病人生物反馈治疗后盆底肌表面电信号变化观察[J].首都医科大学学报,2017,38(2):320-324.

[32] 陈文婷,赵子玲,陈大隆,等.针灸治疗女性压力性尿失禁临床疗效的Meta分析[J].广西中医药,2018,41(2):56-61.

[33] 姚昭,解光尧.产后压力性尿失禁非手术治疗的研究[J].医学信息,2020,33(2):53-57.

[34] 刘样,胡蓉,袁光辉,等.艾灸配合盆底肌训练治疗产后压力性尿失禁临床观察[J].上海针灸杂志,2018,37(2):192-195.

[35] 李建茹,张旭,张博.Kegel训练配合艾灸气海穴对于预防产后尿失禁的影响[J].临床医药文献电子杂志,2018,5(93):98.

[36] 肖夏清,章青英,钱光泽.隔附子饼灸联合盆底康复治疗仪对产后压力性尿失禁的疗效观察[J].内蒙古医学杂志,2018,50(6):689-690.

[37] 胡丹,邓鹏,焦琳,等.热敏灸联合Kegel锻炼疗法治疗女性压力性尿失禁疗效观察[J].针刺研究,2017,42(4):338-341.

[38] 顾英,周英.中医耳穴疗法联合盆底康复治疗措施对产后压力性尿失禁的预防分析[J].辽宁中医杂志,2018,45(12):2634-2637.

[39] 孙丽洲,朱兰.妇产康复[M].北京:人民卫生出版社,2018.

[40] 吴为群.体重管理师[M].北京:中国医药科技出版社,2020.

[41] 施茵,张琳珊,姜桂宁,等.针刺配合月经周期埋线治疗产后肥胖症临床观察[J].上海针灸杂志,2008,27(1):6-8.

[42] 王智君.电针结合耳穴敷贴治疗产后肥胖60例临床观察[J].山东中医杂志,2015,34(9):684-685.

[43] 温月贤,黄源鹏.耳穴贴压治疗产后肥胖症31例临床观察[J].云南中医中药杂志,2015,36(12):59-60.

[44] 张慧敏,姜超,程丹曦,等.针刺对产后减重患者体重管理效果的临床观察[J].针刺研究,2017,42(3):263-266.

[45] 宗芳,孙平安.经络推拿法治疗肥胖症227例的临床疗效观察[J].医药,2015,(10):168-169.

[46] 金惠珠.穴位埋线治疗产后单纯性肥胖的疗效观察[D].南京:南京中医药大学,2016.

[47] 孙立杰,侯翠玲,周雪,等.拔罐法和穴位贴敷治疗产后肥胖(脾虚痰阻型)的理论探讨[J].临床医药文献电子杂志,2020,7(50):32-33.

[48] 关应军.产妇产后慢性腰背痛发生率与风险因素分析[D].广州:南方医科大学,2015.

[49] 张艳亮,高天乐,唐大刚,等.骶髂关节疼痛的临床表现、诊断及治疗[J].中国骨与关节损伤杂志,2015,30(6):670-672.

[50] 柳小林,赵平,范宇,等.骨盆旋转尾骨定位复位法治疗损伤性骶尾部痛129例[J].中国中医骨伤

科杂志,2010,18(10):55-56.

[51] 肖锋,周丽萍.尾骨痛 92 例治疗体会[J].现代诊断与治疗,2005,16(zl):40.

[52] 刘宁.用骶管神经阻滞术治疗尾骨疼痛综合征的效果观察[J].当代医药论丛,2014,12(4):67-68.

[53] 孙颖哲,孙远征.针刺水沟穴结合拮抗动作治疗尾痛症 26 例[J].中国针灸,2014,34(7):717.

[54] 韦筱梦.电刺激与生物反馈康复治疗对改善产妇产后盆底肌力、疲劳度的临床效果分析[J].中国社区医师,2017,33(7):168-169.

[55] 黄莉.医用冷敷垫在自然分娩后会阴护理中的临床应用[J].世界最新医学信息文摘,2017,17(15):214.

[56] 杨洁.对因护理产后子宫复旧不良 46 例体会[J].基层医学论坛,2016,20(zl):83-84.

[57] 丁琳琳.穴位按摩与归脾汤加减治疗产后疲劳综合征[J].世界最新医学信息文摘,2016,16(99):161.

[58] 张孝东.针刺肌肉起止点治疗桡骨茎突狭窄性腱鞘炎的临床研究[D].广州:广州中医药大学,2016.

[59] 陈丽康.补中益气丸联合物理治疗对产后盆底康复的效果评价[D].武汉:湖北中医药大学,2015.

[60] 陈泓鑫,纪双泉,詹瑶璇,等.体外冲击波治疗桡骨茎突狭窄性腱鞘炎的临床疗效[J].中国康复,2015,30(1):43-44.

[61] 陆露,李成志.子宫复旧不良治疗的研究进展[J].医学综述,2015,21(4):643-645.

[62] 吕明.推拿学[M].北京:中国医药科技出版社,2012.

[63] 大卫,珍妮特,洛伊丝.肌筋膜疼痛与功能障碍——激痛点手册(第 2 版)[M].赵冲,田阳春,译.北京:人民军医出版社,2014.

[64] 黄桂成.中医筋伤学[M].北京:中国中医药出版社,2016.

[65] 查德·斯塔奇.骨科与运动损伤检查手册(第 3 版)[M].天津:天津科技翻译出版公司,2018.

[66] 陈文华,余波.软组织扎贴技术基础与实践——肌内效贴实用诊疗技术图解[M].上海:上海科学技术出版社,2017.

[67] 綦平平.经皮穴位电刺激联合 Kegel 训练治疗慢性盆腔痛的临床研究[J].中国疗养医学,2017,26(3):248-250.

[68] 王雅楠,宋殿荣.中药灌肠-离子导入法治疗盆腔炎性疾病后遗症的临床研究[J].天津中医药,2015,32(4):208-211.

[69] 任芳颖,鲁琴.经皮穴位电刺激联合妇科千金片治疗慢性盆腔痛 35 例临床观察[J].河北中医,2014,36(11):1673-1674.

[70] 朱现民,尹连海.新时期针刺镇痛机理的研究趋势[J].中国中医急症,2012,21(1):33-35.

[71] 杨冬苗.超短波并调制中频电疗配合药物综合治疗慢性盆腔炎 45 例临床观察[J].实用医技杂志,2005,12(8):1037-1039.

[72] 余和平,夏新蜀,党元秀.等幅正弦中频电碘离子导入并超短波治疗慢性盆腔炎[J].中华物理医学与康复杂志,2002,24(7):10.

[73] 张岩,孙笑.约翰·霍普金斯妇产科手册(第 5 版)[M].北京:人民卫生出版社,2020.

[74] 托马斯·梅尔斯.解剖列车——徒手与动作治疗的肌筋膜经线[M].关玲,译.北京:北京科学技术出版社,2016.

[75] 燕铁斌.物理治疗学[M].3 版.北京:人民卫生出版社,2018.

[76] 丹尼尔.全科医学之妇女保健(第 2 版)[M].北京:北京大学医学出版社,2013.

[77] 罗元恺,曾敬光.中医妇科学[M].2 版.上海:上海科学技术出版社,1983:146-147.

［78］郑燕,谢萍,郑静,等.产后缺乳的中西医病因病机与治疗［J］.中药与临床,2013,4(1):44-46.

［79］林玲,张阳.催乳汤治疗产后缺乳400例分析［J］.中医药学刊,2004,22(4):680.

［80］张宇,彭巧,廖东霞,等.产后缺乳的病机研究及治疗现状［J］.中医药导报,2008,14(5):117-118.

［81］柏晓林.影响母乳喂养成功的因素及相关措施［J］.职业与健康,2004,20(4):128.

［82］周燕蓉,谢萍,毛利华,等.产后缺乳的中西医认识［J］.甘肃中医,2006,19(2):27-28.

［83］傅凤鸣,蒋建伟,罗晓青,等.顺产与剖宫产产妇血清中泌乳素水平与初乳中抗感染因子浓度的比较［J］.中国病理生理杂志,2001,17(6):84-86.

［84］郑娟娟,陆萍,赵毅.推拿手法治疗产后缺乳的研究［J］.中国针灸,2009,29(6):501-503.

［85］杨励勤,陈华盈.低频脉冲理疗联合催乳剂促进产后乳汁分泌的临床观察［J］.中医药导报,2017,23(4):93-95.

［86］胡春秀,李锐,韩凌霄,等.微波治疗对剖宫产产妇乳汁分泌的影响［J］.武警医学院学报,2009,18(8):673-674.

［87］覃晓玲,滕辉,肖道梅,等.针刺膻中、少泽放血治疗产后缺乳56例临床观察［J］.光明中医,2010,25(8):1456-1457.

［88］谢萍,乔峰妮,冯俭,等.乳通颗粒治疗产后缺乳30例［J］.江西中医药,2008,39(1):40.

［89］杜凤香,李文红,王淑斌.补益通乳汤治疗产后缺乳167例疗效观察［J］.河北中医,2004,26(2):104.

［90］张娅如.通乳丹治疗产后缺乳60例疗效观察［J］.四川中医,2007,25(12):83-84.

［91］邓青春,孟珊,冯春雨,等.乳房按摩联合仙人掌、芦荟冷敷改善产妇产后乳汁淤积［J］.第三军医大学学报,2016,38(1):62-64.

［92］佘海洪,冯兰,李添荣,等.手法按摩与短波疗法联合治疗产后乳汁淤积疗效观察［J］.中国现代医药杂志,2009,11(3):83-85.

［93］张小媛,徐凌燕,徐鑫芬.产褥期妇女乳头皲裂发病原因及对策［J］.护理研究,2012,26(21):1928-1930.

［94］陈润,买文丽,田娜.产妇发生乳头皲裂的原因分析及预防对策［J］.现代预防医学,2007,34(20):3889-3890.

［95］刘霞,杨静芬.治疗乳头皲裂验方［J］.中国民间疗法,2013,21(10):55.

［96］章瑶,徐鑫芬.乳头皲裂的防治及护理研究进展［J］.护理与康复,2012,11(1):22-25.

［97］郭清,蒋晓红,李志辉,等.健康教育对孕妇母乳喂养知识态度影响的调查研究［J］.中国全科医学,2001,4(7):552-554.

［98］南登崑.康复医学［M］.北京:人民卫生出版社,2008:115-119.

［99］张颖,张晓启,贾世英.调制中频电治疗妇女产后缺乳的疗效观察［J］.中华物理医学与康复杂志,2011,33(7):557.

［100］贾生梅,熊曙光,段青梅,等.红外线联合中频治疗产褥期急性乳腺炎的疗效观察及护理［J］.青海医药杂志,2015,45(3):44-45.

［101］卢宇,李增华,谭颖,等.物理因子治疗急性乳腺炎110例临床应用［J］.医疗装备,2000,13(8):1-2.

［102］邹志洁,黎惠新.芒硝外敷对产后回乳的应用效果评价［J］.医学信息,2008,21(5):692-694.

［103］林希,邵深深,林祥,等.通乳汤加电磁波照射治疗产后乳汁淤积症50例［J］.湖南中医杂志,2013,29(11):64-65.

［104］晋水红.手法疏通配合电疗对乳汁淤积症的治疗过程中引入温针治疗方法的临床效果观察［J］.中外医学研究,2019,17(21):144-146.

[105] 杨柳. 产后乳汁淤积的原因和护理对策[J]. 实用临床护理学电子杂志,2019,4(24):195-196.

[106] 马玉聪,朱颖,张龙梅. 中药配合外治法治疗乳头皲裂[J]. 长春中医药大学学报,2010,26(2):206-207.

[107] 冯国芳. 加味玉屏风散煎汤外用预防乳头皲裂的效果研究[D]. 杭州:浙江大学,2015.

[108] 刘明军,孙武权. 推拿学[M]. 2版. 北京:人民卫生出版社,2016.

[109] 陈红凤. 中医外科学[M]. 北京:中国医药出版社,2016.

[110] 中华医学会. 临床诊疗指南(物理医学与康复分册)[M]. 北京:人民卫生出版社,2005.

[111] 周园园,陈尔单,康年松. 下乳涌泉散治疗产后乳汁淤积症疗效观察[J]. 浙江中西医结合杂志,2018,28(6):506-507.

[112] 陈弦,邓赠秀. 产后早期经络推拿预防乳汁淤积症的临床研究[J]. 按摩与康复医学,2021,12(18):5-12.

[113] 韩春峰,田元生. 中医常见病证诊疗常规[M]. 郑州:河南医科大学出版社,1997:162.

[114] 沈文清,李俊滔,罗博智. 综合方法治疗产后耻骨联合分离症疗效分析[J]. 实用中医药杂志,2020,36(7):828-829.

[115] 吕娟,王茹,王麒颖. 针灸联合超短波对产后耻骨分离患者疼痛及腰骶功能的影响[J]. 湖北中医药大学学报,2021,23(4):94-96.

[116] 邓文韬,杨天昀. 推拿治疗对产后腹直肌分离症的疗效分析[J]. 按摩与康复医学,2021,12(16):4-8.

[117] 张丽明,李秀珍,谢宇娟. 低频神经肌肉电刺激联合手法按摩对产后腹直肌分离的疗效[J]. 现代电生理学杂志,2021,28(2):98-101.

[118] 孙秀丽,李环,苏园园,等. 产后腹直肌分离诊断与治疗的专家共识[J]. 中国妇产科临床杂志,2021,22(2):220-221.

[119] 谢亮,魏海棠,杨珺,等. 产后腹直肌分离临床治疗研究进展[J]. 中国康复,2021,36(2):125-128.

[120] 杨帆,谭秋萍,陈晓丽. 腹直肌神经肌肉电刺激结合手法康复按摩对产后腹直肌分离的疗效分析[J]. 黑龙江医药,2020,33(6):1437-1439.

[121] 丘小娟,邢贞通,颜励,等. 产后腹直肌分离诊治进展[J]. 解放军医学院学报,2020,41(10):1042-1045.

[122] 张巍颖,宋婧,李环. 仿生物电刺激治疗在产后腹直肌分离中的疗效观察[J]. 齐齐哈尔医学院学报,2016,37(12):1552-1553.

[123] 谢兰琴,何善健. 耻骨联合分离的治疗及文献复习[J]. 中国矫形外科杂志,1998,5(6):84-85.

[124] 程爱花. 孕产妇耻骨联合分离39例临床分析[J]. 重庆医学,2007,36(16):1607,1680.

[125] 张云峰,李葆敏,王艾芹. 局部封闭治疗产褥期耻骨联合分离6例报告[J]. 中医正骨,2002,14(2):29.

[126] 赵小魁,钱芳. 孕产妇耻骨联合分离的临床防治[J]. 贵阳中医学院学报,2012,34(3):90-91.

[127] 陆庆旺,周红海,田君明,等. 孕产妇耻骨联合分离的研究进展[J]. 中国中西医结合杂志,2021,41(7):890-896.

[128] 沈文清,李俊滔,罗博智. 综合方法治疗产后耻骨联合分离症疗效分析[J]. 实用中医药杂志,2020,36(7):828-829.

[129] 林君,宋成宪,李舜,等. 围生期耻骨联合分离的研究进展[J]. 中国妇幼保健,2020,35(4):774-777.

[130] 于栋,王尚全,孙树椿,等. 归挤拍打正骨手法治疗产后耻骨联合分离病例对照研究[J]. 中国骨伤,2018,31(5):431-435.

[131] 陈刚,吴清. 高频超声对产妇腹直肌和耻骨联合分离的预测价值[J]. 贵州医科大学学报,2022,47(2):229-233.

［132］王玉龙.康复评定学［M］.北京:人民卫生出版社,2018:117.

［133］麦琪·华森,大卫·W·基森.临床焦虑与抑郁管理［M］.刘晓红,译.长沙:中南大学出版社,
2020:12-14.

［134］郝伟,陆林.精神病学［M］.北京:人民卫生出版社,2019:133.

［135］梁繁荣,王华.针灸学［M］.北京:中国中医药出版社,2016:224-225.

［136］汪静.武汉市妇女孕产期抑郁及流入人口产后抑郁的观察性研究［D］.武汉:华中科技大学,2014.

［137］刘芳.产后抑郁症筛查量表(PDSS)中文版修订及在长沙市产妇中的应用研究［D］.长沙:中南大
学,2010.

［138］孙长颢.营养与食品卫生学［M］.北京:人民卫生出版社,2015.

［139］杨月欣,葛可佑.中国营养科学全书［M］.北京:人民卫生出版社,2019.

［140］全国现代家政服务岗位培训专用教材编写组.高级母婴护理师培训教材［M］.北京:中国工人出
版社,2015.

［141］沈金鳌.妇科玉尺［M］.北京:中国中医药出版社,2015.

［142］施洪飞,方泓.中医食疗学［M］.北京:中国中医药出版社,2016.

［143］刘喜红.母乳喂养的研究进展［J］.中国当代儿科杂志,2016,18(10):921-925.

［144］舒彬,孙强三.骨骼肌肉康复学治疗方法［M］.北京:人民卫生出版社,2015.

［145］中国康复医学会脊柱脊髓专业委员会专家组.中国急/慢性非特异性腰背痛诊疗专家共识［J］.中
国脊柱脊髓杂志,2016,26(12):1134-1138.

［146］马明.骨骼肌肉疾病物理治疗［M］.南京:江苏凤凰科学技术出版社,2019.

［147］安德鲁·C.克拉科夫斯基,彼得·R.舒马克.瘢痕全书:瘢痕的形成、缓解、修复、预防和治疗
［M］.郑州:河南科学技术出版社,2020.

［148］程芳.孕产康复指南［M］.南京:东南大学出版社,2021.

［149］葛丹丹,张雁,胡梦佳.产后复元汤治疗剖宫产后子宫复旧不良的疗效观察［J］.中国中医药科技,
2021,28(4):687-688.

［150］谭新凤.雷火灸对产后子宫复旧的效果评价［J］.上海医药,2021,42(12):33-35.

［151］刘贵香,叶建亚,郭笋,等.中药热奄包促进产后子宫复旧疗效观察［J］.现代中西医结合杂志,
2020,29(32):3628-3631.

［152］张艳梅.产妇康复治疗对促进子宫复旧及减少不良反应效果分析［J］.包头医学院学报,2020,36
(1):65-66.

［153］刘姣,江宁,杨美春,等.中医药促进剖宫产术后子宫复旧的临床研究进展［J］.湖南中医杂志,
2018,34(4):181-183.

［154］张越,许文娟.产后子宫复旧不良的临床治疗概况［J］.临床医学研究与实践,2017,2(35):190-
192.

［155］吴昊,王渭君,孙明辉,等.X线上骨盆旋转的判断方法研究进展［J］.中国骨与关节外科,2014,7
(6):537-540.

［156］何心愉,陈龙豪.产后骨盆的解剖结构变化与腰腿痛关系研究概述［J］.中国中医骨伤科杂志,
2021,29(1):85-88.

［157］丁翎翎.产后骨盆恢复很重要［J］.健康人生,2012,(2):18-19.

［158］秦丽艳.产后盆底康复对远期压力性尿失禁的影响［J］.中国妇幼保健,2016,31(4):854-857.

［159］简·约翰逊.体态矫正指南［M］.赵鹏,李令岭,译.北京:人民邮电出版社,2019.

[160] 简·约翰逊.体态评估操作指南[M].陈方灿,江昊妍,林永佳,译.天津:天津科技翻译出版有限公司,2017.

[161] 曹泽毅.中华妇产科学[M].3版.北京:人民卫生出版社,2014.

[162] 史常旭,辛晓燕.现代妇产科治疗学[M].3版.北京:人民军医出版社,2010.

[163] 张惜阴.实用妇产科学[M].2版.北京:人民卫生出版社,2003.

[164] 王泽华.妇产科治疗学[M].北京:人民卫生出版社,2009.

[165] 马克·沃斯特根,皮特·威廉姆斯.核心耐力[M].北京:北京体育大学出版社,2015.

[166] 布伦特,罗伯特,凯.临床骨科康复学——基于循证医学方法(第3版)[M].洪毅,蒋协远,曲铁兵,译.北京:人民军医出版社,2015.

[167] 黄晓琳,燕铁斌.康复医学[M].5版.北京:人民卫生出版社,2013.

[168] 关玲,宋淳,周科华.筋膜手法治疗内部功能失调(翻译版)[M].北京:人民卫生出版社,2017.

[169] 约翰·吉本斯.骨盆和骶髂关节功能解剖——手法操作指南[M].朱毅,王雪强,译.北京:北京科学技术出版社,2018.

[170] 关玲.筋膜手法治疗肌肉骨骼疼痛(翻译版)[M].北京:人民卫生出版社,2018.

[171] 陈艳梅,王莉辉,刘琦石.低频脉冲电刺激联合FM筋膜手法按摩治疗产后骨盆带疼痛的效果[J].中国当代医药,2022,29(6):69-72.

[172] 陈艳梅,王莉辉,刘琦石.仿生物电结合FM筋膜手法对产后超重和肥胖女性的效果研究[J].中国社区医师,2021,37(8):12-14.

[173] 蒲慕莹,董翠珍,陈念新.中医康复穴位按摩联合中医药膳法预防剖宫产产褥期疾病的效果观察[J].全科护理,2017,15(32):4023-4024.

[174] 史欣,杜岚,苏青,等.产后子宫按摩对产妇身心康复的临床价值研究[J].中国性科学,2018,27(2):131-133.

[175] 范亚勤.新时期中医药在产妇产后恢复中的应用进展[J].中医药管理杂志,2020,28(1):219-221.

[176] 陈弦,邓赠秀.产后早期经络推拿预防乳汁淤积症的临床研究[J].按摩与康复医学,2021,12(18):5-12.

[177] 胡嘉祥,苏虹,李彤,等.穴位按摩治疗产后乳少的临床研究进展[J].中国疗养医学,2021,30(11):1164-1166.

[178] 贾艳华,滕美君.穴位按摩联合补中益气汤治疗产后盆底功能障碍患者96例[J].中国中医药科技,2021,28(5):831-833.

[179] 曾嵘,曾晓凌,冯嘉文.穴位艾灸对促进剖宫产后肠道功能恢复的疗效观察[J].临床医药实践,2021,30(9):708-710.

[180] 郭悦宝.基于数据挖掘的针灸治疗产后抑郁选穴规律分析[D].广州:广州中医药大学,2020.

[181] 叶金国.针灸治疗产后疾病的历代文献研究[D].广州:广州中医药大学,2013.

[182] 魏慧(王强).点穴疗法在临床中应用[J].江西中医药,1984,(3):37.

[183] 王寅,王艳丽.以指代针疗法[C].中国特种针法应用与针灸临床学术交流大会论文集.中国针灸学会,北京中医药研究开发协会,2000.

[184] 查炜.经络穴位按摩大全[M].南京:江苏科学技术出版社,2012.

[185] 冯晓玲,张婷婷.中医妇科学(全国中医药行业高等教育"十四五"规划教材)[M].北京:中国中医药出版社,2021.

[186] 谢梦洲,朱天民.中医药膳学(全国中医药行业高等教育"十四五"规划教材第11版)[M].北京：中国中医药出版社,2021.

[187] 施洪飞,方泓.中医食疗学(全国中医药行业高等教育"十四五"规划教材第11版)[M].北京：中国中医药出版社,2021.

[188] 中华医学会眼科学分会眼视光学组.视疲劳诊疗专家共识(2014年)[J].中华眼视光学与视觉科学杂志,2014,16(7):385-387.

[189] 邓如芝,朱昱,张嘉璠,等.中国普通群众视疲劳现况调查与影响因素[J].中华眼视光学与视觉科学杂志,2019,21(9):668-676.

[190] 彭清华.中医眼科学(全国中医药行业高等教育"十四五"规划教材)[M].北京：中国中医药出版社,2021.

[191] 周犇.不同手机屏幕光生物效应的比较研究[D].广州：华南理工大学,2019.

[192] 曹静芸.针对VDT作业者视疲劳综合症的护眼产品设计研究[D].广州：广东工业大学,2020.

[193] 冯雅慧.孕期身体活动及其与剖宫产关系的前瞻性研究[D].北京：北京协和医学院,2020.

[194] 黄勤.孕妇保健操对初产妇分娩方式会阴损伤孕期体质量增长和巨大胎儿发生率的影响[J].中国药物与临床,2021,21(3):448-450.

[195] 唐娴.基于结构方程模型的孕早期压力、焦虑和抑郁的影响因素研究[D].重庆：重庆医科大学,2019.

[196] 胡嘉晋.妊娠期体重增长对母婴健康结局的影响及妊娠期体重管理方法的研究[D].沈阳：中国医科大学,2019.

[197] 许晓英,杨琳,杨得花,等.产褥期女性体成分现况研究[J].中国妇幼保健,2019,34(8):1725-1727.

[198] 徐雪芬,冯素文,胡引,等.音频指导居家盆底肌锻炼对压力性尿失禁孕妇产后盆底康复的效果评价[J].中华护理教育,2021,18(6):500-505.

[199] 胡婷,王璐璐.产前盆底锻炼联合产后服用举元煎颗粒剂对预防产后盆底障碍性疾病的临床效果[J].中华全科医学,2020,18(1):85-149.

[200] 齐晓东,王雪芹.Kegel运动康复治疗联合心理干预对产后盆底功能障碍患者盆底肌力恢复及情绪的影响研究[J].心理月刊,2021,16(12):60-61,206.

[201] 陈素萍.神经肌肉电刺激联合肌肉锻炼对产妇产后盆底肌肉肌力康复的影响[J].中国妇幼保健,2021,36(14):3207-3209.

[202] 张玉梅,宋鲁平.康复评定常用量表[M].2版.北京：科学技术文献出版社,2019.

[203] 尤利亚娜·阿夫拉姆.产后身体修复计划[M].庄仲华,译.北京：北京科学技术出版社,2020.

[204] 国家体育总局健身气功管理中心.健身气功·明目功(成人版)[M].北京：人民体育出版社,2019.

[205] 国家体育总局健身气功管理中心.健身气功·八段锦[M].北京：人民体育出版社,2018.

[206] 国家体育总局健身气功管理中心.健身气功·五禽戏[M].北京：人民体育出版社,2019.

[207] 刘天君.中医气功学(全国中医药行业高等教育"十四五"规划教材)[M].北京：中国中医药出版社,2021.

[208] SOUTH M M, STINNETT S S, SANDERS D B, et al. Levator ani denervation and reinnervation 6 months after childbirth [J]. Am J Obstet Gynecol, 2009, 200(5): 519. e1-7.

[209] DIETZ H P, STEENSMA A B, HASTINGS R. Three-dimensional ultrasound imaging of the pelvic floor: the effect of parturition on paravaginal support structures [J]. Ultrasound Obstet Gynecol, 2003, 21(6): 589-595.

[210] REISINGER E, STUMMVOLL W. Visualization of the endopelvic fascia by transrectal three-dimensional ultrasound [J]. Int Urogynecol J Pelvic Floor Dysfunct, 2006, 17(2): 165-169.

[211] DIETZ H P, CLARKE B, VANCAILLIE T G. Vaginal childbirth and bladder neck mobility [J]. Aust N Z J Obstet Gynaecol, 2002, 42(5): 522-525.

[212] LEI L, SONG Y, CHEN R. Biomechanical properties of prolapsed vaginal tissue in pre and postmenopausal women [J]. Int Urogy-necol J Pelvic Floor Dysfunct, 2007, 18(6): 603-607.

[213] LAYCOCK J, JERWOOD D. Pelvic Floor Muscle Assessment: The PERFECT Scheme [J]. Physiotherapy, 2001, 87(12): 631-642.

[214] NATHAN S T, FISHER B E, ROBERTS C S. Coccydynia: a review of pathoanatomy, aetiology, treatment and outcome [J]. J Bone Joint Surg Br, 2010, 92(12): 1622-1627.

[215] HOWARD P D, DOLAN A N, FALCO A N, et al. A comparison of conservative interventions and their effectiveness for coccydynia: a systematic review [J]. J Man Manip Ther, 2013, 21(4): 213-219.

[216] GRGIC V. Coccygodynia: etiology, pathogenesis, clinical characteristics, diagnosis and therapy [J]. Lijec Vjesn, 2012, 134(1-2): 49-55.

[217] BELEZA A C, FERREIRA C H, DRIUSSO P, et al. Effect of cryotherapy on relief of perineal pain after vaginal childbirth with episiotomy: a randomized and controlled clinical trial [J]. Physiotherapy, 2017, 103(4): 453-458.

[218] MASS S. Breast pain: engorgement, nipple pain and mastitis [J]. Clin Obstet Gynecol, 2004, 47(3): 676-682.

[219] BECK C T, GABLE R K. Further validation of the Postpartum Depression Screening Scale [J]. Nurs Res, 2001, 50(3): 155-164.

[220] BENJAMIN D R, van de WATER A T, PEIRIS C L. Effects of exercise on diastasis of the rectus abdominis muscle in the antenatal and postnatal periods: a systematic review [J]. Physiotherapy, 2014, 100(1): 1-8.

[221] LEE D T, YIP S K, CHIU H F, et al. Detecting postnatal depression in Chinese women. Validation of the Chinese version of the Edinburgh Postnatal Depression Scale [J]. Br J Psychiatry, 1998, 172: 433-437.

[222] LIU N, WANG J, CHEN D D, et al. Effects of exercise on pregnancy and postpartum fatigue: A systematic review and meta-analysis [J]. European Journal of Obstetrics & Gynecology and Reproductive Biology, 2020, 253(10): 285-295.

[223] JOHNSON P E, HANSON K D. Acute puerperal mastitis in the augmented breast [J]. Plast Reconstr Surg, 1996, 98(4): 723-725.

[224] PICCIANO M F. Representative values for constituents of human milk [J]. Pediatr Clin North Am, 2001, 48(1): 263-264.

[225] RYHAMMER A, DJURHUUS J, LAURBERG S. Pad testing in incontinent women: a review [J]. Int Urogynecol J, 1999, 10: 111-115.